《何晓晖经验传承——脾胃学术思想临证实践》
编委会

主　审　何晓晖

主　编　徐春娟　葛来安

副主编　付　勇　周步高　章美玲　汪　朝

编　委（以姓氏笔画为序）

王小辉　毛安琪　付　勇　刘英锋

刘佳鑫　花　梁　严　静　李琳慧

杨文园　肖　莉　邱义勇　汪　朝

沈满阳　周步高　胡俏盈　柯梦楠

姚思琦　聂瑞华　夏华琰　徐文强

徐春娟　黄开梦　章美玲　葛来安

揭智媛　曾学玲　谢明君

《大医传承文库》
顾 问

顾 问（按姓氏笔画排序）

丁 樱	丁书文	马 骏	王 烈	王 琦	王小云	王永炎
王光辉	王庆国	王素梅	王晞星	王辉武	王道坤	王新陆
王毅刚	韦企平	尹常健	孔光一	艾儒棣	石印玉	石学敏
田金洲	田振国	田维柱	田德禄	白长川	冯建华	皮持衡
吕仁和	朱宗元	伍炳彩	全炳烈	危北海	刘大新	刘伟胜
刘茂才	刘尚义	刘宝厚	刘柏龄	刘铁军	刘瑞芬	刘嘉湘
刘德玉	刘燕池	米子良	孙申田	孙树椿	严世芸	杜怀棠
李 莹	李 培	李曰庆	李中宇	李世增	李立新	李佃贵
李济仁	李素卿	李景华	杨积武	杨霓芝	肖承悰	何立人
何成瑶	何晓晖	谷世喆	沈舒文	宋爱莉	张 震	张士卿
张大宁	张小萍	张之文	张发荣	张西俭	张伯礼	张鸣鹤
张学文	张炳厚	张晓云	张静生	陈彤云	陈学忠	陈绍宏
武维屏	范永升	林 兰	林 毅	尚德俊	罗 玲	罗才贵
周建华	周耀庭	郑卫琴	郑绍周	项 颗	赵学印	赵振昌
赵继福	胡天成	南 征	段亚亭	姜良铎	洪治平	姚乃礼
柴嵩岩	晁恩祥	钱 英	徐经世	高彦彬	高益民	郭志强
郭振武	郭恩绵	郭维琴	黄文政	黄永生	梅国强	曹玉山
崔述生	商宪敏	彭建中	韩明向	曾定伦	路志正	蔡 淦
臧福科	廖志峰	廖品正	熊大经	颜正华	禤国维	

总 前 言

名老中医经验是中华医药宝库里的璀璨明珠，必须要保护好、传承好、发扬好。做好名老中医的传承创新工作，就是对习近平总书记所提出的"传承精华，守正创新"的具体实践。国家重点研发计划"基于'道术结合'思路与多元融合方法的名老中医经验传承创新研究"项目（项目编号：2018YFC1704100）首次通过扎根理论、病例系列、队列研究以及数据挖掘等定性定量相结合的多元融合研究方法开展名老中医的全人研究，构建了名老中医道术传承研究新范式，有效地解决了此前传承名老中医经验时重术轻道、缺乏全面挖掘和传承的方法学体系和研究范式等问题，有利于全面传承名老中医的道术精华。

在项目组成员共同努力下，最终形成了系列专著成果。《名老中医传承学》致力于"方法学体系和范式"的构建，是该项目名老中医传承方法学代表作。本书首次提出了从"道"与"术"两方面来进行名老中医全人研究，并解析了道术的科学内涵；介绍了多元融合研究方法，阐述了研究实施中的要点，并列举了研究范例，为不同领域的传承工作提供范式与方法。期待未来更多名老中医的道术传承能够应用该书所提出的方法，使更多名老中医的道术全人精华得以总结并传承。本书除了应用于名老中医传承，对于相关领域的全人研究与传承也有参考借鉴作用。基于扎根理论、病例系列等多元研究方法，项目研究了包括国医大师、院士、全国名中医、全国师承指导老师等在内的 136 位全国名老中医的道与术，产出了多个系列专著。在"大医传承文库·对话名老中医系列"中，我们邀请名老中医讲述成才故事、深入解析名老中医道术形成过程，让读者体会大医精诚，与名老中医隔空对话，仿佛大师就在身边，领略不同大医风采。《走近国医》由课题组负责人、课题组骨干、室站骨干、研究生等组成的编写团队完成，阐述从事本研究工作中的心得体会，展现名老中医带给研究者本人的收获，以期从侧面展现名老中医的道术风采，并为中医科研工作者提供启示与思考。《全国名老中医效方名论》汇集了 79 位全国名老中医的效方验方名论，是每位名老中医擅治病种的集中体现，荟萃了名老中医本人的道术大成。"大医传承文库·疑难病名老中医经验集萃系列"荟萃了以下重大难治病种著作：《脑卒中全国名老中医治验集萃》《儿科病全国名老中医治验集萃》《慢性肾炎全国名老中医治验集萃》《慢性肾衰竭全国名老中医治验集萃》《2型糖尿病全国名老中医治验集萃》《慢性肝病全国名老中医治验集萃》《慢性阻塞性肺疾病全国名老中医治验集萃》《免疫性疾病全国名老中医治验集萃》《失眠全国名老中医治验集萃》《高血压全国名老中医治验集萃》《冠心病全国名老中医治验集萃》《溃疡性结肠炎全国名老中医治验集萃》《胃炎全国名老中医治验集萃》《肺癌全国名老中医治验集萃》《颈椎病全国名老中医治验集萃》。这些著作集中体现了名老中医擅治病种的精粹，既包括学术思想、学术观点、临证经验，又有典型病例及解读，可以从书中领略不同名老中医对于同一重大难治病的不同观点和经验。"大医传承文库·名老中医带教问答录系列"通过名老中医与带教弟子一问一答的形式，逐层递进，层层剖析名老中医诊疗思维。在师徒的一问一答中，常见问题和疑难问题均得以解析，读者如身临其境，深入领会名老中医临证思辨过程与解决实际问题的思路和方法，犹如跟师临证，印象深刻、领悟透彻。"大医传承文库·名老中医经验传承系列"在扎根理论、处方挖掘、典型病例等研究结果的基础上，生动还原了名老中医的全人道术，既包含名老中医学医及从医过程中的所思所想，突出其成才之路，充分展现了其学术思想形成的过程及临床诊疗专病的经验，又讲述了名老中医的医德医风等经典故事，总结其擅治病种的经验和典型医案。"大医传承文库·名老中医特色诊疗技术系列"展示了名老中医的特色诊法、推拿、针灸等特色诊疗技术。

以上各个系列的成果，期待为读者生动系统地了解名老中医的道术开辟新天地，并为名老中医传承事业做出一份贡献。

以上系列专著在大家协同、团结奋斗下终得以呈现，在此，感谢科技部重点研发计划的支持，并代表项目组向各位日夜呕心沥血的作者团队、出版社编辑人员一并致谢！

总主编　谷晓红

2023年3月

前　言

中华悠悠五千载，国医立基数千年。中医药学积淀了千年的中华文化，凝聚了先贤博大精深的智慧，书写了中华医学历史长河的华章，是祖国古代科学的瑰宝，也是打开中华文明宝库的钥匙。对名老中医的学术思想进行总结传承，是我们当代中医药人的责任与义务，也是千年传承的中医药生生不息、历久弥新的坚厚基石。

何晓晖是江西中医药大学教授，主任医师，博士研究生导师，第二届全国名中医，首批全国中医药传承博士后合作导师，第三批、第四批、第五批全国老中医药专家学术经验继承工作指导老师，首批江西省名中医，首批江西省国医名师。2006年获全国五一劳动奖章。何教授2004年至2008年任江西中医药高等专科学校校长，2008年至2012年任江西中医学院副院长，曾任中华中医药学会脾胃病分会副主任委员、中国中西医结合学会消化系统疾病专业委员会常务理事、江西省中西医结合学会常务理事、江西省中西结合学会消化系统疾病专业委员会名誉主任委员、抚州市中医药学会会长等。何晓晖教授从事中医临床、教学、科研工作至今50余年。

本书是国家重点研发计划"基于'道术结合'思路与多元融合方法的名老中医经验传承创新研究"（项目编号：2018YFC1704100）之三"中部地区名老中医学术观点、特色诊疗方法和重大疾病防治经验研究"（项目编号：2018YFC1704103）及何晓晖全国名中医传承工作室的重要成果。利用扎根理论、循证医学、信息技术，规范收集了大量何晓晖教授的临床诊治病历，通过大数据和信息技术提炼何晓晖教授的医德医风、学术渊源、学术观点、辨证施治方法、用药特点等，从而形成系统的辨证论治经验与理论体系。根据研究结果，本书阐述了何晓晖教授道、术两个层面的内容，主体结构分为上下两篇。上篇为大医之道，分为两章，主要对何晓晖教授的中医精神、中医思维进行阐述。前章主要内容为名医精神品德，从医德医风、师德师风等方面进行撰写，展现了何晓晖教授的名医风采；后章则从医学思想方面进行阐发，对何晓晖教授的学术渊源、临床思维方式、诊疗模式，以及核心学术观点进行详细论述。下篇为大医之术，分为两章。前章为何晓晖教授临证技法，主要为临床诊疗原则、用方用药等；后章为临床诊治验案的评析，将脾胃病诊治效验的代表性病案加以整理评析，与前章相互呼应，使理论与临床相互验证。

何晓晖教授坚持几十年深入学习、研究、挖掘、弘扬《黄帝内经》脾胃理论，运用、发扬《伤寒杂病论》《脾胃论》和盱江医家脾胃学说，勤于实践，勇于探索，创造性提出"胃质学说""脾营学说""胃主五窍"等新理论，并创制"和胃调中汤""双蒲散"等系列脾胃治疗新方，治疗难治性消化病疗效卓著，誉满江西内外，是全国学验俱丰的脾胃名家。何教授长期生活、工作在古今文化昌盛和名医辈出的盱江地区，对著名地方医学流派盱江医学情有独钟，是继杨卓寅教授之后，掀起盱江医学研究第二次浪潮的主要推动者和实施者之一，主编的《盱江医学研究》一书，全面总结了盱江医学的学术成就，扩大了盱江医学在国内外的学术影响。

本书整理和传承全国名中医何晓晖学术思想和临床经验，对中医后学者临床、科研、教学将有一定指导意义。

本书基于系统科学的研究方法，在大量医案医话基础上进行凝练总结，结合数字发掘现代技术，系统介绍了何晓晖教授的学术理念、学术特点、学术经验，希望能将何晓晖教授的学术思想进行传承发扬。

由于编者水平有限，书中必然存在某些不足甚或疏漏之处，敬请各位同道贤达不吝匡正。通过本书的整理出版，愿岐黄薪火承接不熄，中医文化发扬光大，人民群众健体安康！

本书编委会
2023 年 3 月

目　录

上篇　大医之道

下篇 大医之术

上篇　大医之道

第一章　精神境界

何老师出生于古今文化繁荣昌盛的江西抚河流域。抚河人杰地灵，名士辈出。"唐宋文学八大家"，江西占 3 家，其中抚河流域就有王安石、曾巩两家，东方莎士比亚——汤显祖也出自抚河。抚河流域医文并茂，也造就了数以千计的医学家，古代江西十大名医有 8 位是盱江医家。何老师在这块医文的沃土上出生、成长、学习、工作，形成了丰富的精神境界。何老师酷爱中医事业，立志传承发扬岐黄学术，提出以"十心"为中心内容的"中医心"，作为一生的追求和奋斗目标。他坚持临床第一线，不仅有良好的医德医风，而且有精湛的医疗技艺、丰富的临床经验，并在学术上有所创新，有所突破，成为一代名师。何老师的成才之路，给后学以很大启迪和影响。

第一节　中医人　中医心

何老师从医五十载，学验俱丰，著作宏富，医名远扬，桃李满园。他总结自己的成长过程，认为坚定中医信念是中医成长的立业之基，培养优良医德是中医成长的立身之本，终生勤奋刻苦是中医成长的力量之源，熟读中医经典是中医成长的必由之路，坚持临床实践是中医成长的坚实之道，广泛学习名师是中医成长的快捷之径，探索、发现、创新是中医成长的登高之梯。

何老师提倡"中医人要有中医心"。中医心包括"仁心、痴心、信心、雄心、恒心、专心、静心、虚心、慧心、匠心"十个方面。中医心是何老师的中医理念，也是他成长成才的人生写照。

一、仁心：坚守仁心，立德为先

医为仁心仁术，习医必先立德，高尚的医德是成就名医的基石。何老师将"仁心"置于"中医心"十心之首。"仁心"即爱心、善心、同情心。仁心、仁人、仁术是中医传统医德的三大要素，只有"心存仁义之心"的"仁爱之人"，才能将医学变成济世救人的"仁术"。何老师一生都坚守"仁心"，全心全意为患者服务，患者至上，认为患者利益高于一切。他视患者为亲人，不论地位高低、贫穷富贵一视同仁，想患者所想，急人之所急，力争少花钱治好病，深受广大患者信任与爱戴。何老师诊室常常是门庭若市，一天门诊量在 70 人左右，最多时达 174 人，因为患者大多来自外地，为了不耽误患者回程，每天中午都是延迟至一两点下班。遇到患者经济上有困难，何老师常常解囊相助借钱或送钱。遇到情绪悲观的患者，他会给予亲人般的关怀，细心做患者思想工作，尽力帮助患者从低落的情绪中解脱出来。2020 年 2 月至 4 月，因疫情医院停诊，何老师为了不耽误患者治疗，在家里为患者义务网诊 600 多人次。2017 年何老师退休后在国医馆兼职，对所有的残疾人、肿瘤患者、80岁以上老人、福利社老人及曾下放的农村乡民义务诊治 4000 多人次。何老师用言行举止坚持仁义，展现了名医的优良品德。他言教身传，一言一行影响着学生们的品德培养。

二、痴心：酷爱中医，痴心不改

痴心即爱好而至入迷。学中医必须爱中医，一般的爱不行，要爱到入迷，"历经苦难，痴心不改"，百折不挠，至死不悔。何老师的祖母继承家传医术，擅长艾灸疗法和用草药治病，是闻名于十里八乡的好人。他儿时常常跟在祖母身边，耳濡目染，小小心灵立下了"行医济世"的理想。他先上了卫校和医学院，打下了良好的西医学基础，后就读于上海中医学院，得到上海众多名师名医的授课和指导，走进了博大精深的中医药知识殿堂。他深深地爱上了中医，多次谢绝转行从政，即使担任学校主要领导职务，也几十年如一日地克服重重困难坚持临床和教学。何老师痴心于中医药教育和人才培养，从事中医教育 40 多年，曾担任教学副校长 18 年、校长 4 年，致力于中医教学改革，培养的学生成千上万。他从 2002 年开始名老中医学术经验传承授徒，为第三批、第四批、第五批全国老中医药专家学术经验继承工作导师，曾授徒五批共 9 人。通过他精心培养，学生中人才辈出，3 人被评为江西省名中医，1 人担任江西省中医院副院长，2 人担任江西省中医院科主任，2 人被评为"青年岐黄学者"，1 人当选为第六批、第七批全国老中医药专家学术经验继承工作导师。2017 年他退休后仍义务带教 20 多名研究生，坚持每周一下午教学门诊，为学生小讲课 200 多次，系统讲授中医经典著作，并从病、证、症、药、方等方面传授自己的学术思想和诊疗经验。何老师一生痴心于中医医疗和教育事业，终生为中医事业而奋斗。

三、信心：信心坚定，百折不挠

信心即对中医科学性和中医疗效的坚定信念。当前社会上对中医科学性和疗效的质疑，严重影响了中医院校学生学习中医的积极性。何老师儿时常常看到祖母用一根艾条、一把草药神奇地治愈大医院未能治好的疑难杂病。在上海中医学院读书时，他曾跟随多名中医大家学习，名师们精湛的医术让他肃然起敬，信心倍增。他大学一年级运用"塞因塞用"反治法治愈了西医院内科主任母亲的顽固性便秘，大学二年级暑假用"通因通用"反治法治愈了西药未治愈的暴发性菌痢，令年轻的他领略到中医的神奇功效，更加坚信中医，热爱中医。何老师擅长脾胃病治疗，胃食管反流病、慢性萎缩性胃炎、胃黏膜肠上皮化生和异型增生、溃疡性结肠炎等是现代医学公认的难治性疾病。他坚定必胜信心，知难而进，深入钻研，不断探索和积累经验，取得显著疗效，已收集了几千例成功病案，2019年被列入国家重点专项名老中医经验传承创新研究。何老师终生致力于胃癌、肠癌的中医治疗研究，形成的"三保三抗一弘扬"经验疗效确切，许多中晚期癌症患者延长了寿命，不少人得以痊愈。

四、雄心：雄心壮志，脚踏实地

雄心即远大理想。"有志者事竟成"，学中医就要雄心勃勃，志存高远，立志做一个名中医。何老师儿时就立下做医生治病救人的人生理想。1978年在上海中医学院参加毕业典礼时，老师问他毕业后有什么目标。他脱口而出："要做一位教授，做一个名中医。"在"文革"刚结束的年代，做教授简直是痴心妄想，但这就是何老师的人生梦，是为之奋斗的终生大目标。明代王阳明说："志不立，天下无可成之事。"古往今来，成大事者必有远大理想，何老师早早立下争当名中医的人生奋斗目标，把救死扶伤作为终生使命，誓为人类健康事业建功立业。他几十年如一日扎根中医，脚踏实地，一步一个脚印，学无止境，百折不回，终于学验俱丰，成为首批江西省国医名师、第二届全国名中医。

五、恒心：恒心不移，业精于勤

"恒心"即持久不变、持之以恒的进取意志。学中医难，做个好中医更难。

"只要有恒心，铁杵磨成针。"这是何老师的励志誓言。他认为："天资、勤奋、机遇三者是一个人成长缺一不可的三大要素，而机遇只会赐给勤奋之人，勤能补拙，勤能长智。"勤奋一阵子容易，勤奋一辈子难，"恒心"最为重要。何老师从事医学50余年，孜孜不倦求学，勤奋刻苦博览，聚精会神求索，吃苦耐劳工作，终于能够学有所成。他从33岁开始担任教学副校长、校长等繁重的行政工作，此后的三十多年如一日，不管行政工作多么沉重繁忙，仍然咬住临床和教学不放松，坚持每周3次以上的中医专家门诊和每周4节以上的授课。他坚持学习不放松，坚持临床不放松，坚持教学不放松，坚持科研不放松，坚持写作不放松。他主编著作和全国统编教材15部，约350万字；发表学术论文146篇；主持国家级、省市级科研课题12项，这些都凝结了他几十年的心血和汗水，体现了他坚定不移、持之以恒的进取意志。

六、专心：专心致志，博览群书

"专心"即聚精会神、专心致志的敬业精神。精通经典，博览群书，是名医成才的必由之路，也是古今中医大家的共同特征。中医经典因其年代久远、言辞古朴、理意精深、众说纷纭，难读、难懂、难记，故学经典心不专不行。当代许多中医医生在古典著作面前望而生畏，望而却步，难以打下牢固的理论基础。何老师长年专心于古典著作的学习，博览群书，汲取众长，为他后来理论创新奠定了坚实的基础。他知难而进，深入钻研《黄帝内经》（以下简称《内经》），总结出48字学习心得：爱恋《内经》，知难而进；通读全文，整体考察；重要经文，强记熟背；结合专业，选题精研；学以致用，指导临床；感悟发现，推陈出新。他传承发挥《内经》理论，独创"胃质学说""脾营学说""胃主五窍"等新学说。他曾系统学习历代脾胃病著作，全面掌握各家名医的脾胃病学术思想。他深入研读李东垣《脾胃论》，总结出该书"五个一、四个对、六类方"学术特点，从临证探讨"阴火证"的发病机理及治疗规律，具有独到的学术见解。2012年他从领导岗位退下后，广泛深入研读盱江医学著作，较系统地探讨盱江医家的成才规律、学术思想、治疗经验，发表了10余篇盱江医学研究论文，主编了《盱江医学研究》一书，扩大了盱江医学在国内外的学术影响，如日本东洋出版社《中医临床》杂志总编来赣进行专题采访。

七、静心：淡泊明志，静心致远

"静心"即平静、安静的心态。当今外部世界五彩缤纷，灯红酒绿，享乐主义盛行。许多年轻人不甘寂寞，不愿吃苦，易于浮躁，急于求成，这样的社会大环境不利于青年中医的进步与成长。诸葛亮名言："非淡泊无以明志，非宁静无以致远。"何老师常说做医生要有苦行僧的精神，甘于寂寞，淡泊明志，宁静致远。他自青年时代开始，潜心于中医药学，"高下不相慕"，荣辱不惊，财色不惑，保持平和平静的心理状态。他多次谢绝上级提拔去行政机关工作，担任校级领导30年两袖清风，一直坚持中医临床和教学。白天行政工作繁重，他常常凌晨4点起床读书和写作。他的论文和著作绝大部分都是本人执笔和校对的，理论密切联系实际，所以深受读者欢迎，多次获得大奖。

八、虚心：虚心进取，学无止境

"虚心"即谦虚好学，心胸宽广，这是为医者必备精神风貌。张仲景"勤求古训，博采众方"，终成一代医圣。李时珍"渔猎群书，搜罗百氏"，终著成世界名著《本草纲目》。何老师常教导我们："学无止境，做到老，学到老，虚心才能进步。"他的一生就是不断学习和不断进步的一生。何老师除深究经典、博览群书外，还十分重视向前辈学习，向同行学习。他非常珍惜多次学习深造的机会，在上海、北京等地学习期间，如饥似渴地向名师们学习。他购买收集了大量当代名老中医学术经验著作，置于案头，反复阅读，悉心体会，博采众长。他不耻下问，时常学习学生们和晚辈医生的好经验，如葛来安运用水蛭治肝硬化的经验，邓棋卫运用山楂治疗胃食管反流的经验。他还向患者学习单验方，如用鱼腥草治腹泻、垂盆草治带状疱疹等都来自患者的祖传秘方。

九、慧心：勤于临证，慧眼慧心

慧心，即智慧、聪慧、高悟性。古人云："熟读王叔和，不如临证多。"实践出真知，实践出智慧。何老师从医50余年，数十年如一日坚守在临床第一线。青年时期他除担任繁忙的教学任务外，坚持每周4个半天中医门诊及中医病房工作；中年后担任学校领导工作，克服重重困难坚持出每周3个半天专家门诊。60岁不担任领导职务后，每周8个半天上临床。他上班时诊室门庭若市，几乎每次都要延后1～2小时。不论多么繁忙，他都会认认真真看完每一个患者。他常说："能为更多的患者解除病痛是我人生最大的快乐与享受。"正是这种勤于临证的经历，让他锤炼出了望闻问切、辨证论治的过硬本领，积累了丰富的临床经验，开拓了宽阔的辩证思维，取得了良好的治疗效果，形成了诸多脾胃病新理论。他四诊时察色按脉，善于去伪存真、把握证候的表里寒热虚实，辨证时能迅速地在错综复杂证候中找出病因，辨明病机，判断病势，常常独具慧眼，发现我们看不到的假寒、假热、假虚、假实等假象，常采用反治法治愈疑难病症。他通过数十年的临床探索和总结，逐步形成了"中西医优势互补"的医学观念、"辨病 - 辨证 - 辨体 - 辨时四位一体"的诊疗模式、"衡"法为主的治疗方法、"治胃先治神"的临证思维、"经方时方新方并用"的方药应用等，并创制了治疗脾胃病的"调胃十方""理脾五方""治肠四方"等系列新方。

十、匠心：守正创新，匠心独具

匠心即灵巧、巧妙，具有创新性的构思。创新是人类的最高智慧，中医药是中华民族世世代代不断创新发展的结果。何老师常说："中医药不仅要传承历代学术精华，更要与时俱进，不断创新与进步。"他潜心经典，勤求博览，兼收并蓄，临证体验，学以致用，功夫不负有心人，终于学有所长，思有所悟，在脾胃病理论和治疗方法方面均有所发现，有所创新。他综合《内经》对脾的生理功能的论述，提出脾主运化功能囊括了人体物质代谢和能量代谢全过程，包括消化、吸收、转运、转化、输布、贮藏、气化、化生等八个方面，提出从脾论治气化病（代谢性疾病）的新思路。他根据《内经》相关经文，对"脾藏营"生理病理进行深入诠释，率先提出"脾营亏虚""脾营不运"的证治。他通过学习《内经》体质理论，并在临床实践中细致观察人群中胃、肠的特征差异，以及与胃肠疾病发生、发展、治疗、转归的关系，首先提出了"胃质学说"和"肠质学说"，受到脾胃病学术界的高度重视。他根据《内经》"胃主五窍"论点，探讨了胃与咽门、贲门、幽门、阑门、魄门等胃肠五窍关系，据此从胃论治五窍病收效甚佳。他综合历代医家对食管和胆的生理特性认识，结合自身数十年的临床探索，率先提出食管的生理特性是"以降为顺，以空为用，以柔为喜，以衡为健"，胆的生理特性是"阳升阴降"，丰富了中医藏象学说内容。

何老师倡导中医人要有中医心，中医心就是一颗痴爱中医、追梦中医、坚守中医的赤子之心。有了中医心，就能志存高远，脚踏实地，百折不挠，为中医事业奋斗终生！

附：何老师《中医心赋》

仁心

立德为先，医者仁心；贫富同视，医患相尊；患者至上，如友如亲。
痴心
酷爱中医，如痴如醉；矢志不渝，百折不回；痴心不改，无憾无悔。
信心
坚信中医，信念笃定；理论自信，疗效自信；弘扬岐黄，继火传薪。
雄心
胸怀大志，追逐梦想；悬壶济世，光大中医；志存高远，脚踏实地。
恒心
精勤不倦，持之以恒；锲而不舍，铁杵成针；勤能补拙，梦想成真。
专心
专心致志，聚精会神；熟读经典，博览群书；知难而进，精益求精。
静心
淡泊明志，宁静致远；甘于寂寞，荣辱不惊；轻财重义，洁身自爱。
虚心
博采众长，学无止境；能者为师，同行相亲；戒骄戒躁，谦虚谨慎。
慧心
勤于临证，慎思明辨；学以致用，知行合一；独具慧眼，出奇制胜。
匠心
衷中参西，博古通今；探索发现，推陈出新；传承精华，守正创新。

第二节　中医情　中医梦

何老师一生酷爱中医，痴迷中医，自青少年时代开始就有一个中医梦，立志要做一位名中医。他倡导"中医人要有中医心、中医情、中医梦"，坚持全心全意为患者服务，坚持理论密切联系实践，坚持中医学术传承与创新，坚持中医教学改革和人才培养，学验俱丰，著作宏富，桃李芬芳。

一、痴情岐黄，追逐中医梦想

1952年6月30日凌晨，何老师出生于江西省抚州市东乡区虎圩乡陈桥村，家乡四面环水，风光秀丽，鱼米富足，交通便利，民风淳朴。他的祖母继承家传医术，擅长艾灸疗法和草药治疗瘰疬、丹毒、带状疱疹等病，闻名乡里。祖母乐善好施，治病不收报酬，平素节衣缩食，却时常接济苦难乡邻，是闻名于十里八乡的好人。何老师儿时常常跟随祖母身边，耳濡目染，在小小心灵中埋下了"济世行善"的种子。他1967年初中毕业，1968年回乡插队务农，16岁的城里小青年，个子瘦小，身体羸弱，农活生疏，却与农村同龄人一样下田种地、上山砍柴、下河捉鱼、上路推车，打赤脚，穿草鞋，日晒雨淋，流汗流血，虽然吃了许多苦，但学会了大部分农活，从每天挣4工分到9工分，在体魄和能力上都得到了锻炼。何老师常深情地对学生们说："两年的农村艰苦锻炼，是我人生历程中最为宝贵的经历，让我尝试了农村的艰苦、农民的艰辛，铸就了我自强不息的奋斗精神、吃苦耐劳的坚强意志、朴实节俭的生活作风，培养了与广大农村劳动人民深厚的感情。"何老师"视病如亲"的医德风范源于他的农村生活和劳动的经历。

20世纪70年代初，大中专学校陆续恢复了招生。1970年10月，何老师被县卫生局推荐到江西省抚州地区卫生学校参加赤脚医生班学习。这是该校"文革"后第一次招生，全届120人，毕业后回乡任赤脚医生。他由于成绩突出得到学校领导和老师的器重，后来被作为师资培养。1973年被选到江西医学院医疗专业插班学习。他十分珍惜这次学习良机，如饥似渴，争分夺秒，倍加努力夯实医学基础，为以后的医学道路打下了较坚实的西医学理论基础。1975年9月经层层推荐和文化考试，何老师被录取到上海中医学院，从此开始了人生的中医之路。他立志奋发图强，学好中医真本领，报答党和人民的培养。金寿山、殷品之、张伯讷、严世芸、柯雪帆、沈庆法、钱承辉、凌耀星、段逸山教授等上海名师的精彩讲授把年轻的何老师引入博大精深的中医药知识殿堂。理论与临床实践紧密结合是学校教学改革的最重要措施，从入学第一学期开始，每周二下午到附属医院见习，5人一小组，侍诊于名老中医程万里。第二学年进入临床课学习阶段，吃住在医院，课堂就在病房，由张伯臾教授、张羹梅教授、严世芸教授、石光海教授、吴汝香教授、郑平东教授、余志丁教授、王灵台教授、王左教授、孙曙光教授、马瑞寅教授等名家主讲临床各门课程，一边课堂讲授，一边病房观摩，理论与实践密切结合的教学模式，使何老师的临床能力有了较明显提高。大一时，在南汇县（今浦东新区）下沙镇医院课间见习期间，何老师用"塞因塞用"反治法治愈了内科主任母亲大便闭塞20天的重症；大二暑假期间用"通因通用"反治法治愈了家乡邻居暴发性痢疾。经过2例成功病案，让何老师初步领略了中医药的神奇功效，使他更坚信辨证论治是中医药疗效的法宝，更加热爱和痴情于中医。1978年7月，在毕业典礼时指导老师问他毕业后有什么目标。他脱口而出："要做一位教授，做一个名中医。"这就是何老师的人生梦、中医梦！他一生坚定不移，持之以恒，艰苦奋斗，追逐自己的中医梦想，"有志者事竟成"，梦想终于成真，何老师先后被评为首届江西省名中医、首届江西省国医名师、第二届全国名中医。

二、学有渊源，情萦旴江医学

何老师出生于古今文化繁荣昌盛的江西抚河流域。抚河古称"旴江"，是江西第二条大河，贯穿于赣东、赣中十六个县市。旴江流域，历代名人辈出，数以千计闻名于世的岐黄翘楚出生成长于此，形成了一个人物众多、著作宏富、影响深远、光耀夺目的医学群体，曾为中华医学史写下了许多可圈可点、光辉灿烂的篇章。在江西省"历代十大名医"之中，陈自明、危亦林、龚廷贤、龚居中、李梴、喻嘉言、黄宫绣、谢星焕出自旴江流域。他们中不少出生于医学世家。如宋代陈自明祖上三代行医，至陈自明学术上最有成就，著《妇人大全良方》，为我国妇产科学的主要创始人。元代危亦林家中五世名医，家学渊源，勤奋好学，综先辈之长，精研内、外、妇、儿、骨伤、眼目等科，成为一位学识渊博、技术全面的医学家，著有《世医得效方》。明代龚廷贤出身于世医家庭，一生著作颇丰，有"医林状元"之誉，其父龚信精医术，曾供职太医院著有《古今医鉴》。清代谢星焕六代从医，名医辈出，著《谢映庐医案》，丰富临证经验流传至今。何老师在这块医文并茂的沃土上出生、成长、学习、工作，铸就了深厚的中医文化底蕴和高尚的精神境界。旴江医学对他学术思想的形成产生了深刻的影响。

20世纪80年代，江西中医学院杨卓寅教授将旴江流域医学群体命名为"旴江医学"，开旴江医学研究之先河。何老师早在抚州工作期间就是杨先生领导的研究小组成员，完成了"赣东名医研究""旴江医学形成因素研究"两个课题；1989年主编了《赣东名医·李元馨》《赣东名医·第二集》两部著作；1999年在《中华医史杂志》发表了"旴江医学形成因素的探讨"一文，在医史界产生了较大的学术影响。1998年杨卓寅教授在逝世前两个月亲笔书信嘱咐何老师一定要把旴江医学研究工作继续下去，让这一地方医学瑰宝得以传承和发扬。何老师生长在抚河流域，工作在抚河流域，与这块土地凝结了深厚的感情。他将前辈的重托，牢牢铭记在心，必将责无旁贷，不辱使命。2004年何老师任江西中医药高等专科学校校长后，把旴江医学研究列为学校科研工作的重点，并创建了建昌帮饮片厂。2008年何老师调至江西中医药大学工作，仍十分关注旴江医学和建昌帮中药炮制工艺的传承。

党的"十八大"以来，传统中医药学受到党和政府的高度重视，地方医学的挖掘研究方兴未艾。江西中医药大学党委十分重视旴江医学的研究，于

2013年10月成立了"盱江医学研究会"，聚集了一百多名老中青中医药研究者。何老师刚从学校领导岗位退下来，被推选为研究会常务副会长，主持盱江医学研究工作，带领研究人员深入到抚河流域各县市考察走访，求索孕育盱江医学的人文底蕴，考证盱江主要医家的成才轨迹。研究会组织编写"盱江医学研究丛书"五部著作，其中何老师主编《盱江医学研究》一书50万字，全面总结盱江医学的学术成就，于2018年由中国中医药出版社出版，扩大了盱江医学在国内外的学术影响。他协助《江西中医药》和《江西中医药大学学报》杂志开设了"盱江医学"专栏，10年来共发表相关论文近300篇；创办了会刊《盱江医学研究论文集》，8期共发表论文300余篇。何老师主持的江西省科技课题"盱江医学整理和发掘技术研究"，内容丰富，已全面完成并通过验收。何老师还设立专题对盱江医学的学术特征和盱江医家的成才规律进行深入研讨，撰写发表了《传承创新是盱江医学最鲜明的特征》《盱江名医成长规律探讨》《盱江医家医学教育思想探析》《盱江医家医德风范赏析》等连载论文；同时，还结合个人专业探讨和总结了盱江主要医家的脾胃病学术思想，撰写发表了《盱江医家脾胃学术思想述略》《盱江医家对脾胃学说的传承与发挥》等论文，并将前贤们的学术经验应用于临床以提高疗效。令人可喜的是，一批中青年学者积极投身于盱江医学的研究，涌现了一批地方医学研究的后起之秀，后浪推前浪的学术氛围正在形成。在党的中医政策照耀下，盱江医学将薪火相传，弘扬光大，造福人类健康。

三、情系人民，医德医风传扬

医生的职责是救死扶伤，教师的职责是培养人才。肩负这双重身份的何老师因此更加注重自身品德的修养与医术的进取，他把医德医风教育和以身作则作为首务。他常说"仁心""仁人""仁术"是中医传统医德的三大要素，只有"心存仁义之心"的"仁爱之人"，才能将医学真正变成济世救人的"仁术"，才能成为"大医""明医"。因此，何老师将"仁心"列于"中医心"之首，认为要做一个好医生，首先要做一个好人，心存仁义，富有同情心。何老师良好的医德医风得益于几千年优秀医德文化的传承。《素问·宝命全形论》曰："天覆地载，万物悉备，莫贵于人。"以上奠定了中医学"以人为本"的医德基石。扁鹊行走列国救死扶伤，其起死回生的事迹千年流传。华佗拒绝朝廷为官行医于民间，深受大众推崇与爱戴。张仲景弃官从医，"勤求古训，博采众长"，著《伤寒杂病论》救民于水火之中。孙思邈在《备急千金要方·大医精诚》中指出："凡大医治病，必当安神定志，无欲无求，先发大慈恻隐之心，誓愿普救含灵之苦。"这些成为后世的医德风范。盱江医家传承并发扬了中华民族优良美德，为后人树立了医德双馨的光辉楷模。龚信、龚廷贤父子医著中的《明医箴》《庸医箴》《医家十要》《人道至要》和李梴的《习医规格》等论著对后世医学道德学发展产生了重要影响。盱江医家有许多医德名言，如龚廷贤的"忧国忧民天下先""损己利人"；喻嘉言的"爱病人胜爱自己""化我身为病身，化我心为病心"；陈自明的"至灵者人，是重者命"，彰显了中医人的博大情怀。何老师撰文《盱江医家医德医风赏析》，对陈自明、龚信、龚廷贤、危亦林、李梴、喻嘉言、谢星焕等几十位盱江医家的医德事迹进行了论述与弘扬，以激励后学。何老师常常给学生们讲述盱江医家的医德故事，勉励医学生继承和弘扬前贤们高尚品德，要视病如亲，全心全意为患者服务。

何老师身体力行地将医德医风铸就于实践，一生都坚守"仁心"，患者至上，将患者利益置于第一位，全心全意为患者服务。何老师常说："患者来我这里就诊，把健康乃至生命交给了我，是对我的信任，我一定要尽心尽责去解除患者的痛苦。"他视病如亲，不论地位高低、贫穷富贵一视同仁，力争少花钱治好病，深受广大患者信任与爱戴，遇到患者经济上有困难，还解囊相助。遇到情绪悲观或抑郁的患者会给予亲人般的关怀，细心做思想工作尽力帮助患者从低落的情绪中解脱出来。何老师行医 50 余载，不避寒暑，风雨无阻，数十年如一日坚守在临床第一线。青年时期他除担任繁忙的教学任务外，坚持承担每周 4 个半天中医门诊及中医病房工作；中年后担任学校领导工作，虽然行政工作繁重却克服重重困难坚持出每周 3 个半天专家门诊；60 岁不担任领导职务后每周 8 个半天上临床，没有过一次缺席。何老师诊室常常是门庭若市，一天门诊量在 70 人左右，最多时达 174 人，因为患者大多来自外地，为了不耽误患者回程，每天中午都是拖至 1～2 点下班。2020 年 2 月至 4 月，因疫情医院停诊，何老师为了不耽误患者疗程，在家里为患者义务网诊 600 多人次，不收挂号费，让患者自己去当地药店买药或者让医馆通过快递寄药。2017 年何老师退休后在国医馆兼职，对所有的残疾人、肿瘤患者、80 岁以上老人、福利社老人及曾下放的农村乡民义务诊治 4000 多人次。患者十分爱戴何老师，常常有患者给他送鸡蛋、红薯、芋头、葛粉、蜂蜜之类的土产品，正是"爱人者人恒爱之"。他还将私人电话公开，常常牺牲休息时间耐心解答患者的问题。何老师用言行举止坚守仁心，展现了名医的优良品德。他言传身教，影响着学生们的品德培养。

四、深情育人，桃李满园芬芳

何老师从事医学教育工作 50 余年，先后担任过"中医基础理论""内经""中药学""中医内科学""中医辨证论治概要"等中医课程的教学，主编过国家规划教材《中医基础理论》《中医基础学》等教材，担任江西中医药大学硕士生导师、博士生导师，南京中医药大学博士生导师，首批全国中医药传承博士后合作导师，为第三批、第四批、第五批全国老中医药专家学术经验继承工作指导老师。他担任江西中医药高等专科学校教学副校长 18 年和校长 4 年，坚持每周授课 4 节。担任江西中医学院副院长及卸任至今，坚持带教硕士生、博士生，每周一下午进行临证小讲课。他培育的学生成千上万，人才辈出，可谓桃李满天下。

1986 年江西省政府为了振兴中医药事业，加快中医药人才培养，决定成立抚州中医学校，何老师被任命为副校长，负责教学和医疗业务工作。学校遵循"勤奋、创新、严谨、和谐"的八字校风，以培养人才质量为核心，锐意中医教学改革，学校得到全面、快速、健康发展，逐步跻身于全国同类学校的先进行列。2004 年，学校更名为"江西中医药高等专科学校"，跨进了中医药高等教育的行列。何老师被任命为江西中医药高等专科学校的首任校长。任职校长后，何老师进行中医药人才培养的全面教育教学改革，通过广泛学习新中国成立以后中医药教育的有益经验，结合自己的亲身阅历，反复征求师生意见，依据学校四个专业群的科学定位，制定了学校中医药人才教学改革方案。①中医医疗专业群：以"岗位引领，能力本位，八路进军，突出技能"为改革思路，以"强化技能"为教学改革核心，推行八个系列的改革举措。②保健康复专业群：以"岗位为本，强化技能，工学交替，层层递进"为改革思路，以"工学交替"为教学改革核心，推行四台级、递进式"教、学、做一体化"改革举措。③药学专业群：以"工学结合，校企交融，资源共享，双赢发展"为改革思路，以"校企融合""双学、双证、双师、双建、双赢"为改革核心，推行股份合作、订单培养、科技开发、项目导向、顶岗实习等举措。④护理专业群：以"岗位引领，能力本位，六位一体，无缝对接"为改革思路，以"六位一体"为教学改革核心，达到"素质教育与职业特质对接，教学内容与岗位能力对接，中医特长与护理技能对接，师资团队与护教双栖对接，实训基地与职场环境对接，考试考核与职业标准对接"等新要求。

以中医学专业技能型人才培养为例，围绕岗位能力培养这一核心，开展了八个方面的系统性改革。①强化辨证论治教学：开设新课程"辨证论治学"，编写创新教材《辨证论治概要》，强化辨证论治技能训练，开设老中医辨证论治临床经验讲座。②强化临床技能训练与考核：依据各专业岗位技能要求，制定临床技能教学大纲、临床技能训练大纲、临床技能考核评分标准，强化临床技能的教学和考核。③推行连贯式病案教学：将临床病案渗透和贯穿于从基础到临床所有中医课程教学之中，促使学生讨论、老师讲解、名医指点等密切结合。④实施台阶式病历书写训练：要求学生在不同阶段熟练掌握各类病历的书写。

如一年级完成 10 份合格门诊病历；二年级完成 10 份专科住院病历；三年级（实习阶段）完成 10 份大病历。⑤反复临床见习：早临床，多临床，反复临床，从第一学期基础课开始课间见习，每门临床课程安排一周左右的集中见习，寒暑假回家乡基层医疗单位半个月的临床见习。⑥特色中医专科培养：学生大二第二学期时根据个人兴趣，每人报名参加一个中医专科班，如脾胃病专科班、妇科病专科班、皮肤病专科班、肛肠病专科班、针灸专科班、推拿专科班、中医美容专科班等，培养学生对中医特色专科兴趣，为毕业后专科发展打下基础。⑦建立优生导师指导制：择优选拔大二 10% 优秀学生，分专业由教授、副教授指导学习或临床带教。通过导师对优生的指导与带教，培养一批拔尖学生，激发学生的竞争意识，提高毕业生质量。⑧对接执业医师资格考试：对照全国执业助理医师及执业医师考试要求，对教学内容、教学方法、考试内容、考试方法进行改革，编写辅助教材，进行专门培训，改变考试方法，从而提高毕业生执业医师资格考试的通过率。在用人单位普遍反映中医大学生临床能力下降的情况下，通过上面八个方面的教学改革，使学生的临床实践能力得到明显提高，受到实习单位和用人单位的广泛肯定，并且毕业生的执业医师资格考试通过率逐年上升。

何老师十分注重中医教学方法的改革，首创"中医基础学教学实验研究"，列为国家级医学继续教育项目，并获得江西省卫生科技创新一等奖，其方法已编进全国大、中专院校统编教材。主持"以辨证论治教学为中医教学体系核心"的教学研究，其中编著《中医 150 证候辨证论治辑要》评为中央统战部优秀图书，主编创新教材《辨证论治概要》获"江西省高校优秀教材二等奖"。主编普通高等教育"十一五"国家级规划教材《中医基础理论》，获"江西省高校优秀图书一等奖"。主编的《何晓晖论治脾胃病》一书获 2021 年中华中医药学会科技成果优秀著作三等奖。

何老师注重人才培养，精心培育中医英才，带教传承成绩显著，其亲传弟子付勇、周步高获评"青年岐黄学者"，陈建章、刘良福、邓棋卫获评江西省名中医，陈建章为第六批、第七批全国老中医药专家学术经验继承工作指导老师，周步高获评江西省中医药中青年骨干人才，付勇担任江西省中医院副院长，吕国雄、葛来安担任江西省中医院科主任。近 8 年坚持每周一下午岐黄国医书院教学门诊和临床小课堂，共培养青年教师和在读研究生 40 余人。

五、学术交流，情满中华内外

何老师 50 余年如一日，坚持学习不放松，坚持临床不放松，坚持教学不放松，坚持科研不放松，坚持写作不放松。他一生主编著作和全国统编教材 15 部，约

350万字；发表学术论文146篇；主持国家、省市科研课题12项。曾担任中华中医药学会脾胃病专业委员会副主任委员、中国中西医结合学会消化系统疾病专业委员会常务理事等职务，积极参加国内外的中医药学术交流活动。他被邀请到北京、上海、深圳、重庆、南宁、银川、海口等地做学术报告，"脾胃病衡法的运用""胃质学说""肠质学说"和"食管的生理特性及论治要点"等主题在脾胃病学术界产生了重要影响。他曾带队访问美国得克萨斯州东方医学院和英国阿伯丁大学，交流中医中药的学术成就，扩大中医药在海外的影响。

盱江医学是我国著名地方医学流派之一，不仅在我国医学史上具有重要地位，也是对海外影响首屈一指的中医流派。自明初开始，中日两国之间贸易和文化交流日益频繁。在此环境下，日本医家来华学习频繁，带走了当时印刷业较发达的盱江地区医籍，使其在日本得以广泛传播和翻刻。历代盱江医家诸如陈自明、危亦林、杜本、龚廷贤、李梴、喻嘉言等人的著作，在日本具有重大影响，江西与日本医学交流源远流长。何老师于1998年在《中华医史杂志》上发表《盱江医学形成因素的探讨》一文，把"养在深闺人未识"的盱江医学推介到国内外，引起较大影响。2013年江西中医药大学成立"盱江医学研究会"，何老师任常务副会长，再一次把江西盱江医学研究推向新高度，研究会会员在国内外杂志发表论文300多篇，2018年他主编的《盱江医学研究》一书由中国中医药出版社出版，在国内外产生了较大的学术影响，也引起了日本汉方医学界的高度关注。2019年4月，日本东洋学术出版社社长井上匠先生、藤田康介博士等来到江西中医药大学，对盱江医学研究进行专题访问和学术交流。井上匠社长盛赞盱江医学的成就，在日本汉方界均熟悉明代盱江名医龚廷贤及其代表作《万病回春》，被日本政府收入医保的138种处方中，11%的处方来自《万病回春》。正是基于龚廷贤对当时乃至今天的日本产生的重要影响，特地前来文化寻根。何老师等我校专家详细介绍了盱江医学的主要学术特点及龚廷贤等医家的学术思想、主要著作和医学贡献，讲述了盱江医学研究创始人杨卓寅教授的学术贡献，介绍了当代名医张海峰、姚奇蔚教授的脾胃病治疗经验，并应邀介绍了"脾胃病治疗衡法""胃质肠质学说"等新理论新方法。在这次见面会上，中日双方专家发言踊跃，讨论热烈，学术气氛浓郁，共同憧憬中日医学交流的美好前景。在校领导和何老师的陪同下，日本友人参观了抚州金溪县新修的龚廷贤陵园并题字留念，这是外国友人第一次瞻仰明代盱江名医龚廷贤遗迹。龚廷贤陵园是由何老师发起筹款于2018年修缮扩建的。日本《中医临床》杂志2019年第3期刊登了盱江医学和对何老师的采访专题长篇报告，进一步扩大了盱江医学在日本汉方界的学术影响，为实现再次将盱江医学推出国门、走向世界的梦想迈出了可喜的第一步。

第二章　临证思维

何老师理论联系实际，不断攀登创新，古为今用，洋为中用，学验俱丰，在临床诊疗上形成鲜明的特色。他不仅有扎实的中、西理论基础，而且深入浅出，融会贯通，注重学科的渗透和交汇，善于运用科学的理论思维，掌握中西医科研动态，不断探索和总结临床经验，不断升华并别出蹊径，提出了很多独特的临床见解，在 50 余年临床工作中摸索出行之有效的独特的脾胃病理法方药论治体系。

第一节　学术渊源

医学救死扶伤，性命所托，苍生所系。中医药学博大精深，千年传承，守护中华民族生生不息，繁衍昌盛。习医之人，精勤不倦，学无止境；从医之路，艰巨深远，道无终极。何老师虚心好学，勤求博采，经典为源，百家为流，古今融会，衷中参西，兼收并蓄，执善而从，实践求索，发现创新，逐渐形成了独特的脾胃病学术思想，积累了丰富的脾胃病治疗经验。

一、宗尚岐黄，探本溯源

《内经》是"医学之宗"，为中医理论的渊源，也是脾胃学说的学术源泉，脾胃的生理病理、病因病机、治则治法悉蕴其中。何老师常说，要学好中医首先要学好《内经》，要学好中医脾胃学说，也要先从《内经》开始，全面掌握《内经》的脾胃理论，如登泰山之巅俯览群峰，为研究后世的脾胃学说发展、发扬脾胃理论和创新脾胃病治疗方法打下坚实的基础。

《内经》中脾胃理论丰富。何老师全面系统学习《内经》，将其经文分门别类，并对脾胃相关内容进行了系统性整理，把论述脾胃的近三百条经文分为脾胃阴阳五行、脾胃解剖、脾胃生理、脾胃病病因、脾胃病病机、脾胃病诊断、脾胃病证、脾胃病防治八大类，以便学习、研究和教学。何老师潜心于《内经》脾胃理论研究几十年，在领悟中勇于探索和善于发现，对脾胃生理病理、诊断治疗形成了自己的独特学术见解。他依据《内经》有关脾的生理功能的论述，认为脾的运化功能囊括了人体物质代谢和能量代谢全过程，包括消化、吸收、转运、转化、输布、贮存、气化、化生八个方面，提出从脾论治气化病（代谢性疾病）的新思路。他根据《内经》相关经文，对"脾藏营"生理病理进行了深入诠释，率先提出"脾营亏虚"和"脾营不运"的证治；通过学习《内经》体质理论，并在临床实践中细致观察人群中胃、肠的特征差异及与胃肠疾病发生、发展、治疗、转归的关系，首先提出了"胃质学说""肠质学说"，受到脾胃病学术界的高度重视；根据《内经》"胃主五窍"理论，探讨了胃与咽门、贲门、幽门、阑门、魄门的胃肠五窍关系，据此从胃论治五窍疾病，收效甚佳。何老师曾多次在学生和教师中做"学《内经》，悟《内经》，用《内经》"的学术报告，传授自己学习《内经》的心得，激励师生们学好经典，做好中医。

二、效法仲景，学以致用

张仲景的《伤寒杂病论》迄今已有 1800 年，被尊为"方书之祖"，其学术思想流传古今，远播海外，是学习中医的必读经典。张仲景创立了辨证论治诊疗模式和理法方药论治体系，成为中医学最突出的临床特色。《伤寒杂病论》所载方 314 首，为"群方之冠"。经方药简效宏，法度严谨，配伍精当，结构周密，实效性无与伦比，是后世中医方剂学发展的学术源泉。何老师数十年致力于《伤寒论》《金匮要略》的学习和应用，以张仲景的辨证思维作为脾胃病辨证论治的指路明灯，以张仲景的组方法则作为脾胃病临床处方的标杆准绳。

张仲景根据《素问·热论》六经分证的基本理论，创造性地把外感疾病错综复杂的证候及其演变加以总结，提出较为完整的六经辨证体系，从而奠定了辨证论治的基础。《伤寒论》不仅为外感疾病提出辨证纲领和治疗方法，同时也给中医临床各科提供了辨证诊治的一般规律，其病脉证治、汤证一体、因证立方、异病同治、同病异治等丰富的辨证论治思想，为脾胃病诊治奠定了坚实的科学思维基础。何老师临床探索"抓主病、抓主证、抓主症、抓主机、抓主因、抓主脉、抓主质、抓主气"治疗疑难性脾胃病的诊疗思路，就是汲取了《伤寒论》的经验和智慧，并在实践中加以提炼和总结而形成的。

腑特点精辟归纳为"肝常有余，脾常不足，肾常亏虚，心火有余，肺脏娇嫩"，提出"人以脾胃为本，所当调理，小儿脾常不足，尤不可不调理也"。清代新建医家喻嘉言高度概括中土脾胃的生理特点，率先提出"脾之土，体阴而用则阳；胃之土，体阳而用则阴。两者和同，则不刚不柔"。他既强调脾阳在人体生命中的地位，把脾阳比喻为"如天之有日也"，又重视胃在津液生成中的作用，"肾中真阳，阴精所载；胃中真阳，津液所胎"，将胃之津液与肾之阴精并重，在外感与内伤各种疾病的治疗中都十分重视胃津的护养。他根据脾胃的生理特点，提出了脾胃病用药要点："脾偏于阴，则和以甘热；胃偏于阳，则和以甘寒。"喻氏关于胃津的论述，补充和发展了李东垣脾胃理论，对叶天士及后世胃阴学说的形成产生了深刻的影响。

明代医家龚信《古今医鉴》说："调理脾胃为医中王道。"盱江医家不仅在治疗脾胃病方面经验丰富，还善于从脾论治各科疾病。明代名医龚廷贤擅长调理脾胃，通过调理脾胃来健运化，补气血，益五脏，防疾患，保健康。其著作《寿世保元》全书共列医案 204 例，使用补中益气汤的就有 69 例。全书涉及补中益气汤的论述有 171 条，其运用之娴熟，化裁之巧妙，可谓得心应手，匠心独具。宋代医家陈自明不仅是一位著名的妇产科专家，在外科疮疡方面也颇有建树，善从脾胃论治痈疽，提出"大凡疮疽，当调脾胃"的新治则，其"调脾胃、促饮食、生气血、愈疮疽"的学术观点，为后世中医外科内治法的发展作出了重大的贡献。

何老师善从盱江医家的经验中汲取学术营养，不断探索脾胃学的新理论、新方法。调理脾胃者乃医中之王道。王道者，仁政也，即执中致和，论治脾胃疾病，推崇中和之道。清代宜黄名医黄宫绣对脾胃用药主张平调平治，如《本草求真》中曰："补脾之理，无不克寓，要使土气安和，不寒不热，不燥不湿，不升不降，不厚不薄，则于脏气适均。"万全在《幼科发挥》中批评庸医："今之调脾胃者，不知中和之道，偏之为害，喜补而恶攻，害于攻者大，害于补者岂小小哉？"其主张："脾喜温而恶寒，胃喜清而恶热。故用药者，偏寒则伤脾，偏热则伤胃也。制方之法，宜五味相济，四气俱备可也。"何老师学习前人学术经验，推崇"治中焦如衡"治则，主张"中和之道"，创立脾胃病"衡"法一字经，疗效突出。

六、广师今贤，融会新知

长江后浪推前浪，脾胃学说薪火相传，贤人辈出，学术昌盛。当代脾胃学家星光灿烂，治胃高手层出不穷。北京董建华教授熟谙脾胃生理，创立的通降十法影响深远；祝谌予教授学贯中西，总结的胃肠疾病七型施治经验独到；焦树德教授论治脾胃病学验俱丰，创制的三合汤治胃脘痛疗效确切；关幼波教授创立十纲辨证，从痰治黄疗效卓著；危北海教授中西贯通，开创脾胃病中西医结合事业之先河；李乾构教授擅长脾胃病论治，创立治脾十五法独树一帜；王琦教授重视体质，创建"辨体 - 辨病 - 辨证"诊疗新模式。上海黄文东教授从脾胃论治五脏病，发展东垣学说；张镜人教授发挥脾阴学说，善治慢性萎缩性胃炎；颜德馨教授重视气血，创立"衡法"，开辟疑难病治疗新路径；张羹梅教授精于脾胃病辨证论，治疗效果显著而名扬沪上；王灵台教授创新肝病理论，擅长补肝得心应手。江苏朱良春教授理论厚实，经验丰富，用药独到；徐景藩教授从寒热虚实气血入手，论治脾胃病机圆法活；单兆伟教授传承孟河医学，调理脾胃贵在和缓。广东邓铁涛教授发挥脾阳升发理论，精于重症肌无力症治疗，闻名海内外；劳绍贤教授强调中西合璧，发扬岭南医学独具特色。河北李恩复教授治萎推崇"凉润通降"，发明胃病名药摩罗丹。福建杨春波教授对脾胃湿热研究精深，成就斐然。辽宁周学文教授发展脾胃病机学说，提出消化性溃疡"内疡说"见解独特。河北李佃贵教授创"浊毒论"，论治萎缩性胃炎疗效显著。江西张海峰教授阐明脾胃气化理论，倡导中西医互补；万友生教授充实阴火理论，弘扬东垣学说；姚奇蔚教授创益胃舒肺达肝法，以治萎缩性胃炎而著称。还有许多名医高手、后生俊杰，术有专长，学有建树，为中医脾胃病专业的学术发展作出了重要贡献。

何老师十分重视向前辈学习，向同行学习。他在上海、北京等地学习期间，曾聆听了董建华、黄文东、祝谌予、焦树德、朱良春、邓铁涛、王琦等国医大师的精彩讲课，曾跟随危北海、张羹梅、王灵台等老师侍诊抄方，并利用每年参加全国脾胃病学会的机会，求学于李乾构、杨春波、周学文、劳绍贤、单兆伟等业界前辈，也常常请教于学会里的中青年专家学者。他购买收集了大量当代名老中医学术经验著作，置于案头，反复阅读，悉心体会，博采众长，以不断充实自己，提高自己。何老师脾胃学术思想的形成与发展，受到以上前辈的深刻影响。如衡法治疗脾胃病，受益于张羹梅、颜德馨的学术经验；胃质学说和"辨病 - 辨证 - 辨体 - 辨时"四位一体诊疗模式，是王琦教授体质理论在脾胃病中应用的尝试；衡法代表方六和汤是焦树德教授三合汤的演变和扩充；抗化经验方双蒲散受到朱良春教授虫类用药经验的启发。他非常崇尚裘法祖院士的名言——"做人要知足，做事要不知足，做学问要不知足"，做到老，学到老。行医一生，学习一生，道无终极，学无止境。

界是人类生命的源泉，人以"天地之气生，四时之法成"，人类在长期进化的过程中，生理上形成了与天地自然变化几乎同步的节律性以适应外界变化，通过自我调适机制以维系着各种生命活动节律稳定而有序。顺应自然就是"与天地如一"，遵循自然界的客观规律，因时养生，因地养生，以适应自然界的变化，达到辟邪防病、保健延年的目的。如因时养生，遵循《内经》"法于四时""四气调神""春夏养阳，秋冬养阴"思想，起居有常，动静相宜，衣着适当，调配饮食，以适应四时气候、昼夜晨昏的阴阳消长节律。因地养生，"西北之气散而寒之，东南之气收而温之"，不同地方区域采取不同养生方法，以适应当地环境的寒温燥湿变化。在疫病流行季节，做到"虚邪贼风，避之有时""避其毒气"，以防止邪气侵害而致病。何老师常说，大自然是人类赖以生存的环境，要牢固树立人与自然相和谐的理念，要走绿色发展之路。

何老师对脾胃保健也十分重视因时制宜。《素问·六元正纪大论》所说："用寒远寒，用凉远凉，用温远温，用热远热，食宜同法。"据此指导患者根据不同季节气候特点确定饮食宜忌。何老师依据《内经》"人与天地相应"之旨，根据不同季节制定脾胃保健茶，以适应四季气候变化，如春天阴雨之季，以藿香、紫苏、白豆蔻等为饮以芳香化湿醒脾；夏季炎暑之季，以荷叶、莲子心、淡竹叶等为饮以祛暑清热护胃；秋天温燥之季，以桑叶、芦根、麦冬等为饮以生津祛燥润胃；冬日寒冷之季，以生姜、花椒、茴香、桂皮等配膳以温中散寒暖胃。

2. 养神为先

"形与神俱"，是健康的特征。神是生命的主宰。《灵枢·本脏》说："志意和则精神专直。"《素问·上古天真论》说："恬惔虚无，真气从之，精神内守，病安从来？"摄生不仅要注意形体的保养，更需重视精神的调摄。心藏神，为君主之官。《素问·灵兰秘典论》曰："主明则下安，以此养生则寿。"所以，养生先养神，养神当养心。"美其食，任其服，乐其俗，高下不相慕"，保持心神安定、心气平和、心情怡悦。《素问·阴阳应象大论》曰："是以圣人为无为之事，乐恬惔之能，从欲快志于虚无之守，故寿命无穷，与天地终，此圣人之治身也。"《内经》提倡"和喜怒""以恬愉为务，以自得为功"，主张静以养神，即通过清静养神、修性怡神、气功练神等方法，摒除一切有害的情绪波动，以保持神气宁静、心平气和的精神状态，从而达到"恬惔虚无""不养而养"的最高精神境界。临床有不少中青年女性患者，检查并无大的问题，但仍总是疑心重重，忧心忡忡，情绪低落。何老师总是不厌其烦地晓之以理，解惑排忧，帮助她们从精神困惑中解放出来。

3. 贵在中和

"和"是《内经》的核心理念。自然界天地之气中和，则风调雨顺，四时递迁，万物化生；人的脏腑经络气血中和，则健康长寿，尽终天年。"和"，是人体生命健康和谐的最佳状态，包括人体的心身和谐、脏腑和谐、气血和谐、精气神和谐及人与自然和谐等。中和思想贯穿在《内经》整个养生方法中，如"节阴阳而调刚柔""谨和五味""和喜怒""和于术数""内外调和"等。据此，"中和"思想的养生保健原则：调和情志，喜怒有节；饥饱中适，饮食有度；动静结合，不妄作劳；房事和合，节宣得宜；和于术数，适当补养等。何老师崇尚《内经》"贵在中和"的摄生理念，认为"病生于过用"，主张食不过饱，衣不过暖，动不过累，逸不过安，劳不过倦，情不过用，名不过争，利不过求，中庸平和，以享天年。

综上所述，中医药学凝聚着深邃的哲学智慧和中华民族几千年的健康养生理念及丰富的临床治疗经验。《内经》是中医哲学智慧之基，包含了整体思维、变易思维、相成思维等丰富哲理，是中医临证智慧的源泉。如天人相应、三才合一、万物同源、人为贵的自然观，阴平阳秘、气血正平、形神统一、人身三宝、精为身本、胃气为本的健康观，正气为本、两虚相得、病生过用、失和为邪、病发无常、百病生于气的疾病观，整体思辨、法天则地、治病求本、治求中和、以平为期、因人制宜、因势利导、从容人事、一曰治神、未病先防、既病防变的治疗观，道法自然、形神兼养、调神为先、贵为中和、顾护脾胃、保元惜精的养生观等，是我们临证取之不尽、用之不竭的智慧宝藏。何老师常说："学哲学，用哲学，做聪明贤人；学《内经》，用《内经》，做智慧中医。"

四、中西互参

我国医学界存在中医和西医两个医学体系，正是我们国家的医学特色和优势。何老师先学习西医，后学习中医，中西医贯通。他常对我们说："中医有所长，有许多治疗的优势病种，但也有所短，也存在不足。西医有所长，有许多治疗的优势病种，但也有所短，也存在不足。如果两种医学能优势互补，人类和疾病作斗争的思路会更加开阔，治疗疾病的手段和方法就会更加丰富，临床的治疗效果就会更加满意。"他倡导中西医相互学习，主张中西医科学结合，思想上开放包容，理论上互补渗透，诊断上相互为用，治疗上取长补短，药物上协同配合。何老师经过 50 多年的积累与探索，对中西医结合有了深入的理解和深刻的认识，形成了独特的"中西互参，优势互补"医学理念。

（一）医学理念互渗

中西医都是守护人类健康的神圣事业，都是人类在与疾病作斗争中智慧积累的结晶。但由于各自形成年代不同、文化背景不同、思维方式不同、医疗实践的选择性不同，从而医学的理念、理论的体系、认知的方法都大相径庭。在人与自然的关系上，西方强调天人相分构成论的整体观，人要征服自然；中医学推崇天人合一生成论的整体观，人应顺应自然。在对人体研究的方法上，西医学以还原论及公理化方式，从解剖、分析方法入手，着重于躯体的形态结构研究；中医学以系统论模型化方式，从综合、演绎方法入手，着重于人体的功能系统研究。在对病因的认识上，西医学持病因病理决定论，以病理解剖的判定为金科玉律的最后裁定；中医学则是正邪相争的选择论，发病与否，取决于正邪相争的胜负。在诊疗的模式上，西医学实施辨病定治，推行群体化、规范化、标准化治疗；中医学实施辨证论治，推行个体化、差异化治疗，强调因人、因地、因时制宜。在治疗思路和手段上，西医学以消除病因、清除病灶，以及直接对抗和补充替代疗法为主要手段；而中医学强调正气为本，通过药物、针灸、推拿、膳食等手段激发人体自身的抗病能力，调动发挥机体"阴阳自和"的自我调节机制，以恢复阴平阳秘、内外和谐的生态平衡。正是东西方文化及思维方式的不同造成了中西医学的差异，同时又铸就了各自鲜明的学术特点和诊疗特色，共同造福于人类的健康与文明。

由于两种医学的并存，为我们拓宽思维空间、丰富治疗思想、充实治疗方法提供了更为广阔的天地，吸收中西医的优秀理念，取长补短，优势互补，必然会对脾胃病尤其是疑难病的治疗大有裨益。以胃十二指肠溃疡为例，西医学紧紧盯住溃疡局部的病变进行深入细致的研究，20 世纪初提出"无酸无溃疡"学说；20 世纪 50 年代以后胃黏膜保护机制被认识；1963 年 Shay 和 Sun 提出了攻击因子和防护因子平衡理论；20 世纪 70 年代壁细胞三种受体被发现，引致 H_2 受体拮抗剂问世；1974 年胃酸分泌的质子泵机制被揭示，质子泵抑制剂广泛应用使抑酸治疗更为彻底和有效；1983 年 Marshallt 和 Warren 在胃黏膜活检标本中发现了幽门螺杆菌，从而又有了"无

Hp 无溃疡"的新观点，杀 Hp 成为治疗的重点。消化性溃疡与胃酸、胃蛋白酶、幽门螺杆菌、非甾体抗炎药等损害因子和黏液 - 碳酸氢盐、黏膜血流、前列腺素、细胞更新等黏膜防御机制之间的相互作用有关，这些溃疡微观理论的建立推动治疗学的不断革新，目前由于质子泵抑制剂和抗 Hp 药物的应用，使溃疡病治疗短时、高效，大多数溃疡病得以治愈，近期复发率大为减少。但是质子泵抑制剂的不良反应也日益彰显，Hp 的耐药率逐年攀升，溃疡病的远期复发率仍然较高。而中医学对于溃疡局部的微观病理变化模糊不清，但整体观念和辨证论治却是中医学诊治的优势，认为消化性溃疡是人体阴阳气血失调在胃肠的病理反应，其发生是先天禀赋和后天饮食情志所伤共同作用的结果，病位虽然在胃肠，但与脾、肝、肾、心等多个脏腑相关，治疗从"五脏一体""形神一体""天人一体"的整体观出发，根据患者的体质状态、病理证候和气候地域的差异等来制定治则治法，以调和脏腑，调畅气血，调理阴阳，调协身心，促进脾胃纳运相助、升降相因、润燥相济，从而改善机体病理状态，恢复胃肠功能平衡，改善病灶血液循环，促使溃疡愈合，从根本上防止疾病复发。但由于其治疗的针对性不强，所以治疗作用缓和，起效较慢。若将中医宏观治疗与西医微观治疗相结合，既重视纠正局部的病理变化，又关注改善全身的病理状态，不仅起效快，效果好，而且全身症状能得到改善，近期和远期复发率均大大降低。何老师长期的临床实践表明，以中医药为主，配合西药抑酸和抗 Hp 疗法治疗难治性消化性溃疡，疗效明显好于单纯的中医或西医治疗。

消化系统肿瘤中胃癌、肝癌、食管癌、肠癌的发病率很高，严重危害人类的生命健康。西医学虽然也注意到免疫功能在肿瘤发生发展中的作用，但更关注的是局部生长的肿瘤，主要治疗手段是手术、化疗、放疗等。肿瘤早期发现首选治疗方法是手术，但很多肿瘤发现时已是晚期，失去了手术时机。化疗、放疗的"杀杀杀"，杀癌务尽，敌我不分的沉重伤害，毁灭性地打击人体的免疫功能，使得许多患者病情恶化，体质衰竭，生命缩短。所以，在化、放疗过程中出现的毒性反应及耐药性仍是一个世界性难题。中医学强调正气为本，"邪之所凑，其气必虚"，认为肿瘤发生是正气虚衰的结果。癌症患者体质虚弱，多有脾肾亏虚，气血虚损，晚期患者更是阴阳气血衰竭。"邪正相争正为本"，所以，中医治疗肿瘤在抗邪的同时，更加重视扶植患者的生生之气，即扶助机体抵抗肿瘤生长的正气，以达到稳定和控制病情、带瘤生存的效果。中西医结合治疗中晚期消化系统肿瘤如胃癌、肝癌、食管癌、结肠癌等，将中医中药与手术、放疗、化疗有机结合，补中有攻，攻中有补，攻补兼施，整体与局部兼治兼顾，疗效得到明显提高。文献报道Ⅲ～Ⅳ期胃癌姑息或根治术后 5 年生存率为 11.3%～22.0%，如术后配合中医中药或中西医结合综合治疗，可达 33.4%～47.0%。尤其对有远处转移或手术不能切除的晚期患者，中医中药或中西医结合治疗能改善患者的生活质量，延长生存期。正如吴孟超教授所说："中医药可以参与肝癌防治的全过程，中医药的积极参与是提高肝癌综合疗法疗效的主要途径。"中西医结合已成为我国肿瘤治疗的一大优势。

（二）理论认识互补

中西医以不同的理论体系表达人体生命现象，阐述人的生理病理及治疗机理，两者对健康与疾病的认识均有正确性又有局限性，以微观实证及还原论的思维方法为主导的西医学理论，需要借鉴中医学宏观整体系统的思维方式；而习惯于宏观整体思维和推测演绎方法的中医学理论，需要充实微观实证及还原论研究方法所积累的知识成果。把两种理论科学地通融、交汇和结合，用于指导疾病的治疗，必然产生高于中医又高于西医的治疗效果，能解决更多的危害人类健康的重大疾病和难治性疾病。

急性胰腺炎是多种病因导致胰酶在胰腺内被激活后引起胰腺组织自身消化、水肿、出血甚至坏死的炎症反应，重症患者胰腺出血坏死，常继发感染、腹膜炎和休克等并发症，病死率高达 30%～40%。由于其病因是胰酶的激活对胰腺组织的自体消化，西医学治疗原则是减少胰腺分泌，减少胃肠蠕动，主张禁食和胃肠减压，即以"静"为主；中医学认为本病为湿热内蕴、瘀毒互结，基本病机是"腑气不通""不通则痛"，因六腑以通为用，治疗主张通腑泄热，急下存阴，即以"通"为主。西医学具有营养支持、抑制酶、抗感染、抗休克等优势，而中医学通里攻下的承气汤、清胰汤、大柴胡汤等更具有良好的治疗作用，可改善胰腺微循环，抑制或清除炎症介质，提高机体免疫功能，排泄毒素，增强肠黏膜屏障，及时疏通肠道，防止肠道衰竭等。动与静的结合，更加全面地加深了对急性胰腺炎病理机制的认识。临床报道，在西医综合性治疗下辨证用药，有血瘀者静脉滴注活血化瘀药，伴急性呼吸窘迫综合征（ARDS）者静脉滴注鱼腥草注射液，伴黄疸者静脉滴注茵栀黄注射液，中后期兼气血亏虚者静脉滴注黄芪、参麦等制剂，中西医结合治疗大大提高了治疗和抢救效果，重症胰腺炎的死亡率已下降到 5%～10%。

慢性萎缩性胃炎是常见的难治性消化病，西医学认为其病理变化不可逆转或难以逆转。西医学从局部、微观入手，认为其发生与幽门螺杆菌感染、胆汁反流、免疫、遗传关系密切，腺体萎缩、肠上皮化生或异型增生是其主要病理变化，除抗感染外只能是对症治疗，对于腺体萎缩和肠上皮化生、异型增生几乎是束手无策。中医从整体、宏观出发，认为其病因为饮食不调、情志失和、外邪犯胃和先天禀赋不足等，主要病机是脾气虚弱、胃阴亏损、湿热蕴积、气滞血瘀等，从整体调节入手，扶正祛邪，和胃消痞，但对局部病变认识模糊，治疗针对性较差。把中西医对该病的认识结合起来，治疗优势就能得到充分发挥，如清热解毒以抑制 Hp、促进胃黏膜急性炎症消退和恢复，理气化瘀、化痰散结以促使黏膜萎缩、肠上皮化生和异型增生的逆转，健脾益气、酸甘化阴或甘寒养阴促进胃酸分泌和增强胃黏膜屏障功能。何老师以中、西医理论为指导，采用"舍病从证，辨证除症；病证结合，标本同治；无证从病，逆转病机"三步治疗慢性萎缩性胃炎，取得好转率 92%、治愈率 63% 的满意效果。

现代中药药理学研究为中医临床用药提供了有益的参考，以作用于胃肠动力的中药为例，活血理气药有促胃动力作用，润肠通便和消食导滞药有促进肠道运动作用，通腑攻下药有增强胃肠收缩和蠕动的功能，健脾益气药对胃肠平滑肌活动具有双向调节作用，理气行滞药可降低消化道平滑肌的紧缩性并能解痉止痛，临床可参考这些现代药理学知识来选择应用传统中药。又如幽门螺杆菌感染是胃病发病的重要因素之一。药理研究表明黄连、黄芩、大黄、蒲公英、虎杖等有良好的抑制 Hp 作用，故在胃病治疗中常常被选用。

临床上也可用中医理论来指导使用西药，如阿托品是从曼陀罗中提取，药性温热，所以对寒证腹痛效果明显，而对热证腹痛，如单独使用不仅疗效差，且副作用大。根据中医学"利小便以实大便"理论，有人采用利尿药氢氯噻嗪辅助治疗小儿腹泻，收到疗效。反之，西医理论也可用于指导中药的应用，如王灵台教授研究发现，慢性乙型病毒性肝炎多有甲状腺、肾上腺、性腺功能低下，临床多见有肾阳虚，据此应用温肾法治疗 60 例患者，随访 1 年，HBsAg 近期转阴率达到 43.3%。

（三）辨病辨证互参

辨证为中医之长，辨病为西医之长。中医辨证着眼于全局，把病和人密切地结合成一个整体，强调因人、因时、因地制宜，注重于病情变化，灵活生动，摆脱了"见痰治痰、见血止血"的弊端。但辨证过于笼统，定位、定性不确切，不利于明确疾病的性质，不利于疾病的早期诊断和根治，观察指标客观性差，诊断标准难以规范，不同的医生可能辨出不同的证。西医辨病是以解剖组织学、生理生化学、病因病理学为基础，以实验室检查为依据，注重于局部病理变化，对疾病的病因、病理观察比较深入、细致、具体，诊断确切，能及时而准确地把握疾病的变化与进展，治疗的针对性强。但辨病常易忽视整体，往往把病和人分割开来，忽视人与人之间的差异性；诊断不明者，无病可辨，无法可施。

中医辨证与西医辨病相结合，吸收了中西医两方面诊断与鉴别诊断的特色和优势，是当前中西医结合临床最主要的诊疗模式。中医辨证是对机体在致病因素作用下，机体对疾病的抗病反应类型、邪正相争的态势和疾病发展趋势的判断，而西医辨病是对病因、机体的病理生理、组织形态和分子生物学微观反应的解析，两者相互结合，就把整体和局部、宏观和微观的认知方法结合起来，达到了更为完善的地步。

双重诊断，是中医辨证与西医辨病相结合的最佳形式。临床多采用先辨病后辨证的方法，即先进行西医的诊断，再进行中医的辨证。目前中国中西医结合学会和中华中医药学会制定的《诊疗指南》，都是在西医的病名下进行中医分型，如溃疡性结肠炎常见证型为大肠湿热证、脾气虚弱证、脾肾阳虚证、肝郁脾虚证、阴血亏虚证和脾寒肠热证六个证型。但临床上患者是千差万别的，疾病是千变万化的，并不只是书本上的几个证型，各个证型又常常相互夹杂，故应根据具体患者具体分析，从而正确辨证。

1. 辨证用药结合辨病用药

在辨证的基础上，加入一些辨病的药物。如治疗慢性乙型病毒性肝炎在辨证用药的基础上，加用一些抗病毒中药，如苦参、叶下珠、蒲公英、板蓝根等；转氨酶升高，加用五味子、垂盆草等降酶药。治疗消化性溃疡在辨证用药的基础上加用海螵蛸、瓦楞子等制酸药和白及、五灵脂、甘草等保护胃黏膜药；如 Hp 阳性加用黄连、黄芩、蒲公英、虎杖等抑菌药；胃动力不足加用一些能增加胃肠动力的中药，如槟榔、厚朴、枳实、莱菔子等。治疗细菌性痢疾在辨证用药的基础上加用苦参、马齿苋、铁苋、地锦草等抑菌药。治疗过敏性肠炎在辨证用药的基础上加用乌梅、防风、蝉衣、甘草等抗过敏药物。

2. 无证从病，无病从证

辨病与辨证结合，可以弥补辨病或辨证的不足，如对于西医无病可辨者，可用中医辨证方法弥补，对于中医无证可辨者，也可用西医辨病方法弥补，即无证从病，无病从证。临床上有一些疾病，虽然有病变存在，但却毫无不适症状，无证可辨，无药可下，这时可以不辨证而根据疾病的病理变化来处方用药。如在健康体检中发现有胆结石、乙型肝炎和胆息肉、胃息肉、肠息肉等，不少患者无任何临床表现，无证候可辨，治疗则可以从病入手，分别采用利胆消石、清热解毒、活血祛瘀等方法治疗。又有一些疾病是胃肠功能紊乱所致，如癔病、神经性呕吐、功能性消化不良、肠易激综合征、功能性便秘等，西医检查无器质性病变，但临床症状明显；还有一些疾病一时不能明确诊断，西医无药可下，这时可以根据四诊收集的资料进行中医辨证论治。

3. 舍证从病，舍病从证

西医的病常常能反映疾病全过程的病理变化、总体属性，而中医的证则常常反映疾病过程中某一阶段的病理变化本质，疾病不同阶段的主要矛盾不同，治疗的着重点也有不同，所以，有时随证治之，也有时随病治之，即舍病从证，或舍证从病。何老师治疗慢性萎缩性胃炎，常将疗程分为三个阶段：第一阶段患者往往有脘腹胀闷、纳呆食少等诸多症状，此时舍病从证，根据患者临床表现进行辨证论治，经过大约 1 个月的治疗后，使主要症状得以缓解；第二阶段采用病证结合，一方面继续消除症状，另一方面针对萎缩性胃炎的病理本质治疗，大约需要 1 个月时间，患者的症状基本消失；第三阶段患者已无不适症状，处于无证可辨的状态，故应舍证从病，逆转病机。慢性萎缩性胃炎的主要病理变化是 Hp 感染导致胃黏膜炎症、腺体萎缩、胃黏膜变薄、肠上皮化生或异型增生等，Hp 感染多为湿热内恋，腺体萎缩和黏膜变薄多为气阴亏虚，肠上皮化生和异型增生多为胃络瘀滞，据此基本病机，采用健脾益气、养阴益胃、清热化湿、理气活血、化瘀抗化等方法治疗，以润养萎缩的胃黏膜腺体，改善病灶血液运行，消除炎性细胞浸润，促进病理性组织向正常方向逆转。如此，病证从舍之结合，取得了确切的疗效，并形成了鲜明的治疗特色。

（四）诊断手段互辅

西医学广泛吸收现代科学技术，具有较为完备的现代化检查手段，腔镜技术、影像技术、生物化学、病理诊断等能为绝大多数消化病提供明确的诊断。这些诊断技术既是中医学辨证不可缺少的参考，也是中医学判断治疗效果的确凿证据。如萎缩性胃炎的诊断和疗效的判断必须以胃镜检查和病理检查为依据，肝硬化的诊断和疗效的判断必须以影像学检查、生化学检查、病毒学检查、病理学检查等为依据。中医诊断同样需要与时俱进，现代化的检查手段是中医四诊望、闻、问、切的延伸和发展。

中医学在长期的医疗实践中形成了独特的望、闻、问、切诊断技术，尤其是舌诊和脉诊在脾胃病诊疗中具有不可替代的作用。"舌为脾之外候""舌为胃之镜"，舌象能较准确地反映消化系统许多疾病的状况，可以作为西医诊断的重要参考。如陈泽霖教授观察了 1046 例肿瘤患者，青紫舌占 49.6%，舌下静脉粗张占 49.7%；花剥舌在中、晚期患者中的出现率明显高于正常人，花剥舌对鉴别良性、恶性胃溃疡具有一定意义，如怀疑恶性溃疡者，当出现花剥舌则应高度注意。有临床研究提示，肝癌常见舌两侧青紫色条纹或不规律的斑状小点，与其他恶性肿瘤、慢性肝病之间存在着显著差异。黄腻苔和白腻苔是肝炎病变活动进展的标志之一，腻苔程度常常与血清谷丙转氨酶、谷草转氨酶成正比。舌诊最能反映脾胃的生理和病理状况，何老师常通过观察舌象来推测慢性萎缩性胃炎的病性和病势。如一位贺姓重度萎缩性胃炎伴肠上皮化生和异型增生患者，全舌紫暗，舌边紫斑，舌下络脉青紫粗张，准确地反映了胃络瘀阻的病理状态，治疗过程中始终把舌象变化作为观察疾病进退的客观指标，舌象改善与病理好转几乎同步出现，最终舌象恢复正常，胃黏膜萎缩、结肠型上皮化生、异型增生也基本消失。又如在慢性胃炎和消化性溃疡患者中，舌苔黄腻者 Hp 感染率高于其他舌象者。中医学宏观舌象观察与西医学微观病理检查取长补短，大大丰富了脾胃病的诊断手段。

脉以胃气为本，如《素问·平人气象论》说："人以水谷为本，故人绝水谷则死，脉无胃气亦死。"切脉不仅可为心血管疾病如心律失常等提供快捷的诊断，在判断消化系统疾病的进展和预后方面也有重要意义。《素问·脉要精微论》说："大则病进。"晚期胃癌患者脾胃衰竭，气血亏虚，脉本应细弱沉涩，但见脉大而浮滑，是胃气衰竭至极、邪迫虚阳外越之象，往往是肿瘤扩散、病情恶化的征兆。此外，寻找穴位和耳穴压痛点，可以帮助某些疾病的诊断，如胆病时在胆俞穴及胆囊穴附近常有压痛，而胃痛时却在胃俞穴及足三里穴有明显的痛觉异常。

（五）宏观微观互照

中医学侧重于从整体宏观上认识人体的生命现象和疾病状态，主张提高和调整人体潜在的抗病能力和自控自稳功能，以维护健康水平和修复疾病状态。而西医学则侧重于从微观上揭示生命现象，重视疾病局部组织细胞的形态学变化，尤其是 20 世纪 50 年代分子生物学的突飞猛进，生命和疾病的本质得到分子层次的微观证实，依此制定纠正病理状态的治疗手段和方法。实现中西医深层次的结合，就要把中医药学和现代细胞分子生物学有机地结合起来，宏观与微观相互参照，必然会大大提高消化病诊疗水平。

中西医宏观与微观相结合，应用最为广泛的是宏观辨证与微观辨证的结合。宏观辨证是以中医理论为指导，根据望、闻、问、切四诊所获得的信息做出病因、病位、病性和病势的辨认，主要依据患者的外在表现对疾病做出综合的、整体的分析判断。微观辨证是运用各种现代科学方法，对各类中医证型进行内在的生理、生化、病理、免疫、微生物等方面客观征象的检查分析，探讨其发生发展的物质基础和提供可作为辅助诊断的客观定量化指标。宏观辨证与微观辨证相参照，微观检测丰富了直观的外象观察，实验分析补充了传统的逻辑推理，促使对病证的探讨由宏观转向微观，促进中医辨证的规范化和客观化。如通过长期对脾实质的研究，已公认木糖吸收试验、血清胃泌素含量测定、水负荷尿淀粉酶活性测定等可以作为诊断脾虚证的辅助性客观化检查指标。刘友章等从细胞的微观研究发现，脾虚患者的线粒体数目明显少于正常人和肝胃不和（实证）患者，且线粒体肿胀、膜缺损、嵴断裂，甚至空泡化，与对照组相比有明显差异。健脾药物四君子汤具有提高细胞线粒体数量，修复线粒体损伤的作用。并从动物实验研究发现，脾虚大鼠胃黏膜组织细胞中三磷酸腺苷酶、琥珀酸脱氢酶、碳酸酐酶等活性明显低于正常组，而健脾益中的黄芪建中汤可使之提高至正常水平。危北海教授研究了 125 例慢性乙型肝炎患者中医辨证分型与 7 项血清病毒感染标志之间的关系，发现两者之间有明显的相关性，血瘀证者绝大多数属于重感染型，虚热证者多属于重感染型或感染型；还研究了 102 例慢性胃炎、胃溃疡患者与幽门螺杆菌感染的关系，发现脾胃湿热型的幽门螺杆菌阳性率明显高于脾胃虚弱型。

宏观与微观相结合，可以贯穿于疾病诊疗的全过程。在对疾病的诊断方面，中医学的辨证论治能反映对疾病认识的宏观整体性，西医学的辨病论治又能体现对疾病认识的微观针对性，两者的结合使我们对病证的认识更加深入与全面。中医望、闻、问、切宏观观察也可以作为判断微观病理变化的参考，如舌紫瘀斑、舌下络脉粗张青紫、红缕赤痕、腹壁青筋显露等可以作为评判肝硬化病情的依据之一。在治疗用药方面，中药的微观药理知识可以指导临床选用药物，如土茯苓、炮山甲、鸡内金、莪术、菝葜等具有抗肠上皮化生和异型增生的作用，五味子、垂盆草有良好的降转氨酶作用。反之，中医学宏观的四诊手段有时也能指导西医学临床用药，如有人通过临床研究发现肝硬化腹水患者若舌质淡苔腻，可大胆使用利尿剂，用药过程中若因大量利尿导致低钾，舌苔渐剥，此时要停用利尿剂，否则有可能诱发肝昏迷。又如急性肠炎导致的脱水，可根据舌质的色泽枯荣和舌苔的厚薄润燥来推测水电解质紊乱状况及决定补液量。在对疗效评价方面，西医学实验室微观检查的结果是中医学疗效不可缺失的评判证据，如肠上皮化生和异型增生的逆转要以病理检查为依据，肝炎的康复要以肝功能检查和病毒学检查为依据；相反，中医学宏观的望气色、观舌象、候脉象等也能作为评判微观病变好转或恶化的参考。

（六）标本缓急互助

标与本，是疾病过程中各种矛盾的主次关系；缓与急，是指病势的缓和与急迫状态。"急则治其标，缓则治其本"，西医给药途径迅速，急救设备完善，有一套行之有效的抢救手段和措施，在急性疾病的抢救方面优势突出；中医学虽然也有针刺、中成药等急救方法，但手段较落后，设备简陋，在疾病急救方面常常力不从心，但中医学擅长扶助正气、调理脏腑、燮理心身，在疾病调治与康复方面具有明显优势。两者优势互补，标本缓急有机结合，有助于疾病抢救、治疗和康复。如急性消化道大出血、急性胃肠穿孔、重症急性胰腺炎、急性梗阻性化脓性胆管炎、绞窄性肠梗阻等危重病症，先以西医学包括手术、输液、输血、抗感染、抗休克等方法紧急抢救，以中医学方法协助救治，待病情稳定后，就可以发挥中医学辨证论治的优势，促进疾病的痊愈与康复。我国医学工作者经过几十年的实践与探索，在中西医结合治疗急腹症方面已取得了举世瞩目的成就。

中西医在疾病治疗上各有所长，各有所短，如西医治疗急性病、细菌性疾病、单纯性疾病、局部性疾病等更有优势，而中医治疗慢性病、病毒性疾病、复杂性疾病、全身性疾病、功能性疾病等更具特色，可以根据不同疾病的具体情况，发扬中西医的治疗特点，科学配合，有机结合，或中医为主、西医为助，或西医为主、中医为助，或中医先治、西医后治，或西医先治、中医后治，以达到最佳的治疗效果。如急性黄疸性肝炎，以中医清热解毒利湿为主，西医保肝护肝为辅治疗，能迅速退黄，增进食欲，恢复肝脏功能。慢性乙型病毒性肝炎，以西药抗病毒治疗为主，中医整体调理为辅，大量临床研究表明应用干扰素或拉米夫定等结合中医辨证论治，可明显降低 HBV-DNA 的滴度，促进肝功能恢复，减少反跳和复发率。治疗胃十二指肠溃疡,首先用质子泵抑制剂抑制胃酸的分泌,迅速缓解疼痛,再用中药进行全面调治,既能缩短疗程,又能减少复发。重症溃疡性结肠炎可先采用氨基水杨酸类制剂和类固醇激素迅速控制症状以治其标,然后以中医药为主辨证论治以治其本。治疗慢性萎缩性胃炎是中医的强项,可先采用中医药治疗,待病情完全控制后应用硒酵母、维酶素、叶酸等西药巩固疗效,既服用方便,又价格低廉。

(七)扶正祛邪互用

疾病发生发展的过程,是正气与邪气双方相互斗争的过程。扶正就是扶助机体正气,提高抗病能力;祛邪就是祛除致病因素,排除或削弱病邪侵袭和损害。中医和西医都重视扶植机体的抵抗力和免疫力,各自持有独特的手段和方法。中医主要是通过健脾益气、补肾固元、益肺护表等来扶助正气,以发汗、散寒、清热、泻下、祛湿、利水、消食、化痰、祛瘀等途径来祛除病邪。西医主要是通过免疫和补充替代方法来提升抵抗力,用抗感染、杀毒、驱虫、杀瘤、切除等手段来消除病因。将两种医学的扶正祛邪方法有机结合起来,相互为用,必然彰显更大的治疗效益,其结合路径有中医扶正西医祛邪、西医扶正中医祛邪。

1. 中医扶正,西医祛邪

用中医中药扶助人体正气,用西医西药消除致病因素,是目前中西医结合治疗肿瘤最为有效的方法。化疗和放疗虽然对肿瘤细胞有较强的杀灭作用,但敌我不分,在杀灭肿瘤的同时极大地伤害人体的脏器和免疫功能,不少患者加速了病情的恶化和死亡。而中医中药有很好的扶助正气、保护脏器和骨髓、增强免疫功能、减少化疗放疗毒性的作用,临床和实验研究都表明人参、黄芪、太子参、冬虫夏草、五加皮、黄精、猪苓多糖、茯苓多糖、灵芝多糖、香菇多糖等具有增强细胞免疫和体液免疫的功能,所以,在化疗放疗前、化疗放疗中、化疗放疗后都可以应用中药来扶助患者的正气。何老师在临床上应用中药配合化疗、放疗治疗胃肠癌症患者,大多能取得非常明显的效果,所治的许多中晚期癌症患者得到缓解,甚至痊愈。中西医结合治疗耐药性幽门螺杆菌感染也有明显优势,如姚氏用标准PPI三联疗法杀菌以祛邪,用中药健脾益气汤以扶正,总有效率为94.40%;对照组只用西药,总有效率仅84.38%。两组间有统计学意义。又如中西医结合治疗乙型病毒性肝炎肝硬化,可以用拉米夫定、恩替卡韦等药物来抗病毒治疗,用中医中药来扶助正气和抗纤维化，实验研究证明抗纤维化方药具有保护肝脏功能、调节免疫反应、促进肝细胞再生、抑制炎症反应、抑制胶原合成和促进胶原分解的作用，如扶正化瘀胶囊、复方鳖甲软肝片、强肝胶囊等中成药已在临床上被广泛应用。

2. 中医祛邪，西医扶正

用中医中药祛除病邪，用西医西药提供支持，是中西结合治疗急腹症的基本策略。阑尾炎、肠梗阻、胰腺炎、胆囊炎等大多属于阳明腑实证，"六腑以通为用"，常用承气汤、清胰汤、大柴胡汤等通里攻下，以清泄肠胃实热，祛其病邪；同时用西医西药支持疗法，纠正水、电解质和酸碱平衡紊乱。又如在重症肝炎的治疗中，在西药保肝护肝治疗的同时，应用利胆退黄药以改善肝功能，利水除胀药以消退腹水，通便泄热药以苏醒神志，凉血祛瘀药以防止消化道出血，清热解毒药以控制感染，从而明显降低了重症肝炎的死亡率。

（八）整体局部互顾

人是一个有机的整体，全身的病态可能表现为某一局部的异常，局部的病变可能是整体失常的反映，所以，治疗疾病时必须正确处理好整体与局部的关系。临床中可配合运用中西医治疗方法，把整体治疗和局部治疗巧妙地兼顾结合，形成疗效更好的新治疗方案。

溃疡性结肠炎以腹泻、黏液脓血便、腹痛为临床特征，病因迄今尚未明了，与遗传因素、肠道感染、免疫异常、食物过敏、精神刺激及环境因素有关，是整体病态与局部病变综合作用的结果。陈治水教授提出"脾胃虚弱、免疫功能失调"是溃疡性结肠炎的主要发病机理，采用中药整体治疗，西药局部治疗，创立新方健脾灵片健脾益气、调节免疫，改善整体失衡状态以治其本，同时局部应用氨基水杨酸制剂或少量类固醇制剂保留灌肠，促进局部溃疡的愈合以治其标。反之，难治性溃疡性结肠炎也可以用西药整体治疗，中药局部治疗，如口服氨基水杨酸类药或糖皮质激素或免疫抑制剂以整体治疗，中药煎剂或锡类散等保留灌肠以局部治疗。中西医结合治疗本病取得良好的疗效，治愈率比单纯西药组提高了30%以上，复发率降低了40%以上。

治疗慢性痢疾，可采用相应的抗生素在夜间保留灌肠，直接作用于病变局部，以消除局部感染；由于久病致虚，脾肾受损，内服参苓白术散、真人养脏汤等方以温补脾肾，固肠收涩，通过整体治疗促使局部病变更快康复。复发性口腔溃疡虽然病变部位在口腔，其发病机理却与心、胃、肾等脏腑阴阳气血失常密切相关，若仅对口腔局部溃疡进行治疗，只是扬汤止沸，不能根治。以中医辨证论治整体调理，如清心泻火、清热和胃、温肾降火或寒热并治，以治其本；用西药华素片或复方氯己定地塞米松膜等贴于溃疡处，以保护创面和减轻疼痛，以治其标。这种方法，见效快捷，复发减少。

（九）内治外用互兼

外治法具有用药方便、起效迅速、作用准确和毒副作用少等优点。消化系统疾病虽然是以内科病为主，但外治法仍然是其重要的治疗手段。中西医都有丰富的内治、外治方法，中西医结合工作者已择其所长配合应用，创造出了许多新的治疗方法。如中西医结合治疗肠梗阻，在西医西药内治的基础上，用中药大黄、芒硝、葱头等调敷腹部，以增进肠道运动，促进排气排便。又如治疗阑尾脓肿，用大黄、芒硝、鲜白花蛇舌草、鲜穿心莲等药捣烂外敷右下腹部，能增进局部血液循环，加快炎症吸收。再如小儿腹泻，在西医控制感染和纠正脱水的基础上，用丁桂儿脐贴贴于脐部，能起到健脾温中、散寒止泻的良好效果。

食管距口腔最近，为外治法的应用提供了可能。以中药锡类散、云南白药、白及粉等实施外治法对食管炎、食管糜烂、食管溃疡、食管出血具有独特的疗效。多数食管炎与胃酸反流有关，应用西药质子泵抑制剂控制胃酸的反流，减少其对食管的损害，同时早晚空腹吞服锡类散药末，使其黏附在糜烂溃疡部位而产生直接治疗作用。锡类散具有清热解毒、祛腐化瘀、生肌护膜的作用，能加速食管糜烂和溃疡黏膜的修复。

（十）补偏救弊互制

中药大多数为天然植物药，不少药物具有扶助正气、保护脏器的作用，能克服西药的毒性反应，因此可以充分利用中医中药的这一优势来造福于人类。放疗、化疗过程中出现的毒性反应是一个世界性的难题，中医药配合化疗或放疗治疗消化系统肿瘤，有增效与减毒的双重作用，大量的临床和实验研究证实益气补血、健脾滋肾药如人参、黄芪、白术、灵芝、黄精、何首乌等，可减少抗癌化学药物对骨髓和内脏的伤害作用。何老师有一个验方，由黄芪、鸡血藤、虎杖三味药物组成，对化疗引起的白细胞减少有很好的治疗作用。

类固醇激素被广泛应用于肾病、免疫性疾病、胶原性疾病和血液病，也常用于溃疡性结肠炎、克罗恩病等消化道疾病，激素治疗作用迅速，效果明显，但必须长时间使用，副作用突出，在用激素的同时服用养阴滋肾清火的中药如知柏地黄丸等，可以减少副作用。不少抗生素对肝肾和脑神经有损害作用，六味地黄丸、甘草可以减轻链霉素、庆大霉素等对肾和第八对脑神经的毒性。反之，西药有时也能减轻中药的副作用，如有报道用紫参、糯稻根治疗急性肝炎有较好疗效，但患者服药后出现腹胀，经检验发现糯稻根为偏碱性，加服酸性药物维生素 C 后腹胀症状便消失了。

综上所述，何老师通过中西相参，达到优势互补，在治疗消化疾病中形成了独特的思路和方法，并取得明显的成效。随着社会的发展和时代的进步，中西医结合的优势会更加凸显。中医在发展，西医在更新，中西医结合消化病学也会在两者交汇中日新月异，所诞生的新思想、新理论、新方法将会对人类健康事业作出杰出的贡献。

第三节　诊疗模式

何老师勇于实践，大胆创新，严格遵循中医基本理论，勤求古训，又不食古不化，经过不断探索，总结提高，在传统整体观和辨证论治的基础上拓展病证结合的辨治内涵，建立了较为系统的、灵活独特、确切实用的脾胃病诊疗模式。

一、四辨一体

若要在临床当中取得满意的疗效，则须具备科学实用的临证思维，而临证思维具体表现在诊疗模式。何老师在整体观念、辨证论治、三因制宜、天人一体等传统中医学思维的指导下，结合自身临床经验，将辨病、辨证、辨体、辨时四者有机结合，建立起"辨病 - 辨证 - 辨体 - 辨时"四位一体的新诊疗模式。这种诊疗模式对疾病的把控更加精准，使临床疗效得以提高。

（一）辨病是论治的先导

《南阳活人书》中说："因名识病，因病识证，如暗得明，胸中晓然，反复疑虑，而处病不差矣。"可见病与证的关系十分密切。疾病是靶点，也是着力点。何老师在辨证的同时，十分重视辨病的重要性。临床上的辨病，既有辨中医之病，又有辨西医之病。在治疗疾病前，先对疾病进行西医辨病，这种辨病并不是机械性的"西化"，而是在"衷中参西、西为中用"的思维模式下，为传统中医辨证论治提供服务，从而提高辨证论治的疗效。辨病的意义主要可以归纳为以下五个方面。

1. 明确主导病机

疾病的病名是对疾病全过程的特点与规律的高度概括，每一个病均有一个主导病机，抓住了"病"，就抓住了疾病的核心。由于传统中医学在临证上更加注重对于"证"的鉴别，忽略了对疾病病名的规范与认识，许多病名与症名的重叠，导致病名与症名的混乱，从而无法判断其核心病机。西医学以辨病为核心，对疾病根本病机的分析较中医学更加明确。何老师临床常借鉴西医学中的病名，运用中医理论分析其主导病机治疗疾病。如何老师认为萎缩性胃炎的核心病机是血瘀阻络，血瘀是其病理的关键所在，其中肠上皮化生和异型增生就是微观瘀血，所以在治疗萎缩性胃炎时，即使患者没有明显的瘀血症状，亦将活血化瘀之法贯穿治疗的全过程。

2. 防范误诊漏诊

临床中许多不同种类的疾病，均可出现类似的症状，如便血、内外痔、肠息肉、溃疡性结肠炎、肠癌等均可出现。若单纯依靠望、闻、问、切等传统四诊辨证方式，诊断为"肠风"，选择单纯的"息风止血"治疗，则会延误患者最佳治疗时机，导致重大误诊。此时需借鉴现代技术胃肠镜检查，以明确诊断，找出病因。

对于情志等因素导致的功能性疾病，在临床中亦占有很大比例，但要确诊功能性疾病，仍然需依靠相关检查，排除器质性病变后方能确诊。此外，许多恶性疾病与慢性疾病具有隐匿性，疾病早期患者并没有明显的不适，极易漏诊。如胃癌早期，临床表现多不明显，难以从传统四诊确诊疾病。还有部分患者通过一系列的辨证治疗，外在症状已然消失，但其微观病理学仍提示疾病并未痊愈，针对这类"无症可辨"的患者，也需辨病后从微观病理病变治疗。

3. 明晰病机病情

每一种疾病，均有其特定的病理转化机制，认识疾病的发病机制，就能把握疾病全过程的基本矛盾，从而进行针对性治疗，另外，对预防并发症和防范复发具有重大意义。以消化性溃疡为例，急性期的溃疡充血水肿明显，有炎性细胞浸润及肉芽组织形成，此时可配伍蒲公英、黄芩等清热健胃；发展期的溃疡可侵蚀血管并发出血，此时可配伍白及、海螵蛸等护膜敛疮；愈合期的溃疡留有瘢痕，瘢痕收缩或与浆膜、周围组织粘连，可引起病变部位的畸形等，则可配伍丹参、当归、三七等活血化瘀。

4. 把握疾病预后

对于疾病预后的判断，一般有三点意义。首先可以大概推测疾病治疗的周期，给予患者充足的思想准备。如萎缩性胃炎的治疗周期多在 3 ～ 6 个月，而普通胃溃疡的治疗周期多在 1 ～ 2 个月。其次是对疾病后期可能出现的情况有一定的把握，消除患者对治疗过程中出现其他症状的恐惧。例如溃疡性结肠炎多反复发作，缠绵难愈，其间可能出现大出血、穿孔等急性症状，医患双方都应有认识和心理准备。最后是未病先防，对于疾病目前没有出现的病理改变，提前预防，提前干预，避免或延后疾病的恶化。如何老师在治疗慢性肝炎患者时，即便没有明显瘀血症状，也常适当选用丹参、鸡内金等活血化瘀、软坚散结之品，以调节肝脏微循环，预防肝硬化。

5. 辅助对病治疗

中医和西医都不是万能的，都有其擅长的治疗病种与治疗方法。何老师常告诫学生："解决患者的病痛是医生第一要务。作为中医我们既不能妄自菲薄，也不能带有色眼镜看待西医。我们要做的就是为患者选择最佳的治疗措施，一切从实际出发。"如对于早中期的恶性肿瘤患者，多建议其先采取手术治疗，然后再进行中医中药整体调治。

望、闻、问、切传统四诊是通过司外揣内的模式诊疗疾病，对于内在脏腑具体情况的诊察并不直观，而通过借助影像学技术及内窥镜技术，可以直接观察内在脏器变化，起到类似"扁鹊内视五脏六腑"的作用，是对中医四诊的延伸。通过生化检查和病理切片检查等"微观诊断"来辅助中医的诊疗也具有重要意义。如消化道内窥镜显示胃黏膜暗红、陈旧性出血、隆起、息肉等，考虑血瘀阻滞，配伍五灵脂、蒲黄、丹参、赤芍等活血化瘀；病理报告有肠上皮化生和异型增生，可加刺猬皮、鸡内金、菝葜、石见穿、半枝莲等化瘀散结药。

治疗一些慢性疾病时，则在辨证用药的基础之上，配伍专病专药以加强疗效。如高血压患者配伍钩藤、夏枯草、罗布麻叶等；高脂血症患者，配伍生山楂、决明子、荷叶等；糖尿病患者配伍鬼箭羽、天花粉、葛根等。何老师临床亦常借鉴微观辨证指导用药，如幽门螺杆菌感染患者，将幽门螺杆菌视为湿热之邪，可适当选用黄连、黄芩、蒲公英等清热解毒燥湿药进行治疗。

（二）辨证是论治的核心

辨证论治是中医学中极具特色的诊疗方法之一，也是中医诊疗的法宝之一。何老师常说："要想疗效好，辨证论治是个宝。"四诊是辨证的基础，由四诊所收集到的各种症状亦是辨证的主要依据。《素问•阴阳应象大论》言："善诊者，察色按脉，先别阴阳；审清浊，而知部分；视喘息，听音声，而知所苦；观权衡规矩，而知病所主；按尺寸，观浮沉滑涩，而知病所生。以治则无过，以诊则不失矣。"何老师认为四诊的收集必须齐全，不可偏废。尤其受现今因个别不规范医师及影视小说的影响，许多患者对于中医的印象仅停留在脉诊之中，认为只"把脉"就可诊疗疾病，每当遇到这类患者，何老师总耐心解释，树立其正确的中医治疗观念。临床一般将辨证过程划分为探求病因、落实病位、分辨病性、判断病情、审度病势、阐释病机及确定证名七个步骤。

1. 探求病因

治疗求因，是通过询问病史和分析病情资料来探求发病的原因。中医具有独特的求因方法，一是"问诊求因"，通过询问发病的经过及相关情况，以推断发病原因。如暴饮暴食后发生腹痛腹泻，此为伤食致病；大怒大悲后发生胃痛呕吐，此为情志致病。二是"取类比象"，把疾病的症状和体征与自然界的事物现象进行联系比较，并加以概括，以此来推测发病原因。如大便干结、口干唇燥、舌红苔黄燥少津，类似自然之燥，此为阴虚肠燥致病。三是"审症求因"，即通过分析其症状和体征来推求病因，如胃痛如刺、痛处固定、舌有紫斑，此为血瘀致病。探求病因是临床辨证的第一步。

2. 落实病位

病位分为大体部位和具体部位。大体部位分表里、内外、上中下等，如寒湿束表、阳虚内寒、中气下陷等均以大体部位来定位。因其大体位置的不同，治疗各有侧重，如上焦之病，用药宜轻灵；中焦之病，用药宜中衡；下焦之病，用药宜重沉。具体部位则可细分为脏腑、经络、形体、官窍等，如肝气郁结、胃虚亏虚、阳明腑实、痰阻经络等，均是具体部位。由于经络、官窍等有其特殊的生理，需采用不同的治法，如治疗胃肠疾病，以通以降为要；治疗官窍疾病，以清轻利窍为要；治疗经络病症时，以通经疏络为要。

3. 分辨病性

病性是病证的本质。分辨病性主要是区分寒热病性与虚实病性。其中，寒热是辨别疾病性质的纲领，通过外在的寒热表现，来反映机体内部阴阳的盛衰。而虚实反映的是人体正气的强弱与邪气的盛衰，正虚有阴、阳、气、血、精、津液之别，邪实有六淫、痰、瘀、石、虫、食、毒之分。而当部分疾病发展到阴阳格拒的严重阶段时，常出现一些与疾病本质相反的证候，此时更应谨慎，注意寒热虚实真假的鉴别。只有在辨证中明辨寒热、虚实，在论治过程中才能得心应手，避免犯虚虚实实之戒。

4. 判断病情

急则治其标，缓则治其本，是中医学极为特色的治疗原则之一。而运用这一原则，则需辨别病情的轻重、缓急、标本、先后、主次。临床中常见的辨别病情分为辨病之缓急与辨症之缓急两种。辨病之缓急，包括辨神与辨胃气。《素问·移精变气论》说："得神者昌，失神者亡。"得神与失神最与疾病相关，得神之患者，神志清楚，言语清晰，目光明亮，其脏腑功能不衰，正气未伤，预后良好；而失神之患者，多见精神萎靡，意识模糊，目暗睛迷，瞳神呆滞，人体精气大伤，脏腑功能严重受损，预后不良。《临证指南医案》指出："有胃气则生，无胃气则死，此百病之大纲也。故诸病若能食者，势虽重而尚可挽救；不能食者，势虽轻而必致延剧。"有胃气之患者，其脉多从容和缓；无胃气之患者，因真脏之气外泄而见的真脏脉，其脉多以坚搏。临床上，往往以胃气之有无作为判断预后吉凶的重要依据，即有胃气则生，无胃气则死。所以在治疗无神与无胃气患者时，应着重补益，否则仅凭外表假象，而过用攻邪之品，极易导致不可挽回的后果。辨症之缓急，主要在于患者出现某些危及生命状况的症状时，如大出血患者，均应止血治标为先，后治出血之因。或者疾病过程中出现某些急重症，如频繁呕吐、大小便不通等，均先治其危急，后图其本。

5. 审度病势

病势是病变发展演变的趋势。在病位上存在表里、脏腑、经络之间的传变，在病性上存在寒热、虚实之间的转变，如伤寒当中的循经传、越经传、合病及并病等。判断病势对疾病治疗的意义主要有以下两点。其一，因势利导指导疾病治疗。《素问·阴阳应象大论》提出："因其轻而扬之，因其重而减之，因其衰而彰之……其高者，因而越之；其下者，引而竭之；中满者，泻之于内。"

如心火亢盛证，心火下移小肠，出现小便短赤，灼热涩痛时，除单纯使用清心泻火药外，还可适当配伍清热利湿药，使心火由小便而出。其二，阻断传变，防止疾病发展。《素问·玉机真脏论》说："五脏相通，移皆有次，五脏有病，则各传其所胜。"如治疗肝病的同时，常配健运脾胃药，使脾气旺盛而不受邪，以防肝病传脾。临证如能准确审度病势，则可以把握大势，及早干预，未病先防，已病防变。

6.阐释病机

病机是将病症的病因、病位、病性、病情、病势进行整合，运用中医学理论系统分析，做出全面而统一的机制解释，所以，明确病机就明确了证。虽然普遍认为，每一个疾病均有一个贯穿始终的主导病机，但每一位患者的诊疗时期不同，疾病所处的阶段不同，所表现症状亦不相同。如胃热炽盛证，多因过食辛辣、温燥之品所致；热邪内侵胃腑，胃气壅滞不畅，则胃脘灼痛而拒按；胃火炽盛，受纳、腐熟太过，则消谷善饥；胃火蒸腾胃中浊气上冲，则口气臭秽；火热灼伤脉络，迫血妄行，则生齿衄；热邪伤津，则口渴喜饮，小便短黄，大便秘结。只有精准把握患者现阶段的主要病机，才能最大限度地解决患者疾苦。

7.确定证名

证名是对病因、病位、病性、病机的高度概括，如大肠湿热证，病因为湿热，病位在大肠，病性以热以实为主，病机是湿热内蕴大肠，气血失和，传导失司。又如胃阴虚证，病因为阴虚，病位在胃，病性以虚以热为主，病机为胃阴亏虚，胃失濡润，虚热内灼。由于患者体质不同，病程变化不同，治疗过程不同，疾病中所表现的证候可发生不断变化，病情的变化可使单纯的证变成复杂的夹杂证，所以，辨证并非一成不变，而是一个动态的过程。一旦证候发生了变化，其证名诊断也应随之变化，使之能更为确切地表达疾病当前所处的状态。

（三）辨体是论治的基调

体质是人体在先天禀赋和后天获得的基础上所形成的形态结构、生理功能和心理状态方面综合的、相对稳定的固有特征。不同的体质，由于正气强弱、阴阳偏衰的差异性，因而对某些致病因素有易感性，或对某些疾病有易罹性、倾向性，从而形成某些（类）疾病发生的基础，如"肥人多中风""瘦人易痨嗽"。脾胃病的发生与体质密切相关，如十二指肠溃疡多发生于气虚质和阳虚质之人，肠易激综合征易发生于气郁质之人，胃肠肿瘤易发生于血瘀质之人。体质又影响着疾病病机的变化，如同为脾胃湿证，阳盛之体易从阳化热成为湿热之证，阴盛之体易从阴化寒成为寒湿之证。体质状态也是预测疾病预后和"治未病"的重要依据，如血瘀质慢性胃炎患者若伴有中重度肠上皮化生或异型增生，就要高度警惕恶变的发生。体质是疾病发生、发展、变化和转归的重要内在因素，是证候形成的生理病理基础，也是论治时组方遣药的根据。何老师提出"辨体是论治的基调"，在临证时非常重视体质的辨识，把辨体作为辨证论的重要内容。

辨体，就是通过对患者体质类型的辨析，探明其体质在所患疾病中的影响和作用，从而为疾病的治疗、康复和预防复发提供依据。国医大师王琦教授全面系统地阐发了中医体质学说，倡导"辨体-辨病-辨证"诊疗模式。何老师师承王琦教授，在学习中加以创新发扬，并首创"胃质学说"，建立"辨病-辨证-辨体-辨时"四辨一体脾胃病诊疗模式。

1. 判定体质类型

《难经》有"望而知之谓之神"之言。患者走进诊室就开始进入医生的观察视野，从患者的胖瘦强弱、面容气色、言行举止中，就能大致对患者的体质有初步的印象，再经过问诊了解其平时的生活习惯和发病情况，结合舌诊、脉诊等综合分析，就能基本确认患者的体质类型，所以，辨证的过程也是辨体的过程。常见的体质类型有平和质、气虚质、阳虚质、阴虚质、痰湿质、湿热质、血瘀质、气郁质、特禀质九种，但临床上以各类型相兼体质多见。

2. 分析体质影响

体质确认后，把体质与诊断的疾病和确定的证候联系起来，探求它们之间是否存在着相关性。体质与某些脾胃病的发病倾向密切相关，如十二指肠溃疡患者多为阳虚或气虚体质，功能性消化不良、肠易激综合征与气郁体质关系密切，胆囊炎、结肠炎等与湿热体质相关。体质是形成"证"的重要生理病理基础，所以，体质常决定临床证候的类型。以胃脘痛为例：气郁质者易发生肝胃不和证，阳虚质者易发生脾胃虚寒证，阴虚质者易发生胃阴不足证，血瘀质者易发生血瘀阻络证。体质也常常影响着证候的发展与转归，如胃气虚质进一步发展可演变为中气下陷证，胃血瘀质可发展成胃络瘀阻证。此外，过敏性疾病（如过敏性胃肠炎）常见于特禀体质。

3. 兼顾体质因素

因为体质是病证的重要生理病理基础，所以，体质也成为论治时组方用药的重要根据。不论何种病证，凡气郁质者应注意疏肝理气，湿热质者兼以清热化湿，气虚质者辅以健脾益气，血瘀质者施以活血化瘀。何老师曾治疗一位慢性乙型肝炎大学生患者，经省级医院西药抗病毒治疗1年，肝功能不能恢复，HBV-DNA 持续阳性，食少、神疲、失眠、消瘦。家长万分焦急。通过临床观察和了解病史，得知患者平素性格内向，情绪抑郁，患病后因病致郁，唉声叹气，精神萎靡。辨体为气郁型体质，辨证为肝郁湿阻，以柴胡疏肝汤为主兼以健脾安神治疗。1周后精神明显好转，食增寐安，3周后复查肝功能恢复正常，HBV-DNA 转为阴性。全家喜出望外。此外，由于体质差异，患者对药物的耐受性和反应性不一，因而用药的剂量和毒副反应也存在差异。以大黄为例，有人用3～5g 就能通便，而有人用量超过15g 却不能显效。

4. 调养体质防复

脾胃病最易复发，预防复发是论治的重要内容。体质是发病的内在基础，也是疾病复发的重要因素。如阳虚质者，十二指肠溃疡易反复发作；湿热质者，慢性肠炎易缠绵反复；血瘀质者，胃肠息肉易反复发生。所以，指导患者体质调治，对巩固疗效和预防疾病复发极为重要。临床可指导患者通过饮食调养、运动调养、起居调养、精神调养、药物调养等手段来改善体质，如能持之以恒，就会达到防止复发的理想效果。

（四）辨时是论治的辅佐

人类生活在自然界中，其生理病理易受自然环境中四季气候、昼夜晨昏的影响。《灵枢·岁露论》曰："人与天地相参也，与日月相应也。"所以，中医在诊疗过程中应注重因时制宜。《素问·四气调神大论》说："夫四时阴阳者，万物之根本也。"故而在年、月、日、时的节律变化中，又以春夏秋冬四时季节变化最为明显。何老师对李东垣发挥《内经》中时间医学观点极为推崇。

1. 明辨气候时令

春夏秋冬四时气候有不同特点，容易发生季节性疾病，如《素问·金匮要言论》所说："春善病鼽衄，仲夏善病胸胁，长夏善病洞泄寒中，秋善病风疟，冬善病痹厥。"也容易引起相应部位的疾病，如《灵枢·四时气》

所说："四时之气，各不同形，百病之起，皆有所生。"消化系统疾病同样与四时季节变化密切相关，如春天肝病和胃痛最易复发，炎夏暑湿最易阻滞胃肠，夏末秋初易患湿热腹泻，冬季虚寒性胃肠疾病常常病情加重。据研究表明幽门螺杆菌的感染率有明显的季节性分布特征，以 7～8 月为高峰，正值长夏时节，脾胃与长夏之气相通应，这也可能是长夏为脾胃病好发季节的原因之一。辨时论治，要求临证诊治疾病时必须充分考虑气候因素的影响。何老师曾于某年 4 月中旬治疗一位丁姓患者，其因 9 天前下乡检查工作时气温骤降，淋雨受凉，继而发热达到 39℃，住干部病房治疗，予抗生素和退热药后，虽体温下降，但仍低热不尽，周身酸痛，行各项检查无明显异常。其又请中医治疗，曾用荆防败毒饮等效果不显，低热已 8 天不退。何老师会诊时所见无汗，肢体困乏，关节酸楚，头重，背脊冷，脘腹胀闷，口淡黏，不思饮食，大便溏薄，黏滞不畅，每天 2～3 次。面色晦黄，舌质淡，苔白厚腻，脉濡稍缓。此时正值春季，风气当令，故春季多风病，此为常；然天气突变，阴雨绵绵，寒盛湿重，此为变。患者下乡遇气温骤降，淋雨受凉，正气不足，寒邪、湿邪乘虚而入，寒束肌表，湿困脾胃，此属寒湿为患。治疗当散寒解表，芳香化湿，宣畅气机，以藿朴夏苓汤、三仁汤化裁治疗。处方：藿香 15g，厚朴 12g，法半夏 10g，茯苓 15g，杏仁 10g，白豆蔻 5g，薏苡仁 15g，通草 5g，淡豆豉 10g，神曲 12g，3 剂。服药 1 剂后，患者微微汗出，自觉身体困重减轻，脘腹胀有减；2 剂后体温降至 37.3℃，纳食增加，精神好转；3 剂后体温降至 36.7℃，全身困重已除，进食明显增加，痊愈出院。此案说明辨时论治既要因时制宜，又要知常达变。

此外，疾病的发生与传统节日的饮食也密切相关。如我国元宵节有吃元宵、端午节吃粽子、中秋节吃月饼的风俗，若进食过多，极易发生伤食，这些节日是胃肠疾病高发时段。

2. 灵活运用时药

《素问·八正神明论》提出"以时调之"的治疗原则。《脾胃论·用药宜禁论》中说："察其时，辨其经，审其病，而后用药，四者不失其宜，则善矣。"何老师临床常根据四季不同的气候特点，在组方用药时充分考虑气候因素对疾病的影响，选用一些时药来协调人与气候之间的关系。脾胃病的发生发展与气候变化关系密切，所以他效法李东垣十分重视时药的应用，如春天阴雨之季，常选用佩兰、藿香、苍术、砂仁、白豆蔻等芳香化湿药以醒脾助运；夏日炎热之季，常选用荷叶、黄连、莲子心、竹叶等清热祛暑药以清泄胃热；秋天温燥之季，常选用桑叶、杏仁、芦根、天花粉、百合等生津滋润药以润中清燥；冬日寒冷之季，常选用桂枝、干姜、蜀椒等辛温祛寒药以温中散寒。

《素问·六元正纪大论》还提出："用寒远寒，用凉远凉，用温远温，用热远热。"除选用适宜的时药外，尚需注意四时用药的禁忌，如春夏慎用麻黄、桂枝等大辛大热药，秋冬慎用石膏、龙胆草等大苦大寒药。

总之，"四辨一体"是指在疾病、证候、体质、时令四者之间内在联系的前提下，以辨证论治为核心，进行综合临床运用的一种诊疗思想。它更加强调在临证时一定要将辨病、辨证、辨体、辨时四者结合起来，对全面认识疾病本质、指导临床诊治有重要作用。传统中医的辨证模式具有治疗的多样性和灵活性，但由于历史条件的限制，辨证只能直观地对疾病进行观察、分析和判断，对疾病的病因、病位、病理认识不够细致，难以精确把握疾病，而西医辨病正好能弥补中医辨证的不足。辨病与辨证相结合有助于中医加深对疾病的理解、认识，有助于中医对疾病转归、预后、疗效标准的判断。宏观整体性与微观针对性两者相互结合认识疾病，取长补短。体质因素影响着不同证候病机的形成，疾病、证候的产生无不系于体质，病证是标，体质为本。辨证主要针对证候，而辨体是辨认疾病和证候生长的土壤，辨证与辨体相结合，既能针对疾病现阶段的主要病理矛盾，又能充分考虑证候生成的体质因素，从而实行"因人制宜"的个体化防治。人与自然密切相关，在治疗过程中也应考虑气候变化，在"因时制宜"的治疗原则下"因时用药"，使治疗更加精准。

二、疑难病诊治思路

难治性脾胃病具有病因复杂、病程漫长、症状繁多、反复发作、顽固难愈等特点。中医药学蕴藏着丰富的脾胃病理论和治疗经验，治疗难治性脾胃病具有明显的优势。何老师常对我们说，中医哲学思维是解开疑难病治疗的金钥匙，如整体调治、天人相应、治病求本、以平为期、一曰治神、胃气为本、以通为用、因势利导、三因制宜、知常达变等治疗思想是临床辨证论治的引路明灯。我们在随师临床学习中，常常看到何老师运用中医理论和方法攻坚克难，为许多患脾胃痼疾的患者解除了苦难。把何老师辨治难治性脾胃病的临证思路归纳为抓主病、抓主证、抓主症、抓主因、抓主机、抓主脉、抓主体、抓主气。

（一）抓主病，驾驭病机

难治性脾胃病迁延日久，时常是几种胃肠道疾病或多系统疾病夹杂在一起，如胃病时常与食管病、肠病、肝病、胆或其他脏器病同时发生，久病又多兼心理障碍，致使治疗困难，屡治不愈。但多种疾病中必有一个主病，成为当前病机中的主要矛盾。病是有特定病因、发病形式、病机、发展规律和转归的一种完整的病理过程，因此，每一种病都有一个基本病机，如胃食管反流病是肝胆失疏、胃浊上逆；萎缩性胃炎是脾胃虚弱，湿热蕴中，胃络瘀阻；功能性消化不良是胃肠气滞，升降失调；溃疡性结肠炎是湿热蕴肠、气滞络瘀、脾失健运。在多病夹杂中辨明了主病，就抓住了导致病证发展变化的主导病机，以主病为重点，兼顾其他病症来展开论治，往往能取得事半功倍的效果。

有一位贺姓六旬男性患者，被北京某大学附属医院诊断为"中 - 重度萎缩性胃炎、Barrett 食管、中度结肠型肠上皮化生、低级别瘤变"，西医专家建议中医治疗。诊时胃脘灼热，疼痛如锥，日夜不休，兼见嘈杂、纳呆、胀闷、神疲、便干等；面色灰暗，舌质暗紫，两侧有 3 块黄豆大小的瘀斑，舌下络脉青紫曲张，苔薄黄少津，脉弦带滑。辨证为湿热蕴中，瘀热互结，气阴亏虚。治拟健脾养胃、清化湿热、逐瘀抗化，以经验方双蒲散加减治疗。14 天后，胃脘灼热、疼痛、嘈杂明显好转，纳增、便溏；经上方加减变化治疗 3 个月后，除胃脘时有灼热外，其余症状均消除，精力旺盛，面色变红润，舌色已转红活，左侧紫斑已消失，左侧紫斑缩小。在南昌某医院复查胃镜及病理检查，诊断为"轻 - 中度萎缩性胃炎、Barrett 食管、轻度肠上皮化生、未见低级别瘤变"。仍以健脾益气、清热逐瘀抗化之法治疗 5 个月，胃部无不适，体重增加 11kg。再次在南昌某医院行胃镜及病理检查，诊断为"中度慢性浅表性胃炎，轻度肠上皮化生，Barrett 食管"。2 年后再复检，病未反复。本例患者为中 - 重度萎缩性胃炎，结肠型肠上皮化生，低级别瘤变，是典型的癌前病变，经过中医近 9 个月治疗，终于基本痊愈，化险为夷。胃镜和病理学诊断，为中医治疗明确了方向与目标，也为治疗效果的评判提供了微观、客观的依据。何老师对本案治疗突出了"抓主病"：①脾胃虚弱、湿热蕴中、瘀血阻滞是贯穿慢性萎缩性胃炎始终的基本病机，抓住了主病，就掌握了疾病的整体演变过程，以逆转癌前病变为治疗主线，目标明确，重点突出；②针对肠化、低级别瘤变等癌前病变有的放矢治疗，自始至终选用刺猬皮、炮山甲、鸡内金、白花蛇舌草、石见穿等对肠化具有良好作用的药物；③以病理结果为疗效评判依据，临床症状消失后仍坚持治疗半年，故治疗较彻底，疗效较巩固。

（二）抓主证，掌控重心

辨证论治是中医认识疾病和治疗疾病最基本的原则，精确的辨证必然会带来良好的论治效果。证有单一之证，如肝气犯胃证、脾胃虚寒证、大肠湿热证等，辨治比较容易。证也有兼夹、复合之证，如内外上下寒热虚实夹杂证，辨治就困难些。难治性脾胃病，往往是气滞、血瘀、湿阻、热蕴、寒凝、食积以及气血阴阳亏虚夹杂在一起，证候难以辨认，论治难以入手，致使难治难愈。但是在错综复杂的证候中必定有一个主证，抓主证就是分辨主次，去伪存真，找出在疾病中处于主要地位的主证，再以主证为重心进行论治，则可突出重点，对准难点，化难为易，攻克顽疾。

何老师曾治一位李姓 50 岁男子。数家三甲医院诊断为"慢性胃炎伴糜烂出血""胆汁反流""十二指肠炎""胃息肉""胆囊息肉""慢性结肠炎""慢性喉炎""前列腺炎"等，半年前在广州某医院行胆囊息肉和胃息肉摘除术。术后胃脘胀闷，稍饥则嘈杂，稍食则胀痛，胸骨后及上腹灼热，嗳气频繁，时反酸水；口臭、口干，清晨口甜，傍晚口苦。纳呆食少；大便时干时溏，黏滞不畅，时夹黄白黏液，一日 2～4 次；尿频涩痛，排尿不畅；面色萎黄，消瘦，寐差多梦，神疲乏力，形寒肢冷；耳鸣，胸闷，焦虑。因病痛难以坚持工作，曾到北京、上海、广州多家医院经中西医治疗，症状未能缓解。诊时见形体消瘦，面色萎黄，神疲，忧愁，舌质暗红，苔黄根部厚腻，舌下络脉曲张；脉细弦，右关略滑，两尺稍涩。证为湿热蕴中，肝胆失疏，脾失运化，胃浊上扰，气阴两虚，血脉瘀阻，为湿热、气滞、血瘀、气阴亏虚错杂，但主证为"肝胆脾胃不和"，以小柴胡汤加味调和肝胆脾胃，复中焦升降之机。治疗 1 个月后，病情大有好转。胃脘灼热消除，纳食增进，胸胁闷痛缓解，口臭、口干、口苦、口甜均明显好转，睡眠见安，焦虑见轻，精神转佳，舌质淡红，舌苔见薄。已初见成效，改用半夏泻心汤、参苓白术散等方加减，以寒热并治、健脾益胃、理气活血、平衡中焦。3 个月后诸症基本消失，胃纳旺盛，睡眠安定，精力充沛，体重增加 4.5kg，完全恢复工作。患者数种疾病缠身，症状繁杂，综合分析病机大致为湿热蕴中，升降失司，肝胆失疏，横犯脾胃，胃浊上扰，脾失运化，气阴两虚，心神不宁，血脉瘀阻，久病及肾，肾气不足。病位涉及脾、胃、肝、胆、大肠、心、肾等多个脏腑，湿热、气滞、血瘀、浊扰与气血阴阳虚亏等交织在一起，虚实相兼，寒热夹杂，气血同病，上下紊乱，心身不和。患者因病致郁，久治不愈。先抓住当前主病机"肝胆疏泄失调，脾胃升降失司"，以小柴胡汤加味调和肝胆脾胃，复中焦升降之机。经过 1 个月治疗后肝胆、脾胃气机升降之枢基本恢复协调平衡，主要症状得到有效控制，再用半夏泻心汤、参苓白术散等平衡中焦、健脾益气，其他症状也逐渐消除，1 年痼疾得以解除。

（三）抓主症，执简驭繁

主症是存在于证候始终并决定疾病本质的症状和体征，是辨证的主要依据。每一种病证都有它特异性的主症，可以是一个症状和体征，也可能由若干个症状和体征组成，如嗳气、呃逆是胃气上逆证的主症，脓血便是大肠湿热证的主症，舌光无苔是胃阴亏衰的主症。抓主症就是依据疾病的主要症状而确定诊断并处以方药的辨证论治方法。难治性脾胃病患者常诉说从头到足、从外到内的十几个甚至几十个繁多症状。抓主症就是要在这繁杂的症状中抓住 1 ～ 3 个最关键的主要症状，从而对疾病的证候做出准确的判断，执简驭繁，有的放矢，随症治之。

何老师曾治一位黄姓 53 岁女性患者，担任贸易公司总经理 30 年，因应酬频繁饮酒，时常醉酒。1 年来，右胁刺痛，胃脘胀满，且日益加重。胃镜检查示非萎缩性胃炎伴糜烂，彩超揭示早期肝硬化，肝功能检查异常。诊时见胁痛脘胀，食后胀甚，纳差；大便溏薄黏滞，一日 1 ～ 2 次；口苦黏腻，夜寐不安，神疲乏力，颧部赤暗，络脉显露，口唇紫暗，手掌大小鱼际赤痕明显；舌质紫暗，舌苔黄厚腻，脉弦，右关滑，左关尺稍涩。抓住患者唇舌紫暗、苔黄厚腻 2 个主症，确定证候为脾胃湿热，肝络瘀阻。治疗宜清化湿热，健脾助运，理气活血，用连朴饮加味治疗。并嘱戒酒，适度运动。服药 14 剂后胃胀减轻，纳食增加，大便好转。黄腻苔明显变薄。仍以上方加减治疗 2 个月后，症状基本消除，颧红络露明显减轻，口唇转红润，鱼际赤痕明显消退；舌质淡红，黄腻苔已净。化验肝功能正常，肝纤维化指标完全正常。改服中药颗粒剂 2 月以巩固疗效。患者嗜酒成性，脾伤生湿，湿蕴化热，形成湿热体质。湿热蕴阻肝脉，致肝络瘀阻日久，而发展为肝硬化。患者临床症状虽多，但唇舌紫暗，舌苔黄厚腻是其最明显的特征，为其主症。由此推断湿热体质为本，肝脉瘀滞为标，故治疗始终以清化湿热为主法，佐以活血化瘀，软坚化结，从而取得快速及稳定的治疗效果，症状迅速消除，实验室指标恢复。

（四）抓主机，去伪存真

主机即病证的主导病机。病机是疾病发生和发展变化的机理，涵盖了病因、病位、病性、邪正关系、体质和机体反应性等。病机是辨析病证的基础和论治的前提，常说的"治病求本"就是"审察病机""谨守病机"，然后审机论治。难治性脾胃病病机多错综复杂，寒热虚实真假混淆，幽而难明，惑而难辨。何老师诊治疑难病时特别强调要细察病源，四诊合参，善于从复杂的病机变化中，明察秋毫，去伪存真，找出制约病证的主导病机，有的放矢，或正治或反治，出奇制胜。

何老师曾治愈一位食管癌术后发热半年的女性患者。"食管癌"术后经5次化疗，身体日益消瘦虚弱，7个月前开始低热，经当地医院和原手术医院中西医治疗低热仍持续不退。诊时身有低热（38.2℃），两颧时有烘热，手心发热，心烦，口干，胸骨后梗塞不利，时反酸，纳少，消瘦。初看似"阴虚发热"之证，查阅前医病历曾用滋阴清热之剂无效。再详询病症，虽身热却喜衣被，颧热但面色萎黄，手心热触之却欠温，口干但喜热饮；胃中寒冷喜温喜按；大便溏薄。仔细观舌切脉，舌质胖嫩，舌边齿痕明显，苔薄白；脉浮取乇滑，稍按则无力。四诊合参，确定为"脾气虚衰，虚阳外越"之阴火证。治拟健脾益气，热因热用，以补中益气汤化裁甘温除热。服药1周后，身热渐减；2周后发热消退，颧热及五心烦热均除，精神好转，纳食增加，反酸已少。仍守方加减治疗1月后，症状基本消失，身体逐渐康复，体重增加。仍间歇性服用扶正抗癌药，以防肿瘤复发。患者因手术及化疗后出现低热，其两颧烘热、手心发热、心烦、口干等，看似"阴虚发热"之证，实则"脾气虚衰，虚阳外越"之"阴火证"，采用甘温除热的反治法，7日热减，2周热息，正是谨守病机，药到病除。

（五）抓主因，审因施治

主因，即疾病发生的主要致病因素。脾胃病的常见致病因素有饮食、劳倦、七情、六淫、寄生虫及痰饮、瘀血等，其可以单独致病，也可兼夹致病。难治性胃肠疾病如胃食管反流病、慢性萎缩性胃炎、功能性消化不良、溃疡性结肠炎、肠易激综合征及慢性便秘等大多数没有特异性的致病因素，而是多种致病因素共同作用的结果。但是在诸多的致病因素中必然会有起主要作用的病因，即主因。抓主因就是通过对四诊所收集的信息加以细致分析和探求，找出其主因，审因论治。

有一位章姓45岁女性患者，便秘4个月，当地医生用西药和通腑导滞、润肠通便等中药治疗均不效。诊时排便艰难，3～4日一行，大便量少黏滞，排出艰难，解之不尽，矢气频频，肛紧不舒；伴脘腹胀满，稍食则饱，头晕胸闷，喉如梗物；神疲乏力，心烦不安，情绪抑郁，寐差多梦；舌淡暗，舌下青筋显露色紫，苔黄腻，脉细弦，两尺按之略涩。追问病史，患者平素性格内向，发病前因与同事意见分歧而大吵，继而情绪不遂，大便秘结。辨证为气秘，兼热郁、湿郁、血郁、痰郁、食郁，以越鞠丸加味治疗。服药 10 剂后排便明显通畅，基本成形，1 日 1 次。腹胀减轻，矢气见少，纳食增加，咽喉已舒，情绪好转，舌苔转薄黄。守方加太子参 20g，厚朴 12g，再服 14 剂。半月后来电告之大便完全正常，诸症基本消失。

大肠为传导之腑，气机调和是大肠正常传导的生理基础。患者便秘 4 个月，屡治不效，究其病源，仍因于情志所伤，肝气郁结，肝脾气机郁滞，致气、血、痰、火、食、湿等阻滞成郁，气郁则腹胀便滞，血郁则舌暗脉涩，湿郁则便溏苔腻，热郁则心烦苔黄，痰郁则喉如梗物。主因为情伤成郁，以越鞠丸行气解郁，佐以导滞通便。审因论治，效果立竿见影。

（六）抓主脉，舍症从脉

切脉是中医诊断最具特色的方法。抓主脉就是在疾病错综复杂、症假脉真时以脉象为辨证的主要依据，从脉论治。脾胃病在一般的情况下，脉和证是一致的，即脉证相符，但在一些疑难病和危重病中，可出现脉证不相应，甚至会出现脉证相反的情况。如中气下陷的阴火证，常常看到脉浮洪大，阳明腑实的燥屎证，有时脉反为迟细。因此临证时须明辨脉证的真假以决定取舍，如出现症假脉真时，可凭脉象作为辨证与论治的主要依据。

何老师曾"舍症从脉"论治一位不完全性肠梗阻的危重患者，取效快捷。患者 5 个月前行胆囊腹腔镜取石术，术后大便失调，时干结时水泻。10 天前开始大便闭结不通，腹痛腹胀，食入则吐，在县医院经西医治疗不效转省中医院住院，经 X 线及 B 超检查诊断为"不完全性肠梗阻"，曾用承气汤、五磨汤等方治疗大便仍不解。患者带输液瓶就诊，诊见痛苦面容，腹痛阵作，脘腹胀满，肠鸣，右下腹触及拳头大小包块，质硬，压痛明显，一派阳明腑实之象。但切脉却见两脉细弱，关部尤虚。结合望诊所见面色苍黄，形体消瘦，精神萎靡，舌胖大色淡，齿痕明显，苔薄黄，辨证为"脾气虚衰，腑气闭阻"，治宜塞因塞用，益气导滞，以黄芪汤加味治疗。服药 4 剂后，大便仍未解，但矢气增多，腹痛腹胀减轻，精神好转，腹变软，右下腹包块见小，舌脉如前。守方加大腹皮 12g，莱菔子 12g，服药第 3 天清晨解出大量软便，右下腹包块随之消失，腹痛腹胀已止，能进食稀饭，精神明显好转，患者要求出院。标病已解，缓则治其本，以黄芪汤扩充健脾益气，行气活血，以防复发。1 个月后回访，患者已康复。患者胆囊术后 5 个月出现不完全性肠梗阻，表现为大便闭结、腹痛腹胀、呕吐、右下腹包块，为阳明腑实之象，曾用承气、五磨等泻下通腑之剂不效。细心候脉，非滑数或沉实之象，而是细弱之脉，结合舌象和全身虚弱之候，仍为因虚致实，本虚标实，因脾胃气弱，推动无力，肠失传导，大便壅滞。故舍症从脉，塞因塞用，以大剂量黄芪、白术为君，补益中气以助运，肠运则便行，便行则塞解。

（七）抓主体，辨体论治

抓主体，就是抓住患者主要的体质特征进行辨体论治，改变疾病发生发展的土壤。消化病的发生与体质密切相关，如球部溃疡多发生于气虚质和阳虚质之人，肠易激综合征、功能性消化不良易发生于气郁质之人，胃肠肿瘤易发生于血瘀质之人。体质又影响着疾病病机的变化，如瘀血质慢性胃炎患者常伴有中重度肠上皮化生或异型增生。何老师十分重视辨病辨证辨体相结合，把辨体论治作为治疗难治性脾胃病的新路径。

有一位廖姓64岁女性患者，近4年来，经多家省级医院陆续发现有"结肠多发性息肉""胃息肉""疣状胃炎（中度肠上皮化生）""脑垂体瘤""甲状腺囊肿""子宫颈息肉"等。每年CT检查脑垂体瘤有不断增大趋势，结肠息肉年年摘除又年年有多个新的息肉生长。胃体黏膜痘疹样隆起日益增多，达数十枚，中西药治疗均无效。患者性格内向，忧虑多愁。诊时形体消瘦，面色苍黄，胃脘胀闷，左胁刺痛，胸闷，嗳气频繁，肠鸣，腹部时聚包块，喜叹气，大便时溏，纳少，夜寐不宁。舌质暗红，苔薄黄，脉细稍弦。辨体为"气郁质兼血瘀质"，辨证为"气滞血瘀证"。治宜疏肝理气，活血化瘀，佐以益气养血，血府逐瘀汤主之；并向患者解释病况，解除患者沉重的心理负担。服药21剂后胁痛胃胀缓解，纳增，情绪转佳，舌暗见好，但时有烧心、寐差。守前方随症状变化而加减治疗4.5个月，症状逐渐减轻。回原医院复查脑CT及肠镜，脑垂体瘤未见增大，结肠未见有息肉生长。再在原方基础上加减变化治疗4个月，症状基本消失，体重增加3.5kg。复查胃镜，结果为"非萎缩性胃炎，胃体疣状隆起消失"。病理切片诊断为"浅表性胃炎，轻度肠上皮化生"。病已基本痊愈，为了防止复发，嘱再服逍遥丸、三七粉2个月以巩固疗效。患者平素性格内向，情绪忧郁，以致肝气郁结。气郁则血滞，日久血行不畅，形成了"气郁血瘀体质"。患者全身多处有瘀血阻滞，而发生"结肠多发性息肉""疣状胃炎""肠上皮化生""脑垂体瘤""甲状腺囊肿""子宫颈息肉"等瘀血病症。气郁血瘀体质成为全身多处增生性病变的病理土壤，所以治疗的全过程，始终紧紧抓住气郁血瘀这一偏颇体质，在疏肝解郁的基础上或活血散瘀，或破血逐瘀，或软坚化癥，经过 10 个月的治疗，终于获得气行瘀除的良好效果。

（八）抓主气，审时用药

主气，为一年四时主司的自然界气候，如春主气为风、夏主气为暑、长夏主气为湿、秋主气为燥、冬主气为寒。《脾胃论》说："人身亦有四时。"一年四季的气候，有温热凉寒的变化，人体的脏腑阴阳气血与之相通应，亦发生着相应的变化。抓主气，就是在治疗脾胃病时要关注四时气候，在组方用药时要充分考虑季节气候对疾病的影响，选用一些时药，协调人体与外界环境的关系。

有一位 2 个月零 25 天的男婴，出生时身体如常，20 天前开始大便溏泄，经县医院治疗不效，便如水状，而转省级儿童医院住院，经抗炎、止泻、补液等多种方法治疗腹泻仍不止，1 日 10 余次，进食或进水 5 分钟后即出现水样泄泻，脱水症状严重，花去医药费近万元。因怀疑为胃肠先天畸形建议转上海治疗，父母在临行前一天下午抱患儿请中医试治。诊时所见：泄泻清稀，小便短黄，精神萎靡，低热，头汗，口渴欲饮，皮肤枯瘪，哭而无泪，腹胀而软，肠鸣声响，肛门不赤，舌质偏红，苔黄白腻，指纹青紫达命关。当时正值 7 月中旬，炎暑闷热，何老师四诊合参，结合夏令主气，辨证为"暑湿腹泻"，治拟因时用药，清暑化湿，和中止泻，新加香薷饮合藿香正气散化裁治疗。2 天后患儿父亲来电话报告，服药 1 剂后，大便即成糊状，1 日 3 ～ 5 次；服药 2 剂后大便已成条状，1 日 2 次，身热见退，饮食正常，病已痊愈。《灵枢·岁露论》曰："人与天地相参。"7 月中旬，南昌正值炎热之时，天暑下逼，地湿上蒸，湿热弥漫。患儿正气未充，脾胃娇嫩，最易感受湿热病邪，致运化失司，水谷不化，故腹泻不止。西医不论气候变化，千篇一律消炎止泻，花费万元而不效。中医治病讲究"天人相应"，辨证为暑湿腹泻，遵《内经》"以时调之"之旨，治拟清暑化湿，和中止泻。一剂知，二剂愈，花费不满 10 元。

三、为治之道"顺而已"

《内经》是中医学奠基之巨著，是中医学理论和诊疗体系形成的学术基础，也是中医药学哲学智慧的渊源，其中诸多治疗思想仍然是当代中医临证必须遵循的基本原则。蕴藏于《内经》中的"顺而已"治疗思想，充满了深邃的哲学智慧。《灵枢·师传》原文如下："夫治民与自治，治彼与治此，治大与治小，治国与治家，未有逆而能治之也。夫惟顺而已矣。顺者，非独阴阳脉，论气之逆顺也；百姓人民，皆欲顺其志也。"张景岳在《类经》中对其注解曰："为治之道顺而已矣。"以上指出了"顺而已"是中医治疗疾病应该遵循的基本法则。然而，《内经》这一重要的治疗思想没有得到后世充分重视与研究。

（一）"顺而已"治疗思想的内涵

"顺"，有顺从、顺应、顺循之意；"已"，有停止、结束之意，可引申为完成、获效、治愈。古文中"已"有治愈、消除的意思，如《捕蛇者说》中云："可以已大风、挛踠、瘘、疠。"《素问·平人气象论》曰："脉从阴阳，病易已；脉逆阴阳，病难已。"其中的"已"字都是指治愈、消除之意。

"顺而已"，是指在处理各种各样的事情时，只有顺循事物本身发展的客观规律，才能取得最理想的效果。黄帝与岐伯讨论治国、治民、治家、治身、治病的道理，提出了"顺而已"的哲学理念。顺，顺民心，得民意，就能得天下，使国泰民安，繁荣昌盛。顺，顺应自然，爱护环境，应时养生，恬惔虚无，就能身心安康，享有天年。顺，顺调阴阳，顺理气血，顺循脏腑，顺通经脉，顺应体质，就能治疗有方，药到病除。"顺而已"，充满了哲理，充满了智慧，是治国治身治病的良方秘诀。

"顺而已"既是治国治民应遵循的哲理，也是治身治病应遵循的基本原则，是"道法自然"哲学思想在医学中的具体运用。"顺而已"思想在防治疾病中的运用，内容丰富而广泛，包括顺应天地阴阳变化规律、顺从气血营卫运行趋势、顺循五脏六腑生理特性、顺应个体体质禀赋差异、顺应患者精神情志心理、顺循药物性味归经特性等诸多方面。何老师在学习《内经》的过程中，深刻认识到"顺而已"这一治疗思想具有重要的临床意义，并进行了深入地理论挖掘和整理，并长年在临床实践中探索和运用，逐步形成了脾胃病"顺性而治"的治疗思路，即顺应消化系统脏腑生理特性来论治脾胃疾病，获得明显的治疗效果。《内经》"顺而已"治疗思想得到挖掘与发扬，是中医学"传承精华，守正创新"的丰硕成果。

（二）"顺而已"诊疗思想在脾胃病中的应用

五脏六腑皆有其生理特性，若能顺循脏腑之生理特性来治疗疾病、调护身体，则能起到事半功倍之良效。何老师对食管、胆、胃、脾、大小肠、胃肠五窍的生理特性有独到的见解和提炼，并依据对其生理特性的独特认识，知行合一，理论密切联系实际，善于顺循脾胃系脏腑的生理特性来治疗脾胃疾病，因而取得了比较突出的临床疗效。何老师遵循《内经》"顺而已"治疗思想，形成了顺从食管、胆、胃、脾、肠、胃肠五窍的生理特性而辨证论治的特色临证思维，为脾胃病的诊治和调护提供了一种新的方法和思路。

1. 食管病

何老师通过研究整理古今文献，融合现代医学知识，并结合自身多年的临床实践，颇具创造性地提炼总结出食管具有四大特性，即"以降为顺（食宜降、酸宜降、气宜降）、以柔为喜（喜柔顺、喜柔润）、以空为用、以衡为健"。在临床对于食管病的诊治中，特别重视顺循食管的生理特性。

食管以通降为顺，以空为用，故治疗食管病时宣通食管，和降胃气，"宣以宽胸，通以降逆"，总以通降为大法。对于气滞为主者，临床可选用厚朴、苏梗、枳壳、佛手、木蝴蝶等理气宣通药；对于痰浊为主者，临床可选用瓜蒌、桔梗、竹茹、陈皮等化痰宣通药；对于血瘀为主者，临床可选用王不留行、急性子、威灵仙等逐瘀宣通药。宣通之时，不忘和降胃气，如选用莱菔子、旋覆花、代赭石、降香、苏子等。同时，应该注意，脾胃为气机升降之枢纽，脾升胃降，在和胃之时，莫忘理脾，故通降之时可佐以辛温升散之药，可使降中寓升、气机流通而加速恢复食管之生理功能。

食管性柔顺，以柔润为喜，如食管癌患者常见咽干口燥、吞咽艰难，甚至食入即吐等症。其主要病机为阴液亏虚，而致食管失于柔润濡养，故治疗食管病宜濡润食管，固护阴津。对于津亏为主者，可选生地、玄参、麦冬、北沙参、石斛、玉竹、天花粉等养阴生津药；对于血虚为主者，常用当归、白芍、何首乌、黑芝麻等养血润燥药。同时应该注意，单纯滋润之品不免有碍脾之弊，且有阻滞气机之虞，故应少佐辛温之药，如枳壳、木香、乌药、陈皮、佛手等，以行气运药，使补中寓通，柔中有刚，诸药相配，则可发挥最佳药效。

食管的另一生理特性是"以衡为健"。食管为人体脏腑中的一部分，其生理、病理与肝、胆、脾、胃、心、肾等脏腑都有关联，故应注意整体权衡，以平为期，其中尤以降胃、疏肝为要，胃气得降、肝气得疏，则食管之性可复，其功可彰也。食管传导食物是一个各方面生理平衡的过程，故治疗时还应注意气血、润燥、升降、寒热等关系的平衡。常见的寒热虚实同调的方剂有半夏泻心汤、黄连汤、小柴胡汤、大柴胡汤等。

2. 胆病

何老师总结出胆的生理特性为"阳升阴降"。所谓"阳升"，是指胆阳主升，即胆气主升。胆合于肝，五行同属木，通于春季。胆气升发能鼓舞、振奋和激发人身之阳气，使人积极阳刚、朝气蓬勃。胆气升发可以帮助肝之疏泄，肝性条达，胆阳主升，各自生理特性正常，则能发挥各自正常的生理功能，并且相互配合，通畅、条达诸脏腑之气机，使各脏腑功能协调，经络通利，气血调和，精神和顺，从而保持人体的康健。至于"阴降"，是指胆阴宜降，即胆液宜降。胆归六腑，"传化物而不藏"；同时，胆贮藏胆液，可排泄胆汁，又为奇恒之腑。胆液具有促进食物消化吸收之功，由胆排泄至小肠，在整个排泄过程中，胆液都应该保持畅通，故胆囊和胆管都应该以通为用，以降为顺。由此可见，胆腑并非独阳也非独阴，其气机运动自然也非独升或独降，而是兼具阴阳之性，气机运动既有升亦有降，升降兼备，从而通达阴阳，维持脏腑气机之条达和畅，帮助中焦脾胃达到升降平衡、纳运平衡等。在病理上，如果胆阳升发太过，胆阴通降不及，则胆气上逆引动胆液上泛或横逆犯胃，使胆胃不和，常出现口苦、呕吐苦水等病症。反之，若胆阳升发不及，胆阴下降太过，则肝胆的升发条达之性不得舒张，导致肝气郁结和胆气郁结而横逆犯胃或湿热蕴结于肝胆、胆郁痰扰等，常出现胁痛、黄疸、失眠、胆怯易惊等病症。

物有其性，性有其用，顺循物性，则其用可彰也。何老师十分注重顺循脏腑的生理特性去治疗疾病、调护身体，使人体恢复到自然的健康状态。其主张"升阳降阴以治胆病"，即通过升发胆阳胆气，通降胆阴胆液来治疗胆腑疾病。临床用药常将疏散与清利二法密切结合，前者可升阳，后者可降阴。常选用柴胡、葛根、吴茱萸、郁金、石菖蒲、生姜等疏散升清之药，选用大黄、龙胆草、黄连、黄芩、茵陈、金钱草、虎杖、蒲公英、枳实、莱菔子、代赭石等降逆利胆之药。尤擅用柴胡、大黄这一药对，因柴胡轻清升散，疏散肝胆，升举阳气，是"升阳"之要药；而大黄苦寒清利，通腑泄热，降逆利胆，为"降阴"之要药。在"升阳降阴"治疗思想指导下，他还创立了疏胆降逆和胃汤、疏胆泄热化积汤和清温宁胆安神汤三个经验方，用之临床，屡有良效。

3. 胃病

何老师以擅长治疗胃病而扬名省内外，积累了丰富的治疗经验，其中"顺性而治"是最宝贵的经验之一。胃为太仓，人以胃气为本，胃的生理特性有以通降为顺、喜润恶燥，人与人之间胃的特质存在差异，所以何老师临床治疗胃病时特别注重顺循胃的生理特性，以"顺而已"的治疗思想来指导胃病的治疗和调护。

胃以通降为顺，则胃食宜降，胃酸宜降，胃气宜降，胃热宜降。胃食不降则易发生呕吐、反胃、口臭等症；胃酸不降则易引起反酸、口酸、烧心、咽中灼热、胃脘灼热疼痛等症；胃气不降则易出现呃逆、干呕、嗳气等症；胃热不降则易导致口臭、咽干口燥、齿衄、牙龈肿痛等症。其中又以胃气宜降为主导，因胃气上逆则易引发胃热、胃食、胃酸的上逆。在治疗思路、方法上皆应顺从胃的生理特性，纠正其病理改变，如临床上常见的肝胃不和证应以疏肝和胃降逆为法，胆胃不和证应以利胆和胃降逆为法，肠胃不和证应以通腑清胃降浊为法，湿热蕴胃证应以利湿清热通胃为法，瘀阻胃络证应以活血化瘀通胃为法等。要言概之，胃病诸治总不离"通降"之大法。

胃以滋润濡养为喜，以燥热伤阴为恶。若嗜食辛辣炙烤燥热之品，极易伤及胃阴，使胃肠干燥而失于濡润，出现虚痞嘈杂，饥不欲食，食而不能纳，纳而不能运，口干舌燥，烦渴难寐，便秘等。胃为燥土，尤易化燥，而成亢热之害，故而临床治疗胃病时应慎用辛温香窜苦燥之品，若兼有脾湿之证时，则宜权衡脾胃湿燥之平衡，虽用之也不宜量大时长，以免损伤胃阴。治疗用药时应特别注意固护津液，治以养阴生津润胃兼以清热，常选用甘平、酸甘、甘凉之品，如西洋参、太子参、北沙参、麦冬、生地、玉竹、天花粉、芦根、白芍、石斛等，可选用益胃汤、六味地黄丸、沙参麦冬汤等方。如何老师在治疗萎缩性胃炎、胃癌术后等疾病时十分强调保正气、保胃气、保阴津的重要性，在辨证论治的基础上兼以养阴润燥，益胃生津。

何老师在长期的脾胃病治疗实践中发现，人群中胃的特质具有很大的差异性。这种差异深刻影响着胃病的发生、发展、转归和预后。他通过对《内经》等经典著作的研究和长期的临床探索与总结，2005 年首先创立"胃质"新学说，提出"胃质可分""胃质可辨""胃质可调"的观点，并指导临床胃病的预防与治疗，取得良好的成效。经过大样本调研，常见的胃质有胃正常质、胃气郁质、胃气虚质、胃阳虚质、胃阴虚质、胃蕴热质、胃湿热质、胃血瘀质八种。因胃质而异，在治疗、调护上应该特别遵循因人而异、因胃而异、辨证论治的原则。养生先养胃，何老师认为千篇一律的方法是与中医养生思想背道而驰的，主张要因人而异，因人制宜，不同的体质、不同的胃质，要采用不同的养胃方法，并制定了八种常见胃质的饮食调养、情志调养、运动调养、药物调养方案，为纠正偏颇胃质，阻止胃病发生和复发提供了新思路。何老师在"顺而已"诊疗思想指导下，创立了和中调胃汤、温中调胃汤、清中调胃汤、润中调胃汤、疏肝调胃汤、降逆调胃汤、清化调胃汤、逐瘀调胃汤、六和汤、胃康茶等十个经验方,即"调胃十方",临床疗效显著,学生们也容易学习与掌握,重复性好。

4.脾病

何老师认为脾与胃同属中焦,脾为湿土,胃为燥土,土爱稼穑,具冲和之德,二者共为后天之本,为全身气血生化之源。脾主升,胃主降,二者一升一降,为全身气机升降之枢纽。所以,脾胃密不可分,作为一个整体而言,可将其特性归纳为"中焦如衡"。这里的"衡"指的是一种状态、一种特性,即中焦脾胃应该具有一种纳与运、阴与阳、升与降、润与燥平衡的生理状态。"中焦如衡"特性包含了阴阳平衡、升降平衡、纳运平衡、湿燥平衡、寒热平衡、气血平衡等。由此在治疗上,为顺循脾胃这一"衡"的生理特性,何老师创立了脾胃病"衡法"这一治疗方法,包括了燮理纳运、斡旋升降、权衡润燥、平衡阴阳、平调寒热、调畅气血、兼顾虚实、调和脏腑、调谐心身、调协内外等十个方面,内容十分丰富。

脾气主升,故脾以升为顺;脾喜燥恶湿,故脾以运脾燥湿(利湿)为健。脾为仓廪之官,为气血生化之源,脾主运化水谷、运化水湿的功能必须有赖于脾气的充足、脾阳的升腾。若脾气虚弱、脾阳不足,则运化水谷的功能下降,水谷精微不能上输于肺,经肺气之宣发、心气之推动而输送和布散至全身以营养机体,从而出现神疲乏力、少气懒言、面色无华、头晕目眩、体瘦形羸等全身气血虚损性病变,也就无法维持机体正常的生命活动。又如脾气、脾阳虚弱,脾不升清,则脾运化水湿的功能减弱,水湿不能正常蒸腾输布、排泄而停聚于脾、胃、肠,甚至弥漫于三焦之中,湿邪弥漫而出现头脑昏沉、倦怠困重、食欲不振、泄泻等各种病症。若脾气进一步虚衰,脾阳不升反而下陷,升举无力而引发内脏下垂,如胃下垂、肾下垂、胃黏膜脱垂、直肠脱垂、子宫脱垂等。

根据脾的生理特性,脾病的治疗以健脾益气、燥湿(利湿)运脾为主。常选黄芪、太子参、白术、党参、甘草、绞股蓝等健脾益气药,方选四君子汤、补中益气汤等;酌选苍术、薏苡仁、茯苓、半夏等燥湿(利湿)运脾的药,方选平胃散、胃苓汤、连朴饮等。需要注意的是,临床上脾病多虚实夹杂,原因有二:一是脾虚,二是湿困。脾虚则运化水湿功能减弱,容易在体内聚湿、生湿、成痰、成饮、成浊;反过来,这些病理产物滞留体内,困阻脾气,使脾之升清运化功能更受损害。因而对于脾虚湿阻、虚实夹杂之证,应权衡虚实,补泻相合。

5. 肠病

小肠为受盛之官，大肠为传导之腑，两者共同的特性就是以通降为顺。肠病的治疗应顺循肠腑之生理特性，以"通降"为法。肠气宜降，肠热宜降，肠浊宜降，降才能通，通则能空，空则能安。实证如气滞者、血瘀者、湿滞者、食积者、热蕴者，虚证如气虚者、阴虚者、阳虚者、血虚者在辨证治疗的基础上都应佐以通降。运用补法时应注意通补和运补，"诸治不离行气"，临证常加枳实、厚朴、莱菔子、大腹皮、槟榔等药，使补而不滞。诸症夹杂者，虽纷繁复杂，但总以"通降"为大法。

大小肠以通降为顺，若肠道通降之性受阻滞，大肠传导功能失司，则易出现便秘、腹胀、腹痛、痢疾等病症。如慢性便秘的基本治则为导滞通便，无论虚实，皆应以恢复肠道通降功能为治法。临床用药上也应顺循药物的性味归经，以适应大肠的生理特性，如此可获事半功倍之效。如胃肠气滞者，选用苏子、莱菔子、枳实、枳壳、厚朴、槟榔、大腹皮等理气降气通便药；湿热蕴滞者，选用大黄、蒲公英、虎杖、芦荟、番泻叶等清热利湿通便药；气虚失运者，选用白术、黄芪等益气助运通便药；阴虚津亏者，选用生地、郁李仁、桃仁、柏子仁等滋阴润燥通便药；血虚肠燥者，选用何首乌、当归、白芍等养血润肠通便药等。此外，在"顺而已"诊疗思想的指导下，根据肠腑的生理特性及病理特点，何老师创立了顺气通便汤、润肠通便汤、益气通便汤、双枳术丸等四个经验方，即"治肠四方"，用于中医临床肠腑病的辨证治疗，屡获奇效。

何老师研究发现，肠病的发生、发展、转归、预后等与不同的"肠质"密切关联，并且通过顺循肠质的差异特性来制定治疗、调护方案，可以有效治疗常见的肠腑疾病和预防肠腑疾病的发生与复发，提出了"肠质学说"。他将"胃质学说"与"肠质学说"综合运用于胃肠病的临床治疗、防护当中，取得了好的效果。因人们之间肠质而异，肠病的治疗与调养也应当因人而异、因肠质而异，辨证辨体论治。如肠燥热质者，治宜泄热通腑、润肠通便，可选麻子仁丸、更衣丸等；饮食上忌食辛辣劫阴之品。肠气郁质者，治宜理气和胃、顺气导滞，选用五磨饮子等；多参加体育锻炼舒畅情志，畅达气机。肠寒湿质者，治以散寒化湿、导滞通便，选用胃苓汤等；少吃生冷油腻食物。肠湿热质者，治宜清热利湿、通腑导滞，可选葛根芩连汤、芍药汤等；应戒烟酒，尽量少吃辛辣燥烈油腻之食物，而宜多食薏苡仁、绿豆、赤小豆、冬瓜等清热利湿之品。肠血瘀质者，治宜行气活血、化瘀通腑，可用少腹逐瘀汤等；应加强体育锻炼促进气血运行，加快血液循环。

6. 胃肠五窍病

咽门、贲门、幽门、阑门、魄门是消化道自上而下的五道门卡，司开阖，对于经过的饮食物或糟粕具有"开门"和"关门"的作用，从而对饮食物的运行和糟粕排泄发挥约束和调控作用。《灵枢·胀论》说："胃之五窍者，闾里门户也。"张景岳在《类经》中注释："闾，巷门也；里，邻里也。胃之五窍，为闾里门户者，非言胃有五窍，正以上自胃脘，下至小肠大肠，皆属于胃，故曰闾里门户，如咽门、贲门、幽门、阑门、魄门，皆胃气之所行也，故总属胃之五窍。"胃为太仓，水谷之海，在整个胃肠运动中起着中心的作用，五窍的开阖与胃气的和降关系密切，何老师依此率先提出"胃主五窍"新论点。

胃太仓主受纳，人们摄取的饮食水谷之物从口咽、顺食管到达胃中，再经小肠、大肠，最后糟粕从魄门而出。胃居中焦，胃气上通下达，"总属胃之五窍"，即主持胃肠五窍的开阖，在整个食物运行过程当中，保持自上而下的通降之性。咽门、贲门、幽门、阑门、魄门五窍虽处于不同部位，却有四大共性：一是在解剖结构上，均处狭隘之口，皆有瓣膜、括约肌约束；二是在生理特性上，均只宜下降而不可逆而向上，即以通降为顺；三是在生理功能上，均有开阖作用，对于通过的饮食物和最后的糟粕具有约束和调控作用；四是在病理特点上，食物或糟粕易于停滞堵塞，好发炎症、梗阻及肿瘤等病变。

胃以通降为顺，五窍亦以通降为顺，两者的生理特性相类。胃腑在消化道运动中起着中心的作用，胃降则五窍亦能降，胃顺五窍亦能顺。五窍疾病的发生与胃的生理、病理密切相关，故在临床上治疗五窍病时应该顺循这一特性，调和胃气方可使五窍恢复通降，开阖有序，从而发挥约束和调控饮食物、糟粕正常通行的作用。

（1）咽门病

咽门，又名厌门，位于咽和食管连接处，是水谷饮食之门，饮食物从口而入，经咽吞咽运动后，进入食管，到达胃中，故咽为胃之所系。咽部的病变与胃最为相关。临床可知，咽部的临床症状主要为咽部的干痒痛、咽部灼热、咽喉异物感或梗阻感和吞咽困难等。治疗上，多从胃论治，比如咽干口燥者多为胃阴不足，治以养阴润咽；"梅核气"患者多为痰气交阻，治以行气化痰降逆；咽喉红肿热痛者，多为胃火上炎，治以清胃泻火等。因而在治疗上，要充分顺应咽门和胃的生理特性，通降为顺，同时应从整体出发，把握咽与胃之间的生理病理联系，咽胃同治，从胃论治咽门病多有良效。

（2）贲门病

贲门，位于食管与胃的接口处，为胃之上口，可防止胃食管反流。胃主五窍，胃主通降，贲门亦以通降为顺。胃失和降，胃浊不逆，胃酸上扰，则必然影响贲门的开阖功能，故贲门病仍应从胃论治。胃失柔润，则贲门失润失通；胃气失降，胃酸上犯，则贲门受扰，临床常见吞咽困难、呕吐、反胃、烧心、吐酸、胸痛等症。治疗上当顺循胃、贲门的生理特性，和胃降逆，使胃气通降下行，胃浊下降通畅，则贲门之病可除。

（3）幽门病

幽门，位于胃与小肠的接口处，为胃之下口，可以控制胃内容物进入十二指肠和防止肠内容物反流。这个过程需要中焦脾胃在升降、纳运、润燥方面的平衡协调，如此幽门才能平衡而开阖有度，使胃中食糜有节制地下达小肠。若脾胃失衡，则幽门开阖失司，或胃气不降，食物下行受阻，出现胃痛、胃胀、呕吐、嗳腐吞酸等症；或胆液上逆，干扰胃腑，出现烧心、痞满、吐苦水等症。因而幽门病首先应从胃来论治，治疗上应该顺循胃、幽门通降、协调的特性，调和胃与十二指肠运动，以恢复幽门开阖功能。

（4）阑门病

阑门，位于大肠和小肠的交界处，即回盲口。它主要有两大作用，一是控制回肠内容物的排空，二是阻止大肠内容物倒流至回肠。回盲部是阑尾炎、回盲瓣炎、肠套叠、肿瘤等好发部位。这些疾病的发生均与胃气通降失司相关。胃肠通降则阑门开阖正常，保持大肠传导顺畅，糟粕得以正常排泄。相反，若胃失和降，则易引起腑气不通，阑门开阖失常，导致气滞、血瘀、湿滞、热蕴等证，导致腹胀、腹痛、便秘、下利、肠痈等病症发生。故治疗上仍要顺循胃肠的通降之性，以通降为用，顺性而治。

（5）魄门病

魄门，即肛门，位于大肠下口，可控制和排泄粪便。魄门的开阖与心、肝、脾、肺、肾相关，但魄门为消化道下口，故与脾胃关系最为密切。胃肠一体，皆属阳明，喜润而恶燥，皆以通降为顺。胃热可波及大肠，胃肠燥热津亏，可出现便秘、便血、肛裂等，当治以清泄胃热，降逆通腑；胃中湿热累及大肠，可出现大便黏滞、里急后重等，当治以清热利湿，导滞通腑；中气下陷可致升提无力，可出现肛门下坠或脱垂，当治以健脾益胃，升阳举陷。因而临床上治疗肛门疾病，应该胃肠同治，顺循胃肠的生理特性，根据具体临床表现，整体观察，辨证施治。

《内经》是中医学理论和中医智慧的活水源头，其中诸多诊疗思想铸就了中医治疗学睿智和优势，至今仍然是中医临证必须遵循的基本原则。何老师挖掘的蕴藏于《内经》中"顺而已"诊疗思想，充满了哲理，充满了智慧，值得我们继续进行深入探究和总结，以传承其精华，发扬光大。

四、胃喜为补

"胃喜为补"是清代医学大家叶天士提出的观点。《临证指南医案·虚劳门》中写道："少年形色衰夺，见症已属劳怯，生旺之气已少，药难奏功，求医无益，食物自适者，即胃喜为补，扶持后天，冀其久延而已。""胃喜为补"论点是对《内经》"五味入胃，各归所喜""谷肉果菜，食养尽之"理论的继承和发展。何老师根据"胃质学说""脾胃病治疗衡法"理论，对叶天士"胃喜为补"理论进行诠释、发挥和创新，提出"胃喜""胃厌""口喜"等概念，从体质胃质因素、地域环境因素、饮食嗜好因素、疾病病理因素等方面诠释"胃喜"产生的机理，总结归纳了"胃喜为补"的三个要点，将"胃喜为补"理论结合衡法灵活应用于临床实践，指导脾胃疾病的诊断、治疗、康复和预防，效果斐然。

（一）"胃喜为补"的含义

胃喜，即"饮食自适"。自适，就是适合自己的口味，吃下去感觉胃中舒适、身体舒坦。自适就是"胃喜"。如胃阴虚之人，吃了生梨后口中滋润、胃中清凉、大便通畅；胃寒之人，吃了生姜葱白红糖汤则口中舒适、胃中暖和、全身温暖，这就是胃喜。

胃厌，就是不适合自己的口味，吃下去胃中不适，如恶心、呕吐、烧心、嗳气、胃痛、胃胀，全身也不舒服。如有人喝酒后，胃中灼热，恶心欲吐，头晕头痛；有人稍微吃点辣椒则口里辣、胃里烧、肛门痛。这就是胃厌。

口喜，就是特别适合自己的口味，偏爱偏嗜，俗话就是"好吃""口快活"。如有人嗜烟嗜酒，有人喜吃甜食，有人偏爱肥肉，有人喜欢腌制咸食，有人嗜嚼槟榔等。

"胃喜"不等于"口喜"。胃喜既适合自己口味，吃进胃中感觉舒适，又有利于身体健康。口喜仅是口里好吃，吃进胃中却不舒服，多吃则损伤身体。《素问·经脉别论》云："生病起于过用。"《素问·痹论》曰："饮食自倍，肠胃乃伤。"若迷恋于美食，毫无顾忌，暴饮暴食，舒服的是嘴巴，劳累的是脾胃，损伤的是身体，如古人所言"若贪爽口而忘避忌，则疾病潜生"。

"胃喜为补"，是指机体在生理或病理状态下，为适合自身口味、顺应脾胃喜好，而选择适宜的食物，从而对人体产生补益的作用。在生理上，冬季严寒，人体喜热以温中补虚，喜热食以增加热量的摄入。病理上，《景岳全书》曰："素喜冷食者，内必有热；素喜热食者，内必有寒。"里热患者，热伤津液，从而出现口渴症状，喜冷食以清热生津；里寒患者，寒为阴邪，寒性凝滞，或畏寒肢冷，或拘急疼痛，喜食温热之品以助散寒。

总之，"胃喜为补"包括三个要点：第一，口味上适宜；第二，食入后胃部乃至全身舒适；第三，有节有度，利于身体健康。

（二）"胃喜"产生的机理

何老师结合"胃质学说"理论从体质胃质因素、地域环境因素、饮食嗜好因素、疾病病理因素等方面解释"胃喜"产生的机理。

1. 体质胃质因素

不同的体质，机体的阴阳盛衰、脏腑强弱、气血盈亏等存在差异，机体缺乏的某种物质各有不同，所喜之物和所厌之物自然也不一样。何老师首创"胃质学说"，认为每个人的胃质不同，有胃寒、胃热、胃虚、胃实之差异，不同的胃质所喜及所厌亦有差异。如常说牛奶可以养胃，但在临床上有不少患者一喝牛奶就烧心反酸。大多数胃病患者吃了红薯后胃胀痛等症状加重，但临床上也有个别患者吃了红薯后胀痛反而缓解。大部分人多吃辣椒会出现便秘或排便后肛门灼痛，但也有人一吃辣椒则大便通畅。

2. 地域环境因素

东南西北中，区域不同，气候不同，生活习惯不同，人的饮食嗜好也不同。如《素问·异法方宜论》曰："南方者，天地所长养长，阳气之所盛处也。其地下，水土弱，雾露之所聚也。其民嗜酸而食胕，故其民皆致理而色赤，其病挛痹。"各地不同口味的产生便是人体生活于不同地域中产生的相应性的生理变化。北方之人，为了御寒而喜吃姜、蒜且多食盐，便形成了"口重"的习惯。西南之人，气候潮湿，辣椒、花椒辛温祛湿，故形成了喜好麻辣的饮食习俗。

3. 饮食嗜好因素

有些人在平素生活中养成了特殊的饮食习惯，"胃喜"成为平日嗜好之物。有的人嗜好烟酒，有的人嗜好浓茶咖啡，有的人嗜好肥腻，有的人嗜好甘甜，有的人嗜好辛辣，有的人嗜好酸咸，有的人嗜好烧烤等，还有一些人有特殊的偏嗜，如嗜食槟榔、杨梅、胡柚皮、巧克力等。长期偏嗜某物，易形成不良的饮食习惯，必然导致机体阴阳失衡，导致疾病发生。正如《素问·至真要大论》所说："气增而久，夭之由也。"这类"胃喜"实为"口喜"，口里舒服，胃却受累，伤害身体，成为重要的致病因素。

4. 疾病病理因素

有些疾病可能会导致患者出现对某些食物的偏爱，如在临床上常看到有些血脂高的患者嗜食肥肉，糖尿病患者食欲旺盛且爱吃甜食，肠道寄生虫患儿嗜食异物如泥土、生米、草纸等。李用粹《证治汇补》引《类案》指出："好食茶叶、生米、草纸、怪异等物……悉属虫症。"这种"胃喜"也可认为是一种"口喜"，是疾病病理变化的一种反映，也是一种疾病信号，应引起医生的重视。妇人妊娠期间，偏嗜酸辣等食物，一般不属病态。

（三）"胃喜为补"的临床应用

1. 指导疾病诊断

饮食和口味是人体脾胃生理功能和全身功能状态的反应。临床上通过问诊了解患者饮食和"胃喜"情况，能帮助确定某些病证的病位和病性。《景岳全书》说："素喜冷者，内必有热；素喜热者，内必有寒。"阳明胃经热炽，大热大汗，必有口渴喜冷饮；胃热阴伤，也常常出现口干且喜凉饮。脾胃阳虚者，畏寒肢冷，四肢倦怠，常喜热食，食后胃中舒适。《难经·六十一难》指出："问其所欲五味，以知其病之所起所在。"不同性味食物，归经不同，对不同脏腑的功效作用不同，不同脏腑疾病，对食物的性味喜恶也会发生相应的变化。脾胃虚弱者常喜性温味甘之品，肝胃阴亏者常喜酸味，脾虚湿困者常喜辛味。如梨生津止渴，清热润肺止咳，可用于干咳无痰的肺燥咳嗽，相反若喜食鲜梨，或因燥邪犯肺。

"胃厌"是与"胃喜"相反的一种临床表现，如食滞胃脘、腐熟失职所致之厌食；肝胆湿热，脾失健运所致之厌油；湿阻中焦，脾胃湿困所致之恶甜食；妇女妊娠，胎气上逆所致之厌食呕恶。这些既是疾病发生的信号，又是对机体的自我保护。此时不能偏信网络或者电视宣传某一食物有益而强制患者进"胃厌"食物，否则利少弊多。

在临床辨证论治中，何老师十分关注服药后的胃喜、胃厌反应，将其视为药效的重要反馈信息，作为判断用药是否妥当和调整药物的重要依据，如用药对证，患者自觉胃中舒适，则常常病症减轻，治疗效果较好。反之，服药后胃中不适，甚至恶心欲吐，厌恶抵触，提示可能用药不对证，需调整药物和治法。此外，根据"胃喜"选用相同性味的药物，是药物药效直达病所。如脾气偏虚而喜食甘味者，可用甘温健脾之薏苡仁、茯苓、大枣等；心火旺盛而嗜生冷瓜果者，可用甘苦入心清热泻火之黄连、黄芩、山栀等近其所喜；而胃蕴热质者临床上少用或慎用性温的生姜和干姜；胃湿热质者少用或慎用滋腻的炙甘草等。远其所恶，方可提高疗效。

2. 指导疾病治疗

（1）因胃施食，投其所喜

古人云："药不在贵，对症则灵；食不在补，适口为珍。"人与人之间存在胃质的差异，不同的胃质，喜好及适宜的食物有不同。临床上通过分辨胃质，不同的胃质推荐食物中的"胃喜"之物，利用食物四气五味之偏，以调整纠正胃质之偏颇。如胃气虚质患者，可选用具有补脾健胃益气作用的食物，如山药、白扁豆、粳米、小米、薏苡仁、香菇、胡萝卜、红薯、土豆、牛肉、兔肉、猪肚、鸡蛋、鸡肉、比目鱼、黄鱼等；胃阳虚质患者，可选用具有温中补阳的食物，如羊肉、猪肚、鸡肉、狗肉、鹿肉、虾、黄鳝、刀豆、韭菜、茴香、核桃等；胃阴虚质患者，可选用清补胃阴的食物，如百合、莲子肉、绿豆、乌贼、龟、鳖、海参、海蜇、鸭肉、猪皮、银耳、豆腐、梨、甘蔗等；胃气郁质患者，可选用具有理气健脾作用的食物，如大麦、荞麦、刀豆、蘑菇、洋葱、萝卜、苦瓜、豆豉、丝瓜、金橘等；胃湿热质患者，可选用清利化湿的食物，如薏苡仁、莲子、绿豆、鸭肉、冬瓜、丝瓜、葫芦、西瓜、黄瓜、小米、赤小豆、鲫鱼、苦瓜、芹菜等；胃蕴热质患者，可选用清热生津作用的食物，如豆腐、梨、青菜、莴笋、芹菜、银耳、丝瓜、冬瓜、赤小豆、鸭蛋、绿豆、苦瓜、西瓜、鸭肉等；胃瘀血质患者，可选用具有活血化瘀作用的食物，如黑豆、黄豆、茄子、油菜、木瓜、山楂、香菇、红糖、黄酒、葡萄酒、白酒（少量）等。

（2）开胃醒脾，振作胃气

有胃气则生，无胃气则死。诸病若能食者，势虽重而尚可挽救，不能食者，势虽轻而必至延剧。治疗用药时必须注意胃气的盛衰，把"保胃气"作为重要的治疗原则，否则如《医宗必读》所说："胃气一败，百药难施。"叶天士曾以治泻痢为例："以米饮日服二次，间以不腻滑之物，食些少勿多，以示胃之所喜为补，必得胃气渐醒，方有转危为安。"胃为水谷之海，不可虚怯，虚怯则百病皆入矣，或思荤食，虽与病相反，亦令少食，图引浆粥，此权变之道也。若专以淡粥责之，则患者不悦而食减，久则病增损命。张从正《儒门事亲》中举一例验案："一男子滑泄十余年，药灸皆用之，大肉枯槁，神昏足肿，泄如泔水，日夜无度，欲食生羊肝，与之二小盏许，浆粥送之，如此月余而安。"蒲辅周曾治一年迈病老人，热病后又生疮，长期服药，热虽退而胃气已败，水饭不纳，入口即吐，行将就木之态，已备棺在侧。蒲老询问得知患者素嗜茶，就嘱其家属取"龙井茶"二钱泡服，少少饮之，不料竟饮而未吐，而且次日精神转佳，竟索饭食，后经调治而愈。何老师曾治疗八旬晚期胃癌患者，脘腹胀满，厌食，进食米粥、面条之类则恶心呕吐，精神萎靡，骨瘦如柴。他平素最喜爱吃红薯，故提出想吃些红薯。红薯味甘易滞气生酸，一般认为是胃病禁忌之物，遭到家属拒绝。何老师根据"胃喜为补"之论，建议家属给予少量红薯糊试试，结果食后不吐不胀，胃中反舒，则少量多餐进食红薯一周，食欲逐渐增进，食量不断增加，精神也逐步好转，病情得到缓解。如此之类，俱为佐证，巧妙运用"胃喜为补"理论，常常能起开胃醒脾、振作胃气、扭转病情的作用。

何老师常说："胃肠为囊，无物不受。"饮食不节最易损伤脾胃引发疾病，这也是导致胃肠病反复发作、迁延难愈最重要的原因。临床治疗胃肠病除药物治疗外，更重要的是饮食调理。首先要求患者纠正不良饮食习惯，节制饮食偏嗜。二是指导患者饮食疗法，根据病证的寒热虚实，施以寒热温凉食物辅助治疗。三是告知患者饮食禁忌，饮食禁忌要遵循"胃喜胃厌"规律，除生、硬、冷、烫和滞气食物外，不能一概而论，而是因人而异，因病而异。患者可以通过饮食后的感受来摸索自己适宜和禁忌的食物，如牛奶、豆浆、米粉、辣椒及水果等，"胃喜"的则宜吃，"胃厌"的则不宜吃，但宜吃的也不能过度，要有节制。

3. 指导康复养生

何老师擅长用"衡法"治疗脾胃病。衡法，即"平衡"之法，通过平调、平治达到人体阴阳、脏腑、经络、气血、津液、升降、出入的相对动态平衡。衡法原则不仅能指导用方用药，也可用于指导人们健康养生饮食，从而预防脾胃病的发生。《素问·脏气法时论》曰："五谷为养，五果为助，五畜为益，五菜为充，气味合而服之，以补精益气。"五谷、五果、五畜、五菜，不同的食物有不同的性味，能入不同的脏腑组织而各自发挥补益作用。何老师倡导"平衡饮食"，亦为饮食中庸之道，在疾病的康复和养生保健中须遵循"胃喜为补"理论，但凡事过犹不及。如脾胃喜甘，甘入脾，多食甘以补之，甘者令人中满，若服之过量，必生痞满，"胃喜"无节制，反变生病源。因此，"胃喜"指导饮食也需因人而异，辨证施膳。病后饮食调养时，要考虑患者的依从性，不能拘泥于标准食谱，要适度照顾到患者的口味和喜恶，不能强求患者进食强烈排斥和反感的食物，更不能一味给患者吃广告里所谓的"补品"。但是，有些小孩因挑食偏食，不利于生长发育，不利于健康，则家长应耐心劝导，逐渐克服不良的"胃喜""胃厌"习惯。

综上所述，何老师传承叶天士脾胃理论，结合"胃质学说"及"脾胃病衡法治疗"学术思想，进一步对"胃喜为补"进行诠释、发挥与创新。他将"胃喜为补"理论灵活应用于临床实践，指导脾胃疾病的诊断、治疗、康复和预防，获得明显的效果，所形成的学术经验值得学习与借鉴。

第四节　核心学术观点

何老师中医理论基础扎实，渊源有自。他博览群书，勤求古训，师古并不食古不化，而是在实践中不断学习、提炼、总结，并加以提高。他在传统理论的基础上，融会贯通，深入浅出，不断融入自己的学术见解，在大量实践的基础上理论结合实际，提出了独特的学术见解。在不断形成假说的基础上，渗入现代科学思维，提出了独树一帜的学术见解，如胃质学说、肠质学说、脾营学说、脾生五邪、胃主胃肠五窍、阴火新识、伤食为百病之长等。这些观点的提出，与时俱进，不断丰富和创新中医基本理论的内容，属于科学创新的大胆探索，必将在进一步实践的基础上，不断完善，获得学术界的公认。

一、胃质学说

中医体质学说理论体系的构建，为中医基础理论的发展与应用拓展了新的学术领域。体质是对个体心身特性的概括，受遗传因素、内外环境的影响，在生理发育过程中形成的个体特征，通过组织器官表现出来的脏腑气血阴阳之偏颇和功能活动之差异，反映人体生理活动综合状况。脏腑是构成人体、维持人体生命活动的中心，所以脏腑盛衰决定体质，脏腑的形态和功能特点是构成并决定体质差异的最根本因素。《灵枢·本脏》说："五脏者，固有大小、高下、坚脆、端正、偏颇者；六腑亦有小大、长短、厚薄、结直、缓急。"何老师从事脾胃病专科工作50余年，深刻认识到人群中胃的特质具有很大的差异性，并影响着胃病的发生、发展、转归和预后。他通过对《内经》等经典著作的研究和长期的临床探索与总结，于2005年首先创立"胃质"新学说，提出"胃质可分""胃质可辨""胃质可调"的观点，并在养生、养胃、护胃等诸多方面探讨了胃质理论在胃病防治中的作用。

（一）胃质概念

胃质，是指胃的形态和功能相对稳定的特质。脏有大小、坚脆、偏颇之异，腑有小大、长短、厚薄之别，因此胃也有形态的不同和功能的差异。如《灵枢·论痛》说："筋骨之强弱，肌肉之坚脆，皮肤之厚薄，腠理之疏密，各不相同……肠胃之厚薄坚脆亦不等。"《灵枢·本脏》说："脾合胃，胃者，肉其应……肉䐃坚大者，胃厚，肉䐃么者，胃薄；肉䐃小而么者，胃不坚；肉䐃不称身者，胃下。"《灵枢·论痛》说："胃厚色黑，大骨及肥者皆胜毒，故其瘦而胃薄者，皆不胜毒也。"这都是关于胃质差异的最早论述，也是胃质学说的理论渊源。

在人群中，胃质的差异是客观存在的。有人情绪剧烈波动时，胃脘即刻疼痛；有人喝冷饮后，胃部冷痛不适；有人稍微饮酒，则胃部灼热难忍；有人吃少量阿司匹林等药物，就引起胃痛发作，甚至出现胃糜烂、胃溃疡、胃出血；有的家族中胃癌发病率极高。由此可见，每一个人胃的特性都有不同。由于先天禀赋不同，后天饮食与调养的差异，每一个人胃的形态结构、生理功能均有差别，这就是胃的特质差异，即胃质的差异。由于存在着胃质的差别，人群中胃腑对各种致病因素的反应性、亲和性、耐受性不同，胃病的发病倾向也不同，发病后表现的证候性质亦有不同。由此可见，胃质是制约和影响胃病发生发展变化的基本要素。

胃质有差异，心质、肝质、脾质、肾质、肺质及胆质、大肠质、小肠质、膀胱质亦有差异。脏腑特质是构成人体质的生理和病理基础，故脏腑特质的研究是体质学说研究的深化；脏腑特质的研究成果，将是对体质学说的丰富与发展。胃是一个空腔性器官，与外界相通，对寒热、饮食、情志的变化非常敏感，胃的特质可以从口味、饮食偏嗜、胃脘感觉、大便、全身状态、舌象及脉象等方面表现出来，从而容易被辨析和判断。因此，脏腑特质的研究，最佳路径是从胃的研究开始。如果将五脏六腑各自的特质研究得较为透彻，体质学说的内容就更加丰富了，体质学说的应用就更加具体了。所以说，胃质的研究是体质学说的深入与发展。

（二）胃质可分

由于先天禀赋及后天调养不同，人的胃质各有差异。西医学也认为，胃的形态、体积和位置变异很大，主要取决于体型、体位、胃壁张力以及邻近器官对胃的压迫，如矮壮体型者胃张力高，状如牛角，瘦长体型者胃张力低，呈垂直钩状；又因先后天的差异，胃的神经调节、体液调节不同，胃酸、组胺、胃蛋白酶原、黏液及胃肠激素等的分泌均存在差别，胃的张力与动力也有差别。可见，中医学与西医学均认为人群中胃质的差异是客观存在的。何老师经过长期的临床观察与大样本调研分析，认为胃质的主要类型有以下八种。

1. 胃正常质

饮食健旺，口味正常，食无偏嗜，大便调和，面色红润，舌苔薄白而润泽，脉象从容和缓。

2. 胃气虚质

体型瘦长，或形体消瘦，食少，或食后脘胀，神疲乏力，大便不实，舌体胖质淡，苔薄白，脉虚弱。

3. 胃阳虚质

胃脘时有冷感，喜温喜按，口淡不渴，喜进热饮及热性食物，时泛吐清水，畏寒肢冷，舌淡或淡胖，脉缓无力。

4. 胃阴虚质

口燥咽干喜饮，食少，胃脘时有灼热感，大便干结，唇红，舌红苔少，脉细数。

5. 胃气郁质

性情抑郁，多愁善感，或性情急躁，喜嗳喜叹，脘腹胀闷，情绪波动时则胃脘作痛，大便溏结不调，睡眠欠安，舌淡红，脉细数。多见于青壮年女性。

6. 胃蕴热质

喜辛辣炙炸食物，时有烧心，或消谷善饥，口臭，口苦，常牙龈肿痛或出血，大便干结，舌红，苔黄，脉数。

7. 胃湿热质

嗜好烟酒，或体型肥胖，脘腹痞满，纳少，口苦口腻，大便黏厕，舌质红，苔黄腻，脉滑数。

8. 胃瘀血质

多有"胃病"史，反复发作，时愈时患，或曾有胃出血史，或有胃手术史，唇色黯紫，舌质黯有点状或片状瘀斑，舌下静脉曲张，脉细涩。

（三）胃质可辨

《灵枢·本神》说："视其外应，以知其内脏。"《景岳全书》亦说："凡胃气关于人者，无所不至，即脏腑、声色、脉候、形体，无不皆有胃气。"所以胃之厚薄、坚脆、强弱、寒热，可以从外部特征推知，从而使胃质类型的辨别成为可能。判断胃质的类型，可从以下八个方面进行分析与辨别。

1. 口味

脾胃开窍于口，口味是传递胃的信息重要途径。如胃阳虚质者多有口淡，胃阴虚质者多有口干，胃蕴热质者多有口臭，胃湿热质者多有口甜或口腻。

2. 饮食偏嗜

胃的功能状态，可以从饮食嗜好方面反映出来。如胃阳虚质者喜热饮或温热性质食物；胃湿热质者多嗜好烟酒，或喜油腻甘甜食物。

3. 胃部感觉

胃脘是胃所居之处，故胃部感觉亦是胃质的外部征象。如胃阳虚质者多有胃部冷感，喜温喜按；胃蕴热质者多善饥，时有烧心；胃湿热质者多有脘腹胀闷；胃气虚质者多食则脘胀。

4. 大便

胃与大肠相系，大便状况也可以反映胃的功能状态。胃蕴热质和胃阴虚质者多大便秘结，胃阳虚质和胃气虚质者多大便不实。

5. 舌象

舌是胃的一面镜子，胃的特质可以较客观地从舌象上反映出来，所以辨舌象是胃辨别胃质的最有效方法。如胃湿热质者舌苔黄腻，胃瘀血质者多舌色暗紫或有瘀斑，胃阴虚质者舌红少苔，胃阳虚质和胃气虚质者舌淡胖有齿痕。

6. 脉象

平脉的三大特征：有胃、有神、有根。人以胃气为本，脉亦以胃气为本。有胃气之常脉是和缓、从容、流利。所以胃的功能可以从脉象中得以表现。

如胃气虚质，脉多虚弱；胃瘀血质，脉多细涩；胃阴虚质，脉多细数。

7. 全身状态

人以胃气为本，胃气状况也可以反映于形体、肌肉、精神、情绪、面色、声音、睡眠等方面。如胃气虚质者，多形体消瘦，倦怠无力；胃气郁质者，多情绪抑郁，多愁善感；胃阳虚质者，多形寒肢冷，面色淡白。

8. 现代检查

现代科学的各项检查方法，是望、闻、问、切的发展与延伸，故同样可以作为胃质辨别的依据。如胃湿热质多有幽门螺杆菌感染；X 线检查提示胃呈垂直钩状或胃下垂，是胃气虚（气陷）质的重要依据；胃动力障碍为胃气郁质的重要表现；胃镜下发现的息肉、疣状增生、平滑肌瘤等都是胃瘀血质的证据。

（四）胃质可调

中医体质学说认为，体质的稳定性是相对的，而后天的各种环境因素、营养因素、精神因素又使体质具有动态可变性。胃质的形成是先天和后天因素长期共同作用的结果，既是相对稳定的，又是动态可变的。因此，在亚健康状态下，针对各种胃质的偏颇，及早采取相应措施纠正或改善其某些偏颇，促使"潜病未病态"向"健康未病态"转化，从而预防胃病发生，即《内经》"不治已病治未病"之旨。调节和纠正胃质的方法有饮食调节法、体育调节法、药物调节法和心理调节等。

1. 胃正常质

胃正常质者，要保持良好的生活习惯，注意调养脾胃，做到饮食有节，饥饱有度，寒热适中，营养全面，清洁卫生，生活规律，心情平和，劳逸结合，坚持锻炼，以保证脾胃调和，身体健康。

2. 胃气虚质

（1）饮食调节

胃气虚者多兼有脾气虚弱，故饮食不宜过于滋腻，应选择营养丰富且易于消化的食品。饮食调养可选用具有补脾健胃益气作用的食物，如山药、扁豆、粳米、小米、薏苡仁、香菇、胡萝卜、红薯、土豆、牛肉、兔肉、猪肚、鸡蛋、鸡肉、比目鱼、黄鱼等。

（2）运动调节

胃气虚者可选择一些比较柔和的传统运动功法，如太极拳、八段锦、六字诀、易筋经、气功等。瘦长体型者要加强腹部肌肉的锻炼，如仰卧起坐等，以预防胃下垂发生。

（3）药物调节

健脾益胃，培补中气。常用的药物有人参、黄芪、党参、白术、山药、茯苓等。代表方为六君子汤、补中益气丸、七味白术散等。

3. 胃阳虚质

（1）饮食调节

胃阳虚者应少吃生冷黏腻之品，即使在盛夏也不要过食寒凉之物。宜适量多食一些具有温中补阳的食物，如羊肉、猪肚、鸡肉、狗肉、鹿肉、虾、黄鳝、刀豆、韭菜、茴香、核桃等。

（2）运动调节

胃阳虚者应选择暖和的天气进行户外锻炼，传统体育中的一些功法、适当的跳跃运动（如跳绳等）可以振奋阳气，但运动量不可过大，以防汗多伤阳。可自行按摩气海、足三里、涌泉等穴，以助补阳气。

（3）药物调节

温补中阳，建中益胃。常用的药物有黄芪、饴糖、附子、干姜等。代表方为理中丸、黄芪建中汤、温中调胃汤等。

4. 胃阴虚质

（1）饮食调节

胃阴虚者应少吃辛辣及性热之品（如狗肉、羊肉等），不宜多食烤炙食物。应选择食用一些清补胃阴之物，如芝麻、糯米、绿豆、乌贼、龟、鳖、海参、海蜇、鸭肉、猪皮、银耳、豆腐、梨、甘蔗等。

（2）运动调节

胃阴虚者阳气偏亢，不宜进行剧烈强度的运动，以免出汗过多，损伤阴液。静气功锻炼对人体内分泌的双向调节，能促进脾胃运化，增加津液的生成，改善阴虚质。

（3）药物调节

生津养胃，滋阴清热。常用的药物有北沙参、麦冬、玉竹、生地、石斛等。代表方为沙参麦冬汤、六味地黄丸、润中调胃汤等。

5.胃气郁质

（1）心理调节

胃气郁者应培养开朗豁达的性格，主动参加社会活动，多听轻松音乐，保持健康心态，以达到心情舒畅，气机调和。

（2）饮食调节

胃气郁者应可选择食用一些理气解郁、调理脾胃功能的食物，如大麦、荞麦、刀豆、蘑菇、豆豉、萝卜、洋葱、苦瓜、丝瓜、柑橘等。

（3）运动调节

胃气郁者应增加户外运动，可坚持进行较大的运动锻炼，大强度、大负荷的发泄性运动，如跑步、登山、游泳、打球、武术等，能疏泄肝气，舒畅情志，改善睡眠。体育游戏（如下棋、打牌、气功、瑜伽）有解郁悦神、调畅气机的作用。

（4）药物调节

疏肝解郁，行气和胃。常用的药物有柴胡、郁金、川楝子、佛手、香附等。代表方为逍遥散、越鞠丸、疏肝调胃汤等。

6.胃湿热质

（1）饮食调节

胃湿热者宜食清利化湿的食品，如薏苡仁、小米、莲子、赤小豆、绿豆、鸭肉、鲫鱼、冬瓜、丝瓜、葫芦、苦瓜、西瓜、黄瓜、芹菜等。少食辛辣燥烈、大热大补之品，如辣椒、姜、狗肉、羊肉等，不宜吸烟和饮酒。

（2）运动调节

胃湿热质为湿浊内蕴、阳气偏盛，适合做较大强度和较大运动量的锻炼，如中长跑、游泳、爬山、各种球类、武术等，可以消耗体内多余的热量，排泄多余的水分，达到清热除湿的目的。

（3）药物调节

清化湿热，运脾助胃。常用的药物有黄连、黄芩、芦根、茵陈、田基黄等。代表方为连朴饮、甘露消毒丹、清化调胃汤等。

7.胃蕴热质

（1）饮食调节

胃蕴热者饮食宜清淡，多吃寒性食物，如豆腐、青菜、莴笋、芹菜、银耳、苦瓜、丝瓜、冬瓜、绿豆、赤小豆、西瓜、鸭肉、鸭蛋等。少吃辣椒、花椒、胡椒、大蒜、姜等辛辣之品，忌食狗肉、羊肉、鹿肉等热性食物。禁喝白酒。

（2）运动调节

热性体质者多为燥热亢奋，体育锻炼以柔缓清静或动静结合的运动为佳，如散步、太极拳、八段锦、六字诀、气功、瑜伽等。运动时不宜出汗过多，运动后要注意及时补充水分。

（3）药物调节

清泄胃热，育阴养胃。常用的药物有大黄、黄芩、山栀、蒲公英、牡丹皮等。代表方为清胃散、泻黄散、清中调胃汤等。

8. 胃瘀血质

（1）饮食调节

胃瘀血质为胃络血行不畅或瘀血内阻，应选择食用具有活血化瘀功效的食物，如黑豆、黄豆、山楂、香菇、茄子、油菜、木瓜、红糖、黄酒、葡萄酒、白酒（少量）。

（2）运动调节

适当的体育运动有益于促进气血运行，故胃瘀血者应坚持经常性锻炼，但运动量不宜过大。可根据兴趣爱好选择易筋经、保健操、导引、按摩、太极拳、太极剑、五禽戏、健身操等。步行健身法能够振奋阳气，促进全身气血运行。

（3）药物调节

活血化瘀，疏经通络。常用的药物有三七、莪术、五灵脂、蒲黄、刺猬皮、鸡内金等。代表方为血府逐瘀汤、逐瘀调胃汤、云南白药等。

（五）辨胃施养

健康和长寿是人们的永恒追求。养生即保养生命之意，对于预防疾病，提高人类健康水平和延年益寿，有着十分重要的意义。历代医籍文献中有大量关于养生保健的理论和方法，其中均强调饮食调节、顾护脾胃的重要性，认为"人以胃气为本"。正如《医学入门》所说："保全脾胃可长生。"脏腑的盛衰，主要取决于胃气的强弱，胃气强则五脏俱强，胃气弱则五脏俱弱。中医养生的原则包括顺其自然、形神共养、调养脾胃、保精护肾等，但以调脾养胃最为重要。如《脾胃论》指出的"养生当实元气""欲实元气，当调脾胃"。明代旴江医家龚廷贤效法东垣之论，提出老年养生秘诀："凡年老之人当以养元气健脾胃为主。"

养生先养胃，如何养胃？千篇一律的方法与中医学养生思想是背道而驰的。何老师认为养胃要因人而异，因人制宜。他根据不同的体质、不同的胃质，采用不同的养胃方法，创制了一系列的养胃茶和养胃粥。如益气调胃茶用于胃气虚质，滋阴养胃粥、养阴调胃茶用于胃阴虚质，清化调胃茶用于胃湿热质，清热调胃茶用于胃蕴热质，活血调胃茶用于胃瘀血质等。研究表明药茶可以改善胃质的偏颇，恢复胃纳脾运的功效，从而达到却病延年、强身健体的目的，值得临床推广应用。因此，开展胃质的研究，对于弘扬中医学养生理论，促进科学养生，预防疾病，提高人类健康水平具有重要意义。

（六）辨胃施护

"有胃气则生，无胃气则死。"前贤们治疗疾病时十分重视保护胃气，如李中梓在《医宗必读》中说："犹兵家之饷道也，饷道一绝，万众立散。胃气一败，百药难施。"又如张介宾《景岳全书》所言："凡欲察病者，必须先察胃气，凡欲治病者，必须常顾胃气；胃气无损，诸羔无虑。"医圣张仲景是治病注重和胃固本的楷模，常用调和脾胃的甘草、大枣、生姜为使佐，以顾护胃气。《伤寒论》的 113 首方剂中，使用了甘草的有 70 首，使用了大枣的有 40 首，使用了生姜（干姜）的有 63 首。所以，临床治病用药时应把"保胃气"作为重要的治疗原则。

体质是"证"的未病形式，体质的偏颇是病证潜在状态。何老师认为胃质即是胃的病证之病理土壤。胃质是胃的形态和功能相对稳定的特殊状态，必然会成为制约和影响疾病发生、发展、变化的基本要素，胃质的差异性决定着胃病发生、发展、转归、预后上的差异性。如胃阳虚质易发生脾胃阳虚证，胃气虚质易发生中气下陷证，胃蕴热质易发生胃实火证，胃气郁质易发生肝胃不和证，胃瘀血质易发生胃络瘀滞证。

由于胃质的差异性，所以中医对胃病的诊断要辨病、辨证与辨胃质三者相结合，治疗胃病立法用药，就不仅要考虑致病因素，更要注意其胃质的类型和状态，既要有效地治疗疾病，又要纠正病理胃质，用药时应避免对胃质的不良影响。顾护脾胃时应用佐使药，须因胃而异，辨证用药，如胃蕴热质少用或慎用性温的生姜和干姜，胃湿热质少用慎用滋腻的甘草和大枣。饮食的忌宜，同样要因人而异，根据患者不同的胃质，指导其不同的食疗方法。

二、肠质学说

何老师曾师从于著名中医学家、中医体质学创始人王琦教授，继承其学术思想并加以发挥，将体质理论广泛应用于胃肠病的防治，提出了许多独到的学术见解。他首创"胃质学说"并应用于胃病的防治取得明显的成效。他又用十几年时间致力于"肠质"的研究，获得不少新的发现，总结的肠质理论正指导着防治肠道疾病的临床实践。

（一）肠质的概念

体质是个体生命过程中，在先天遗传和后天获得的基础上表现出的形态结构、生理功能和心理状态方面综合的、相对稳定的特质。脏腑是构成人体、维持人体生命活动的中心，脏腑盛衰决定体质强弱，所以脏腑的阴阳气血之偏颇和功能活动之差别，是构成并决定体质差异的最根本因素。《灵枢•本脏》说："五脏者，固有小大、高下、坚脆、端正、偏颇者；六腑亦有小大、长短、厚薄、结直、缓急。"据此，何老师继创"胃质学说"后，又发现肠病的发生、发展及复发与体质关系密切，通过纠正和改善偏颇的肠质，可有效地预防肠病的发生和复发，逐步形成了独特的肠质理论，进一步充实丰富体质学说内容。

何老师认为肠质是指大小肠在先天遗传和后天获得的基础上形成的形态结构和生理功能相对稳定的特质。《灵枢•论痛》说："肠胃之厚薄坚脆亦不等。"每个人的大小肠结构存在大小、长短、厚薄、曲直之殊，功能存在强弱、动静、快慢之别，所以人与人之间肠质有一定的差异。如有的人冬天裸体泡在冰中数小时安然无恙，有的人腹部稍受寒凉则腹痛、腹泻、肠鸣；有的人进食大量辛辣食物无不适，有的人稍食辛辣之品，就出现肛门灼痛、便秘，甚至便血；有的人情绪剧烈波动就腹痛腹泻；有的人进食少量海鲜就会腹痛腹泻；有的家族中，结肠多冗长，易患肠胀气、肠痉挛、肠扭转；有的家族中结肠息肉、结肠癌的发病率极高。由此可知，肠质的差异性是客观存在的。

（二）肠质的形成因素

肠质是在个体遗传的基础上，在内外环境的影响下，在生长发育的过程中逐渐形成的。先天禀赋是肠质形成的基础，种族、家庭因素起着重要的作用。世界东西方黄、白、黑、棕等不同的人种，肠质存在一定的差别，如溃疡性结肠炎不同的种族间发病率有所差异，好发于欧洲和美洲人；欧美人患麦胶肠病的亦不少，易出现乳糜泻。肠质也有明显的家族遗传倾向，据欧美文献统计，溃疡性结肠炎患者的直系血缘亲属中，有15%～30%发病。后天各种因素如生活环境、饮食习惯、起居作息和精神情志等综合影响肠质形成和变化。东、南、西、北、中不同方域，气候、水土、饮食、习俗的差异，形成不同的群体体质差异，肠质也有所差别，易发肠病也有所不同。如西方国家的人以高脂肪高蛋白饮食为主，结肠癌的发病率较以高纤维饮食为主的东方人高。饮食与肠质形成关系最为密切：嗜好辛辣烤炙者易出现肠燥热质；嗜食肥腻厚味、吸烟酗酒者易形成肠湿热质；嗜好冷饮寒凉食物者易出现肠寒湿质。生活起居亦影响肠质的形成，如长期熬夜少寐者易形成肠燥热质，长期情志忧郁者易形成肠气郁质和瘀血质。中国人随着生活水平提高，高脂肪高蛋白饮食增加了，肠湿热质和肠瘀血质者也有所增加，导致溃疡性结肠炎、肠息肉的发生率也有所提高。因此，肠质形成是先、后天多种因素长期共同作用的结果。

（三）肠质的分类

何老师认为人与人之间存在脏腑的大小、坚脆、虚实、强弱、阴阳、寒热的差异，从而导致了个体的体质差异。人群中大小肠也存在着形态和功能的差别，肠质的差异是客观存在的。何老师根据多年临床观察和调查研究，认为常见的肠质有如下七种。

1. 肠正常质

饮食平和，适应性强；腹无不适，耐寒耐热；大便定时畅通，干湿适中，肛门舒适；精力旺盛，面色华润。舌质淡红，苔薄白，脉平和。

2. 肠燥热质

嗜食辛辣烤炙，不喜蔬菜及饮水，或熬夜少寐。大便干燥，排便不畅，数日一行，便无定时；肛门灼热，或痔疮出血；口干口苦，面生痤疮，心烦寐差。舌质红，苔黄而干，脉细数。

3. 肠气郁质

情志抑郁，善忧多疑，或急躁易怒，胁腹痞闷，肠鸣，喜叹气，嗳气矢气则舒；大便不调，时溏时结，便无定时，排便不畅，肛门缩紧。舌淡暗，苔薄，脉弦。

4. 肠湿热质

嗜食肥腻厚味，吸烟酗酒；腹部胀闷，大便黏滞挂厕，排便不爽，时夹黏液；肛周潮湿，肛门灼热；身倦困重，口黏口苦，小便短赤。舌质红，苔黄腻，脉滑数。

5. 肠寒湿质

偏食生冷，或久居湿地，或进寒药过度。腹冷喜温，肠鸣辘辘，大便不实，次数增多，遇寒易泻；肛门坠重，约束无力；面白形寒，四肢不温，疲乏易倦。舌淡胖，苔白或白滑，脉细缓。

6. 肠瘀血质

性格内向，面色晦暗，口唇黯淡，皮肤色素沉着；时有腹痛，部位固定；大便欠调，排便不爽；痔疮时发，肛门作痛。舌质青紫有瘀点瘀斑，舌下络脉迂曲，脉涩。

7. 肠特禀质

先天禀赋失常，有家族性遗传倾向，环境及饮食适应力差；遇所过敏食品如鱼虾、牛奶、蛋、酒或药物等，则腹痛、腹泻发作。

（四）肠质与体质的关系

何老师认为，人是一个有机的整体，大小肠各是人体五脏六腑之一，一般情况下肠质与体质相一致，即有什么样的体质，就有什么样的肠质。例如气郁型体质者，肠质也多属气郁质；湿热型体质者，肠质多为湿热质。肠质与体质具有同一性。但是同一个人各脏腑的阴阳盛衰、气血虚实、功能强弱有所不同，存在相对优势或劣势，所以有时肠质与体质之间也有不一致，存在着差异，甚至可完全相反，临床上表现为体热肠寒、体寒肠热、体实肠虚和体虚肠实等复杂状况。如有的人平素口燥咽干，口舌生疮，心烦失眠，舌红苔少，属阴虚体质；但腹冷喜温，遇寒易泻，肠鸣辘辘，属于体热肠寒。有的人面白形寒，四肢不温，神疲体倦，为阳虚体质；但又常大便燥结，排便艰难，痔疮出血，肛门灼热，属于体寒肠热。有的人精神不振，疲乏无力，气短懒言，动则汗出，属气虚体质；但又经常下腹胀闷、大便秘结，矢气频频，为体虚肠实。有的人体型肥胖，大腹便便，胸闷身重，痰多苔腻，属痰湿体质；但又见大便不实，次数增多，肛门约束无力，为体实肠虚。因此，临床上常有体质与肠质的不一致性。通过这种差异性和特殊性的研究，对复杂难治性肠病的防治具有重要意义。

何老师把人体常见的胃质大致分为8种，即胃正常质、胃气虚质、胃阳虚质、胃阴虚质、胃气郁质、胃蕴热质、胃湿热质、胃瘀血质等。他认为胃肠结构上下相连，功能相辅相成，疾病息息相关，故胃质与肠质一般情况下是相一致的，如胃阴虚质者多见肠燥热质，胃阳虚质者多见肠寒湿质。但是临床上也可见到胃寒肠热、胃热肠寒、胃实肠虚、胃虚肠实的现象。因此，认识胃质与肠质之间的同一性及差异性，对胃肠疾病病理机制的认识就更加全面，在疾病防治中更具有针对性和灵活性。

（五）肠质与肠病的关系

体质与疾病之间有密切的关系，肠质是肠病发生的基础。由于肠质的不同，导致了肠道对各种致病因素的反应性、亲和性和耐受性不同，肠道疾病的发病倾向也不一样，发病后表现的证候性质也各有别。何老师根据多年的临床观察，总结出不同肠质者易患的疾病倾向是：肠燥热质者，易患便秘、痔疮、肛裂等；肠气郁质者，易患肠易激综合征、胃肠胀气症、功能性腹痛、慢性肛门直肠疼痛综合征等；肠虚寒质者，易患慢性腹泻、吸收不良综合征等；肠湿热质者，易患痢疾、慢性溃疡性结肠炎、慢性肠炎等炎症性肠病；肠瘀血质者，易患肠息肉、克罗恩病、肠道肿瘤等。过敏性肠病如过敏性肠炎、小肠过敏性紫癜、乳糜泻等只发生于肠特禀质者。

偏颇的肠质是未病的亚健康状态，是疾病证候产生的病理土壤。肠质的偏颇往往决定着肠道对某些致病因素的易感性和发病后病变类型的倾向性，从而影响着疾病的证候类型。在发病因素方面，肠气郁质者常常在受到强烈的精神刺激后诱发肠病，肠寒湿质者易感受寒湿之邪致腹痛腹泻，肠湿热质者最易感受湿热疫毒而患痢疾、肠炎。在证候类型方面，肠燥热质者，患肠病后多出现肠腑实热、阴虚肠燥等证；肠气郁质者，患肠病后多出现肠腑气滞、肝郁气滞、肝脾不和等证；肠寒湿质者，患肠病后多出现中焦虚寒、脾肾阳虚等证；肠湿热质者，患肠病后多表现为肠道湿热证；肠瘀血质者，患肠病后多表现为肠络瘀阻证。肠质与证候的演变也有密切的关系，如同样是湿邪致病，肠燥热质者易从阳化热，出现肠湿热证；肠寒湿质者易从阴化寒，出现肠寒湿证。所以说，肠质是肠病发病、证候形成、病理演变的重要内在依据。

（六）肠质的调养

针对各种偏颇的肠质，通过饮食、运动、起居、药物及精神调摄等手段，就可能纠正或改善其偏颇，促使亚健康状态向健康状态转化。通过调养改善和纠正偏颇肠质，具有两方面的意义。一是"治未病"。上工治未病，在肠道未病状况下，纠正偏颇的肠质，改造肠病发生的土壤，就可以有效地预防肠病的发生，正如《素问·四气调神大论》所说："是故圣人不治已病治未病，不治已乱治未乱。"二是"防复发"。慢性肠病大多具有反复发作的特点，偏颇的肠质是肠病复发的内在依据，调养肠质能改善肠道内部环境，消除肠病滋生的病理基础，增强肠道对致病因子的抵抗力，从而阻止或减少肠病的复发。

1. 饮食调养

《素问·痹论》云："饮食自倍，肠胃乃伤。"伤食是肠病最为重要的致病因素，也是肠质形成最重要的后天因素，所以节制饮食是调养肠质最有效、最重要的途径。饮食调养的基本原则是食饮有节，谨和五味，寒热适宜，因人而异。谷、菜、肉、瓜、果均有寒热温凉之区别，针对不同的肠质者，指导制定个体化的饮食宜忌，若能持之以恒，则必有成效。

2. 起居调养

有规律的周期性变化是宇宙间的普遍现象，从天体运行到人体生命活动，都有内在的规律或节律。因此，合理安排日常活动，使之有序化，如《素问·上古天真论》所说"和于阴阳，调于四时"，则能维系机体脏腑功能的协调统一，保持心身健康。起居失常是肠病的重要病因之一，如大便不定时、无规律，熬夜少睡是导致大便秘结的常见原因；久居湿地易感受湿寒，久坐少动易发生痔疮等。所以要纠正肠质的偏颇，必须指导患者克服陋习，养成良好的生活作息习惯。

3. 精神调养

肠胃是人体情绪之"镜"，肠病与精神情志关系极为密切。如肠易激综合征、胃肠胀气症、功能性消化不良、溃疡性结肠炎等肠病的发生发展与情志变化息息相关。精神调摄是改善肠质的重要环节，尤其对于肠气郁质者，更要进行心理情志的疏导，克服抑郁、焦虑、急躁等不良心理，鼓励积极参加有益心身的娱乐活动，逐渐养成乐观、开朗、健康的性格。

4. 运动调养

运动是肠胃生理活动的基础。适度的体育锻炼可以促进胃肠运动，帮助消化吸收，增强胃肠免疫，减少肠病的发生。运动能增进肠气郁质、肠瘀血质者的气血运行，能振奋肠寒湿质者阳气宣发。故指导患者选择合适的体育运动，动静结合，形神兼练，对改善体质、预防肠病是有益的。

5. 药物调养

在辨认并确定肠质类型的基础上，针对肠质的偏颇，适度应用中药或针灸，补虚祛实、调理气血、平衡阴阳，以扶正纠偏，具有良好的调整肠质作用。何老师常综合应用汤剂、丸剂、散剂、膏方和茶饮等多种手段，因人制宜，因时制宜，分步施治。他创制的系列"养肠茶"，使用方便，价格便宜，深受患者喜欢。他和学生们也常常应用针刺、艾灸、脐贴、耳穴贴压等方法纠正肠质的偏颇，效果明显。

三、脾营学说

《素问·五脏别论》曰："五脏者，藏精气而不泻也。"五脏的共同特点是化生和贮藏精气，如心藏神，肺藏气，肝藏血，肾藏精。《素问·灵兰秘典论》曰："脾胃者，仓廪之官，五味出焉。"脾为"仓廪之官"，必有所藏。所藏是何物？以往的各版中医院校教材《中医学基础》均未阐明，其藏象学说理论体系尚欠完整性，教学中常常遇到同学们的质疑。《灵枢·本神》曰："脾藏营，营舍意。"《素问·六节藏象论》曰："脾、胃……者，仓廪之本，营之居也。"可见《内经》已明确提出了"脾藏营"的概念，但这一重要内容却长期被忽略了。何老师曾在《上海中医药杂志》1989 年第 6 期发表了学术论文《试论脾藏营》，并于 2000 年率先将"脾藏营"内容写进了他主编的全国中等中医药教育规划教材《中医基础学》。

（一）营的含义

何老师认为营的含义主要有二：一是水谷精气；二是营气。水谷精微，即指饮食物经过脾胃消化而化生的营养精华物质，包括蛋白质、糖、脂肪、维生素、无机盐、水、纤维素等七大营养素，是维持人体生命的最基本物质。营气，运行于脉中，是血液的重要组成部分，可分不可离，故又被称为"营血"。"营出中焦"，"营气"乃由脾胃运化和贮藏的水谷精微所化生，运行于血脉中。故何老师认为，"脾藏营"的"营"，主要是指水谷精气，可生成气（包括营气）、血、精、津液，可营养全身五脏六腑、形体官窍。脾藏之营是源，脉中之营气是流。

（二）脾营的生成

"荣者，水谷之精气也。"《素问·痹论》已明确指出营为水谷之精气。《脾胃论》也说："胃气者，谷气也，荣气也。"可见，营是由饮食水谷所化生的。《素问·经脉别论》曰："饮入于胃，游溢精气，上输于脾，脾气散精，上归于肺。""食气入胃，散精于肝。"食物进入胃后，经胃的消磨，脾的运化，而化生为水谷精微，再通过小肠的吸收、肝的散精、肺的输布而到达全身，以营养机体，化生气血。何老师认为"谨和五味"，平衡膳食是维持机体生命需求的保证，也是"营"得以生成和代谢的物质基础。

（三）脾营的生理功能

何老师根据《内经》《脾胃论》等著作对营的论述，把营的功能归纳为营养全身、化生诸气、化生血液、化生津液、化生阴精等五个方面。

1. 营养全身

《素问·痹论》说："荣者，水谷之精气也，和调于五脏，洒陈于六腑，乃能入于脉也，故循脉上下，贯五脏，络六腑也。"营为水谷之精气，对全身脏腑组织、四肢百骸具有重要的营养作用，为生命活动能量的来源。《诸病源候论》曰："水谷之精，以养脏腑。"营生于脾胃，若脾胃虚弱，生化无源，脾营亏虚，脏腑失养，功能减弱，则百病由生。如《灵枢·本神》所言："脾藏营，营舍意。脾气虚则四肢不用，五脏不安。"

神是人体生命活动的主宰，精、气、血、津液是产生神的物质基础，而精气血津液来源于脾胃生化的水谷之精气，故《灵枢·平人绝谷》说："神者，水谷之精气也。"若脾气健运，营血充盈，心神得养，则思维敏捷，思深虑远，记忆牢固；反之，脾失健运，营血亏虚，心神失养，则易健忘、思维迟钝。如《脾胃论》所说："人受气于水谷以养神，水谷尽而神去，故云安谷则昌，绝谷则亡。水去则荣散，谷消则卫亡，营散卫亡，神无所依。"

2. 化生诸气

脾胃纳运结合，将饮食水谷中的营养物质化生为水谷精气，通过脾气升转，将水谷之精上输心肺布散全身脏腑组织和经络，成为人体营气、卫气、宗气、元气的主要来源。如《脾胃论》说："五脏六腑之精气，皆禀受于脾。"元气是人体生命的原动力，来源于先天，滋养于后天。如《脾胃论》说："真气又名元气，乃先身生之精气也，非胃气不能滋也。"元气是从父母禀受的先天之精气，经肾的化生作用和脾胃运化的水谷之精微的滋养而成。宗气是积于胸中之气，由脾胃化生的水谷精气和肺吸入的自然界清气结合而成，脾胃的运化和肺的呼吸功能强弱直接影响着宗气的盛衰。脾营也是营气、卫气的生成之源头。《灵枢·营卫生会》曰："人受气于谷，谷入于胃，以传于肺，五脏六腑，皆以受气。其清者为营，浊者为卫。营在脉中，卫在脉外。"可见，营气由脾胃运化的水谷精气中的精专部分化生，行于脉内，营养全身；卫气由水谷精气中的慓疾滑利部分化生，行于脉外，防卫御邪。所以，脾营为诸气之本，脾胃健运是维护身体健康、防止疾病最为重要的保证。如《脾胃论》说："养生当实元气，欲实元气，当调脾胃。"

3. 化生血液

《灵枢·决气》说："中焦受气取汁，变化而赤，是谓血。"所受的"气"，主要是指水谷中的精专之气，即营气；所取的"汁"，即津液。营和津液都是源于脾胃运化的水谷精微。正如《灵枢·邪客》所言："营气者，泌其津液，注之于脉，化以为血，以荣四末，内注五脏六腑。"营经过脾的转输，上输心肺，在肺吐故纳新之后复注入心脉，与脉中的其他成分一起化赤而为血，成为血液中的主要营养物质。

4. 化生津液

津液来源于饮食水谷，水谷包括了"水（饮）"和"谷（食）"两个部分。谷中精华生成气血，水则生成人体中津液。《灵枢·邪客》言："营气者，泌其津液。"营是人体津液的源头，如《素问·六节藏象论》说："五味入口，藏于肠胃，味有所藏，以养五气，气和而生，津液相成。"津液的生成，主要是通过脾、胃、小肠、大肠和肺等器官共同完成。《素问·经脉别论》说："饮入于胃，游溢精气，上输于脾，脾气散精，上归于肺，通调水道，下输膀胱，水精四布，五经并行。"胃主受纳，游溢精气而吸收水谷中的部分津液；小肠主液，泌别清浊，吸收大量水液；大肠主津，在传导过程中吸收食物残渣中的部分水液。胃、小肠、大肠吸收的水液，一起上输于脾，通过脾的散精作用，布散于全身以滋润机体。

5. 化生阴精

精分先天之精和后天之精。先天之精禀受于父母的生殖之精，后天之精来源于脾胃运化的水谷之精。人出生之后，通过脾胃运化，不断地吸纳水谷之精微，以充养五脏，故《脾胃论》说："五脏六腑之精气皆禀受于脾。"脏腑代谢化生精气，盈者秘藏于肾，如《素问·上古天真论》所言："肾者主水，受五脏六腑之精而藏之。"精属阴，能濡润脏腑、生髓化血、促进生长。营也属阴，能泌津化血、营养脏腑、滋养周身。营能养精，精能生血，精血同源，故精营同属。

脾为阴土，为"阴中之至阴"。阴阳可分，脾也有脾阴脾阳之分。脾藏营，营属阴。脾藏之营是脾阴的重要组成部分，脾阴是脾气运化功能相互依存的物质基础。临床上，脾营虚证往往兼见脾阴虚症状，脾阴证者又常常并见脾营不足。

（四）"脾藏营"的生理机制

深入对"脾藏营"理论的揭示，首先要探明中医学"脾"的实质。何老师经过严谨考证，认为《内经》中的"脾"是现代解剖学中的"胰腺"。如《素问·玉机真脏论》说："脾为孤脏，中央土以灌四旁。"胰腺位于胸腹正中央，与《内经》脾居中央的记述完全一致。《素问·太阴阳明论》说："脾与胃以膜相连。"通过解剖得知，胰腺在胃之下紧密相连，并且胰管与小肠相连通，然而现代解剖学的脾脏与胃肠并不紧密相连。《医贯》《医碥》《医学总枢》等著作形容脾的形态为"刀锋""刀镰""犬舌"，均与胰腺的形态很相似。

《内经》指明水谷入胃后，脾具有消化、吸收、输布水谷精微的生理功能。后世医家将脾对水谷的生理功能归纳为"脾主运化"，指的是脾能将水谷化为精微，并且布散精微至机体各处，如《医门法律》所说："盖人之饮食，皆入于胃而运以脾。"胰腺对于机体消化系统正常运转有重要作用，具有外分泌和内分泌的双重功能，外分泌腺可以分泌多种消化酶有助于水谷的消化，内分泌腺可以分泌胰岛素、胰高血糖素、胰多肽、生长抑素、血管活性肽等多种激素，调节机体营养物质的代谢。胰腺的外分泌与内分泌功能对于人体食物代谢和能量代谢起着主导作用，正如《医贯》所言"夫五脏六腑之精，皆禀受于脾土"。由此可见，脾对于人体消化系统起着至关重要的作用，真可谓是"后天之本"。

现代生物化学表明，脂肪、糖原、腺苷三磷酸（ATP）等是体内能源物质的主要储存形式。脂肪的主要功能是贮存能量及氧化供能；肝糖原、肌糖原也是重要的储能形式，当血糖下降时糖原可分解成葡萄糖释放入血以维持血糖含量的恒定。ATP 是体内又一重要贮能物质，当能量过剩时，可通过 ATP 将高能磷酸键转移给肌酸，肌酸和磷酸合成磷酸肌酸（CP）而进行贮存。中医藏象之脾，具有运化、生气、生血、统血、升清等多项生理功能，是西医学胰、胃、小肠、大肠、脾、肝、胆等多个实质脏器多重功能的组合，是主要包括消化系统及与能量代谢等相关器官的功能系统。脂肪、糖原和 ATP等储能物质来源于水谷之精微，而水谷精微有赖于脾胃的纳运，脾胃健运则生化有源，能量充足，仓有所藏。脾营充盈，能量充足，气血盛旺，脏腑强盛，表现为精力充沛，思维敏捷，四肢健壮有力。所以说"脾藏营""脾为仓廪之官"。

（五）"脾藏营"的病理变化

《脾胃论》说："内伤脾胃，百病由生。"脾的病理变化除了表现在运化无权而致消化吸收功能失常及水湿潴留、统血无权、清阳不升等方面外，还可以出现脾藏营功能失调，如脾营亏虚，则贮能不足，而发生能量供应不足的营养不良症；脾失健运，水谷精微不得布散，则堆积体内，生成湿、浊、痰、膏等，而发生肥胖症、脂肪肝、高脂血症、糖尿病、高尿酸血症等代谢性疾病。脾藏营失常的病证有脾营虚证及脾营不运证。

1. 脾营虚证

（1）定义

脾营虚证指的是脾藏营不足，身体失于营养的病证，以营养不良，机体失养为临床特征。西医学中的营养不良性疾病、小儿生长发育不良、低蛋白血症、低血糖症、消瘦症等多属于脾营虚证的范畴。

（2）临床表现

形体消瘦，面色萎黄，肌肉松弛或痿弱，甚则大肉尽脱，气短懒言，头晕，精神疲乏，四肢懈惰。小儿生长发育不良。舌质淡，苔薄白，脉虚无力。

（3）成因

导致脾营虚的常见原因有三：一是食物中营养物质缺乏，或小儿喂养不当，营养摄入不足；二是饮食不节或劳倦思虑致脾失健运，便溏腹泻，水谷精微不能吸收，脾营化源不足；三是久病、重病、恶性肿瘤或寄生虫病等因素消耗太过，脾营耗损。

（4）病机

"营"乃营养物质，具有对全身脏腑组织的营养作用。脾营虚证的主要病理变化为营养缺乏，机体失养。脾营虚少，生化失源，气血精津液均不足，脏腑失于滋养而精神疲惫、头晕；四肢肌肉缺乏营养，则形体消瘦、肌肉松弛、四肢懈惰，甚至大肉尽脱。营养缺乏，肾精失充，致生长缓慢，身材矮小。舌质淡、脉虚无力等均为脾虚之象。正如《灵枢·本神》言："脾藏营，营舍意，脾气虚则四肢不用，五脏不安。"

（5）类证鉴别

脾营虚证要与脾阴虚证和脾气虚证鉴别。

脾营证和脾阴虚证二者均可有形体消瘦、皮肤干燥、疲惫乏力、脉虚弱等。阴虚生内热，故脾阴虚证常出现口干舌燥、胃脘灼热、嘈杂、大便便结、舌红少津、脉细数等阴虚内热之象，而单纯的脾营虚证多无明显热象。

脾营虚证和脾气虚均表现为四肢懈惰、精神疲惫、脉虚弱等中气虚弱的症状，但脾营虚证多为机体失养，形体消瘦、肌肉松弛、皮下脂肪少、皮肤干燥等营养不良的表现；而脾气虚证则必有少气懒言、纳差、食后腹胀、大便溏薄等脾失健运的症状。脾气虚则脾消化、吸收等功能减弱也可导致脾营虚，故临床上脾营虚与脾气虚常常并见。

（6）转归

水谷精微极具营养，若脾运化失司，水谷精微不能吸收，脾营亏虚，机体失养，容易导致营养不良性疾病，引起气血亏虚，脏腑虚弱。若脾运化蛋白质障碍，机体对蛋白质吸收减少，则形成低蛋白血症；若脾运化糖类障碍，机体对糖类吸收减少，则形成低血糖症等。

（7）治疗

治法：健脾益营。

代表方：健脾益营汤（太子参、白术、山药、莲子肉、茯苓、薏苡仁、白扁豆、葛根、大枣、山楂、鸡内金、陈皮）。

本方系何老师的经验方，由参苓白术散化裁而来。方中太子参为君，既能补益脾气，又可滋养营阴。白术、茯苓祛湿以健脾；山楂、鸡内金开胃消食则生化有源；山药、白扁豆、莲子肉、薏苡仁、葛根、大枣等性味甘平、性质柔润，既有健脾之功，又富有营养，药食两用，是健脾益营之佳品；陈皮理气和中，使补而不滞。可加百合助补脾营，加谷芽、麦芽消食助运。

何老师提出本证治疗必须注意三点：一是要重视原发病的治疗，祛除导致脾营虚的致病因素；二是要注意脾胃的调理，只有脾胃健运，才能生化有源；三是要注意饮食的调节，合理增加食物的营养。

2. 脾营不运证

（1）定义

脾营不运指的是脾失健运，散精障碍，导致营滞不化，生成痰湿膏浊，堆积体内为患的病证，以形盛体弱为临床特征。肥胖、脂肪肝、高脂血症及高尿酸血症等多属于脾营不运证范畴。

（2）临床表现

形体肥胖，大腹便便，倦怠无力。痰湿型兼见胸闷脘痞，肢体沉重，舌苔腻，脉弦滑。气虚型兼见少气懒言，动则汗出，形寒嗜卧，舌淡苔白，脉细弱。

（3）成因

导致脾营不运的常见原因有四：一是恣食膏粱肥厚，痰湿滋生，困阻于脾，脾运失健，营蕴不化，变生痰浊；二是劳倦伤脾，脾气受损，运化无力，营滞内积，生成膏浊；三是思虑太过则伤脾，思则气结，或情志忧郁，肝气郁结，脾气郁滞则运化失司，生湿生痰；四是久坐懒动，则气机运行不畅，脾失健运，营阴不得正化，酿生痰湿膏浊。

（4）病机

脾主运化，为人体气化之枢。糖、脂肪和蛋白质等供能物质属水谷精微，而水谷精微的消化、吸收、转运、输布、贮藏、化生等主要依赖脾的运化功能。脾气健旺，则饮食入胃后，经脾的消化、吸收、转输和散精作用，水谷精微布散全身，变化气血，产生能量，以滋养脏腑组织。若脾失健运，则阳气不能布升，气化失司，布散障碍，水谷精微（脂肪、糖、蛋白质等）失于转运和输布，以致营阴不化，蕴聚内停，生浊生痰，成膏成脂。膏脂堆积于体内，发为肥胖症；或沉聚于肝脏，生成脂肪肝；或蕴阻于血脉形成高脂血症及动脉粥样硬化。膏脂属于痰浊，生于脾失健运，故"脾为生痰之源"。膏脂内壅，则体型肥胖，大腹便便；因脾不散精，营阴不运，失于化生气血，供能不足，脏腑组织失养，故形盛而气弱，倦怠乏力。胸闷脘痞、肢体沉重，苔腻脉滑为痰浊内阻之候。少气懒言、动则自汗、形寒嗜卧、舌淡脉弱，为脾气虚弱之象。

（5）类证鉴别

脾营不运最常见的症状是形体肥胖，当与体型壮实之人鉴别。体型壮实之人，虽体态丰腴，但是肌肉坚实，四肢有力，食欲旺盛，精力充足，血脂和肝脏 B 超检查正常，属于正常情况。正如李东垣在《脾胃论》中所言："脾胃俱旺，能食而肥；脾胃俱虚，少食而肥。"

（6）转归

营阴不化，由生理物质转变为病理产物，蕴聚内停化痰为害。如《杂病源流犀烛》所说："流动不测，故其为害，上至巅顶，下至涌泉，随气升降，周身内外皆到，五脏六腑俱有。"或成膏成脂，膏脂堆积于体内，发为肥胖症；或蓄积于肝脏，生成脂肪肝；或蕴阻于血脉，形成高脂血症；或瘀阻脑络，发为中风；或痹阻心脉，形成胸痹；或沉积于四肢关节，造成痛风病。

（7）治疗

治法：运脾散营。痰湿型兼以祛痰化湿；气虚型兼以健脾益气。

代表方：运脾化浊汤（白术、苍术、茯苓、薏苡仁、半夏、泽泻、山楂、决明子、丹参、三七、葛根、荷叶、陈皮）。

本方系何老师的经验方，由六君子汤合平胃散化裁而成。方中白术、茯苓、薏苡仁益中健脾，苍术、半夏、泽泻祛湿运脾，荷叶、葛根升清醒脾，脾健则水谷能运，精微能化；山楂、决明子消食降脂；丹参、三七活血散积；陈皮理气和中。诸药共奏运脾散营消脂之效。气虚明显者可加党参、黄芪等，脘腹胀满者加大腹皮、厚朴等。为了服药方便，可以制成丸药、散药或膏方。

何老师强调本证治疗要综合治理，需注意三点：一是要节制饮食，低脂低糖；二是要加强体育运动，以助脾营运化；三是持之以恒，坚持长时间调治。

四、脾虚生五邪

"内生五邪"，为机体的五种病理反应，是疾病发展过程中由于脏腑阴阳失调、气血津液代谢异常所产生的类似风、寒、湿、燥、火五种外邪致病特点的病理变化。一般认为，内风与肝关系密切，内寒与肾关系密切，内湿与脾关系密切，内燥与肺关系密切，内热与心关系密切。《脾胃论》说："内伤脾胃，百病由生。"脾气虚弱，不仅可内生湿邪，还可导致内风、内寒、内燥、内火的发生，即"脾虚生五邪"。何老师认为脾虚"内生五邪"的治疗关键是健脾益中，常用四君子汤、参苓白术散为基本方加减变化治之，如内风者兼以养血息风，内寒者兼以温中祛寒，内湿者兼以温运化湿，内燥者兼以滋阴润燥，内热者兼以养阴清热。

（一）脾虚生内风

内风，又叫"风气内动"。《素问·至真要大论》说："诸风掉眩，皆属于肝。"因内风与肝的关系密切，故又称"肝风内动"。内风又有虚实之分，实证如肝阳化风、热极生风，多为肝的病理变化；而虚证如阴虚动风、血虚生风等，则与肝脾肾三脏相关。脾气虚弱，气血生化无源，肝无所藏，筋无所养，亦可致虚风内生。小儿慢惊风，又称"慢脾风"，就是由于脾虚生风所致。《小儿药证直诀》曰："小儿慢惊，因病后或吐泻，或药饵伤及脾胃……此脾虚生风无阳之症也。"在临证观察到脾虚生风不仅见于小儿，亦可见于成人。

脾虚生风证，是以脾气虚证兼见手足蠕动，或四肢抽搐，闭目撞头等类风症状为主要表现。其发病原因有先天禀赋不足，或后天喂养不当，或吐泻久作，或大病久病，伤及于脾，导致脾之气阴两虚，阳气衰惫。脾虚生风的病理机制有二。一是脾失健运，筋失所养，虚风内生。脾主运化，为气血津液生化之源，人体全身肌肉筋膜均有赖于气血津液的濡养，如《素问·经脉别论》所说："食气入胃，散精于肝，淫气于筋。"肝筋得以充分濡养，才能运动灵活，强健有力。反之，脾胃虚弱，生化无源，气血不足，津液亏虚，则肝无所藏，筋失其养，而出现筋脉拘挛、伸缩不能自如、手足抽搐等类似于风的病理变化。二是脾气虚则木来乘土，虚风内生。五行之间，相互化生与制约，木克土，风为脾之所不胜，土虚则木旺，肝旺则生风，正如《幼科发挥·急慢惊风》所说："脾虚则土泻生风，此脾土败而肝木乘之。"本证的病理变化是脾虚在先，肝旺在后。临床所见胃肠道疾病并发的低血糖症、低血钙症等，出现的手足抽搐，多属于脾虚生风证。

本证多为脾胃虚证的严重阶段，治疗必求于本，脾虚生风的治疗关键是健脾补中，以培其本。可用参苓白术散或资生丸健脾益气，补血养筋。气虚严重者，可用独参汤大补中气；脾阳虚者，以附子理中汤健运脾阳，佐以钩藤、白芍、天麻、白蒺藜等平肝息风以治其标。药物治疗的同时，应注意饮食的调养。

（二）脾虚生内寒

内寒，是指机体阳气虚衰，温煦气化功能减退，阳不制阴，虚寒内生的病理状态。肾藏命火主一身之阳，内寒的发生与肾阳虚密切相关，而脾宅中阳，脾阳虚亦可导致内寒的发生。脾阳虚又名脾阳不振、中阳不振，因脾虚生内寒，故又被称为脾虚寒证或中焦虚寒证。

此证以中焦阳气衰弱，气化无权，失于温煦为其病理特点，多因脾气虚弱失于治疗而进一步损及脾阳，或肾阳不足失于温煦脾阳所致。脾虚寒证以脾气虚证与虚寒证并见为审证依据，即除脾气虚证的主症外，尚有脘腹冷痛、肢冷畏寒等阳虚的症状。临床主要表现有纳减腹胀，腹痛喜温喜按，久泻便溏，形寒怕冷，四肢不温，面白无华或虚浮，或肢体浮肿，或带下量多而清稀色白。舌质淡胖或有齿痕，苔白滑，脉沉迟无力。若脾阳虚甚，气化无权，不能行水，则水饮内停心下，脘中有振水声，背寒如掌大，胸胁支满，心悸气短。本证常见于胃及十二指肠溃疡、慢性胃炎、胃下垂、胃潴留、慢性肠炎、慢性肾炎等疾病中。

脾虚寒证的治则是温中散寒，健脾益气。附子理中汤为代表方。若饮停心下，宜用苓桂术甘汤温脾以化饮；并见肾阳虚者，应加用助肾阳药，即"益火生土"。

（三）脾虚生内湿

脾为湿土，具有运化水湿之功，恶湿。脾虚生内湿，是脾气虚弱，运化失职，水湿停聚所致，临床以脘腹满闷、泄泻、浮肿等为主要特征。明代吴崑在《医方考·湿门》中指出："湿淫于内者，脾土虚弱不能制湿，而湿内生也。"脾气虚健运失司，水湿不运，困遏脾阳，脾阳失展，阳气不化，湿聚为水，积水成饮，饮凝成痰，而出现一系列的病理变化。

脾虚内湿证以脾的运化无力和水湿停留为特征。脾虚湿困，可生痰饮，则久咳喘息，痰稀量多，或兼有畏寒肢冷及面目浮肿；脾阳不振，水饮不化而积饮于胃，则胃中有振水声，呕吐清水痰涎。治宜温阳健脾化湿，方用苓桂术甘汤、泽泻汤等。脾虚湿困又可表现为泄泻，症见大便溏薄，甚则如水，完谷不化，腹痛腹胀，食少，乏力，舌苔白腻，脉濡或滑，治宜温脾燥湿，方用理中汤或参苓白术散加减。脾虚湿阻为水，可发为水肿，其身肿以腰以下为甚，兼见脘腹满闷不适，纳少，纳后腹胀加重，面色萎黄，神疲乏力，大便溏泄，舌质淡胖有齿痕，苔白滑腻，脉濡，治宜健脾益气，温运脾阳，方用实脾饮或参苓白术散。

（四）脾虚生内燥

内燥，又称"津伤化燥"，是指体内津液不足，人体的各组织器官和孔窍失于濡润而出现一系列干燥枯涩的病理状态。脾为湿土，喜燥恶湿，故脾虚多生湿，但若脾的阴液亏损，也可致燥热内生，出现口干、腹胀、消瘦、便秘等脾阴虚证候。医界多重视脾阳虚和胃阴虚，而常常忽视脾阴虚的辨证论治，如清代医家吴澄在《不居集》中所说："古人理脾健胃，多偏补胃中之阴，而不及脾中之阴，然虚损之人，多为阴火所烁，津液不足，筋脉皮骨，皆无所养，而精神日渐羸弱，百症丛生也。"从事脾胃病治疗中不难发现脾虚内燥证。脾与胃以膜相连，互为表里，嗜食辛热炙煿或过用温燥之药，均可导致胃热，胃中有热或胃阴亏损多累及脾阴，如明代王伦《明医杂著》说："胃火愈旺，脾阴愈伤。"李东垣《脾胃论》说："燥热太甚，脾阴干涸。"劳倦忧思，五志化火，亦可使脾阴暗耗。五脏阴亏，尤其是肾阴亏耗，均可累及脾阴，如《不居集》所说："相火者……炽而无制，则为龙雷，而涸泽燎原……上入于脾，则脾阴受伤。"

脾为消化系统的中心，为胃行其津液，开窍于口，主涎，主肌肉，与食管、胃、小肠、大肠等器官联系密切，若脾的津液不足，可导致这些器官失于滋润，而产生一系列的病证。脾主涎，涎为脾阴所化，脾阴不足，则涎生化无源而分泌减少，口失其润泽而口干舌燥；若脾阴枯耗，不能上泽食道，则纳食不畅，日久发生噎膈重症；脾阴不足，又常并见胃阴亏虚，胃腑失润，通降不利，则食少，食后腹胀；脾阴不足，不能下润大肠，出现"脾约"之证，表现为肠燥便秘；脾之津液不足，不能濡养肌肉筋脉，常见消瘦、四肢疲乏无力。

脾虚生燥的治疗，宜甘润养阴，选择温而不燥、凉而不寒、淡而不利的药物。常用药物有山药、茯苓、太子参、白扁豆、莲子肉、黄精、薏苡仁、玉竹、石斛、葛根、天花粉、北沙参等。脾阴虚多兼见脾气虚，故补脾阴应与补脾气兼顾，如《慎斋遗书》言："用四君子汤加山药引入脾经，单补脾阴，再随所兼之证而用之。"何老师多以参苓白术散治疗脾虚内燥证，其中太子参或西洋参易人参，每获佳效。又如"脾约"之证，用仲景麻子仁丸泻胃中之阳而扶脾中之阴，润燥而通便。

（五）脾虚生内热

内热，又叫"内火"，是由于阳盛有余，或阴虚阳亢，或五志化火等而产生的火热内扰的病理状态。脾虚生内热，是脾虚生内燥的进一步发展，由于脾阴亏损严重，而致"阴虚生内热"。此外，还有一种"阴火"，由脾阳虚衰，阴盛格阳，虚阳浮越所致。阴虚生热和阳虚生热均是脾虚所致，但病理机制和治则治法完全不同。

脾阴虚内热的主要病理表现是脾气虚和阴虚内热证共见，以食欲不振、食后腹胀、大便秘结、体瘦倦怠、涎少口燥、唇干色红、舌红苔少、脉细数为主要临床表现。脾虚内燥证和脾虚内热证均是由脾阴虚变化而来，都有阴津不足的症状，但脾虚内热证的热象更为明显，如烧心、烦热、口干、唇红、唇糜、舌红、脉数等。本证治疗原则是滋阴清热，健脾益气。何老师常用参苓白术散健脾益气滋阴，再加知母、北沙参、玉竹、天花粉等养阴清热。脾虚生"阴火"，是真寒假热证，是脾虚的又一种病理变化。李东垣《脾胃论》创"阴火"学说，并确立了"甘温除大热"治法和方剂，将在"阴火新识"专题中讨论。

五、胃主胃肠五窍

《灵枢·胀论》说："胃之五窍者，闾里门户也。"张景岳在《类经》中注释："闾，巷门也；里，邻里也。胃之五窍，为闾里门户者，非言胃有五窍，正以上自胃脘，下至小肠大肠，皆属于胃，故曰阃里门户，如咽门、贲门、幽门、阑门、魄门，皆胃气之所行也，故总属胃之五窍。"胃为太仓，水谷之海，在整个胃肠运动中起着中心的作用，五窍的开阖与胃气的和降关系密切，故曰"胃主五窍"。何老师对《内经》"胃主五窍"理论进行了挖掘与发挥，并在临床常从胃论治咽门、贲门、幽门、阑门和魄门的疾病，取得良好疗效。

（一）胃与咽门

咽门，是咽与食管连接处，为饮食水谷之门。《重楼玉钥》说："咽，嚥也，主通利水谷，为胃之系，乃胃气之通道也。"《世医得效方》亦说："咽接三脘以通胃，故以之咽物。"咽与食管在环状软骨处相连，此为食管的第一生理狭窄区。此处有上食管括约肌（UES），在静息状态下，UES收缩使食管呈封闭状态，以防止吸气时气体进入胃中。食物经咀嚼并与唾液混合形成食团，经过口舌肌群的协调运动，将食物推向咽部，食团刺激软腭、舌底、扁桃体、悬雍垂、咽喉部感受器，经过脑干的吞咽中枢调节，引起一系列复杂的反射性肌肉收缩，食团由咽挤入食管上端。食团在到达UES时，出现快而协调的环咽肌及UES松弛，继而出现吞咽后的收缩。

饮食物入口，通过咽的吞咽运动，顺食管而下，入于胃中，故"咽为胃腑所系"。咽虽与肝、肺、胆等脏腑相关，但咽为胃之系，咽病的发生与胃的关系最为密切。咽门病的主要临床表现是吞咽困难、咽喉疼痛、咽部异物感或阻塞感等。吞咽困难大致可分为器质性和功能性两大类。功能性吞咽困难患者常表现为咽部异物感或阻塞感，但吞咽时并不加重，进食、饮水时症状常可减轻，常伴有某些精神或心理障碍，如癔症、神经官能症等，多属于中医肝胃气郁、气痰交阻之病证。器质性吞咽困难常由食管器质性疾病所引起，如咽炎、会厌炎、食管炎、食管良恶性肿瘤等，中医认为是热结、痰凝、血瘀等所致。

咽胃相系，胃和则咽畅，若胃气失和，则咽门不利，可引发诸多咽病的发生。如胃气不降则吞咽困难，胃火上炎则咽喉肿痛，胃阴亏虚则咽干口燥，痰气交阻则发为"梅核气"。因为咽与胃在病理上密切关联，何老师在临床上常从胃论治咽病，屡获佳效。如一女性青年患"咽肌痉挛症"，软腭及咽部肌肉持续性不自主跳动半年，咯咯作响，昼夜不休，曾在数地屡治不效。何老师辨为肝胃不调，胃失和降，气逆扰咽，用逍遥散合半夏泻心汤加减以疏肝和胃，健脾调中，降逆解痉，一月而愈。又如一女性教师患会厌囊肿（0.5cm×0.7cm），咽喉干涩疼痛，发音困难，西医要求手术，患者惧怕手术而求治于中医。患者胃中嘈杂易饥，口干思冷饮，大便干结，心烦失眠，舌红少津。何老师辨证为胃阴亏损，虚热上灼。用益胃汤加金银花、鱼腥草、赤芍、牡丹皮等养阴清热，解毒化瘀。服药40剂后，无不适，复查电子咽喉镜，会厌囊肿完全消失。

（二）胃与贲门

贲门，为胃之上口，其名出于《难经·四十四难》。贲，通奔，食物从此处奔入于胃，故曰贲门。贲门是食管与胃的接口，其主要的生理功能是防止胃食管反流。贲门的主要解剖学结构是下食管括约肌（LES）。LES通常呈关闭状态，是防止胃-食管反流的重要屏障。此外，下段食管和贲门连接处的一些解剖结构对防止反流亦有一定的作用。一是膈-食管裂孔管，食管下端的膈脚在食管裂孔处包绕食管，有括约肌样作用，又被称为"膈括约肌"，收缩时裂孔缩小，局部压力增高，有抗胃食管反流的重要作用。二是膈-食管膜，系食管下端附着于横膈上的筋膜，此膜可防止裂孔疝形成，并且由于"弹簧夹"作用，也具有抗反流作用。三是食管-胃角作用，食管腹段斜向和胃连接，使食管下端和胃底形成锐角，称为贲门切迹或食管-胃角（His角），并使该处胃壁内面的黏膜形成贲门皱襞，当胃内压力增加时，此皱襞有一定关闭贲门的作用。四是胃黏膜的活瓣作用，贲门处的胃黏膜皱襞形成楔形凸起，有活瓣样作用。上述解剖结构共同达到贲门对抗胃食管反流的作用。

食管主传导，胃腑主受纳，食管与胃一脉相承。何老师认为贲门的开阖与胃的通降功能息息相关，胃降则降，胃逆则逆，胃和则健。若胃气不降，水谷下行不畅，则发生吞咽困难、呕吐、反胃等。若胃气上逆，则浊气逆返于食管，出现烧心、吐酸、胸痛等症。临床上胃食管反流病、食管-贲门失弛缓症、贲门炎、贲门肿瘤等疾病的发生与胃的功能失调关系密切，所以在治疗贲门疾患时，要以治胃为先，才能取得满意的效果。

（三）胃与幽门

幽门，为胃之下口。幽门是胃与小肠的接口，现代解剖学将幽门分为近侧胃窦部和远侧幽门管两段，近侧幽门部的胃环形肌发达增厚，形成幽门管括约肌，收缩时形成一管道，称幽门管，长0.5～3cm。该处黏膜层向腔内凸出形成皱襞，称为幽门瓣。幽门和幽门括约肌有控制胃内容物进入十二指肠和防止肠内容物反流的作用。

幽门上与胃窦相连，下与十二指肠相通，胃窦十二指肠连接部包括末端胃窦、幽门、十二指肠。胃十二指肠协调运动是食物在胃内得到消化，进而有序通过幽门排出的重要的条件。胃十二指肠协调运动重要意义有两个方面：一方面，当胃窦收缩时十二指肠收缩也增强，可使胃排空减慢，有利于食物在胃内的消磨；另一方面，在胃窦收缩后顺序出现十二指肠收缩，即可将十二指肠内容物推向远端进入空肠，有利于胃排空的正常进行。胃十二指肠协调运动的调节机制包括神经、胃肠激素、肌源性、电活动、食物等多方面因素。食物在胃窦部停留时间较长，可影响局部的血液循环，所以易发生炎症、糜烂、溃疡，此处也是肿瘤好发部位。协调胃窦 - 幽门 - 十二指肠的运动，是防治胃窦疾病的重要途径。

中医学认为，胃主受纳，脾主运化；胃主降浊，脾主升清；胃喜润恶燥，脾喜燥恶湿。只有脾胃纳运相助，升降相因，润燥相济，幽门方可弛张有序，开阖有度，胃中食糜有节制地下达小肠，又制约肠中浊气上逆犯胃，以保证胃肠消化吸收功能的正常进行。若纳运失司，升降不调，均可导致幽门开阖障碍，若开多合少，则嘈杂易饥；开少合多，则胃脘胀满；闭合失职，则胆汁上逆，浊气上扰。临床上常见疾病如胆汁反流性胃炎、十二指肠反流和功能性消化不良等，均与幽门功能障碍有关，大多数是胃失和降所致。所以调和胃的通降是治疗幽门疾病的重要途径。

十二指肠反流（DGR），又称肠 - 胃反流，是指十二指肠内容物反流入胃。导致 DGR 的原因有胃手术后 DGR、原发性幽门功能障碍、胃排空迟缓（特发性胃轻瘫、糖尿病胃轻瘫等）、肝胆疾患（肝硬化、胆囊炎、胆石症、胆囊切除术后等）、自主神经功能紊乱、过度吸烟饮酒等。胆汁反流性胃炎多见于手术之后，由于幽门被切除，失去了防止十二指肠液反流入胃的功能，发生过量十二指肠液反流入胃而引起的胃黏膜炎症。而发生在非手术胃的胆汁反流性胃炎，通常称为原发性胆汁反流性胃炎，临床表现为上腹痛或不适、恶心伴呕苦水。目前认为该病的主要发病机制是胃 - 幽门 - 十二指肠协调运动失调，引起十二指肠逆蠕动增加、幽门关闭功能减弱、胃排空延迟，从而导致十二指肠内容物过量反流入胃。功能性消化不良（FD）的病因及发病机制至今尚未明确，研究表明 FD 常表现为胃窦收缩力减弱或完全缺乏，幽门开放异常，导致胃窦 - 幽门 - 十二指肠协调运动减少，而逆向传导的十二指肠幽门胃窦运动增多，引起碱性十二指肠内容物反流至胃，从而发生胃脘痛胀等临床症状。何老师认为中医药治疗上述疾病具有明显优势，以和胃为大法，从调节脾胃纳运、升降、润燥，平衡脾胃寒热、气血、阴阳，协调肝、胆、胃、肠等脏腑之间关系三个方面着手，常取得良好的治疗效果。他常用的经验方有和中调胃汤、疏肝调胃汤、疏胆降逆和胃汤等。

（四）胃与阑门

《难经·四十四难》曰："大肠小肠会为阑门。"阑门，是指大、小肠交界部位，即回盲口。回盲口处有回盲瓣，是由黏膜覆盖增厚的环形肌而形成的上下两片半月形的皱襞，具有括约肌的作用：一是控制着回肠内容物的排空，使末端回肠反复发生逆蠕动，以保证残余营养物质、水、电解质、胆盐和维生素 B_{12} 充分消化吸收；二是阻止大肠内容物倒流入回肠。阑尾开口于回盲瓣后下方处，口有半月形阑尾瓣，可防止粪汁或异物进入管腔内。

回盲部是回盲瓣炎、回盲瓣综合征、回盲瓣脱垂、肠套叠、肿瘤等疾病的好发部位。回盲瓣炎是回盲瓣慢性炎症反应，常见的发病原因多为继发于上消化道炎症、不洁饮食、刺激性和辛辣饮食以及胆囊炎、胰腺炎等疾病。回盲瓣综合征又称回盲括约肌综合征，是各种原因导致的回盲瓣充血、水肿、肥厚，甚至瘢痕形成等病理改变，致使括约肌痉挛或增生，末端回肠需加强活动克服阻力，从而造成回肠蠕动增强，肠内容物推进加快，主要临床表现为反复性腹泻，右下腹疼痛，可伴有腹胀、食欲减退、体重下降等消化功能紊乱的症状。阑尾腔梗阻和继发感染是阑尾炎的两大基本原因，回盲口的功能障碍及炎症水肿，又是诱发阑尾腔梗阻和感染的重要原因之一。阑门的结构和功能都较为复杂，所以深入阑门生理病理研究，对于防治肠道疾病具有重要意义。

胃与大肠同属阳明，肠胃以通降为顺，大肠主传导通降，胃气和降，则腑气通利，阑门开阖有序，粪便排泄有制。反之，胃失和降，上病及下，腑气不通，阑门失司，则可导致气机阻滞，血行不利，壅而化热，而出现腹痛、腹胀、腹泻、聚积、痈疡等病理变化。何老师根据《内经》"胃主五窍"理论，认为治疗阑门疾病时要从整体出发，充分考虑胃对其的病理影响，常以和胃以降逆，健脾以化湿，调中以导滞，泻实以通腑等为法。有一女性更年期患者，右下腹胀闷疼痛伴腹泻1年，剧烈时需要用手挤按才能缓解，肠鸣，大便溏薄，夹有黏液。肠镜检查见回盲瓣充血水肿，诊断为"回盲瓣综合征"，中西医治疗日久不愈。何老师详问病史，得知因郁致病，情绪忧郁，且伴胃脘胀闷，嗳气频繁。辨证为"肝气郁结，胃肠气滞"，以经验方疏肝调胃汤合双枳术丸加减，治疗 3 周后，症状基本消失，再以逍遥丸巩固疗效，随访 1 年病已痊愈。

（五）胃与魄门

魄门，又称肛门、粕门、后阴，是大肠的下口，具有控制和排泄粪便的作用。肛门是消化道末端通于体外的开口，肛门与直肠之间为肛管，肛管具有控制和排泄粪便的功能。肛管外有内、外肛门括约肌：内括约肌是非随意的平滑肌；外括约肌由横纹肌构成，是随意肌。外括约肌收缩时肛门闭锁而控制排便，松弛时粪便则排出。肛管外的肛提肌有增强和上提盆底、向前牵拉肛门、挤压直肠以助排便，以及协助外括约肌紧缩肛门等作用。肛门的生理活动受到中枢神经和自主神经的调节，肛门部的肌肉血管组织相互间的协调一致对人体的粪便排泄和腹部脏器固定起到重要作用。

《素问·五脏别论》曰："魄门亦为五脏使，水谷不得久藏。"中医学认为肛门的生理功能与五脏均相关，肛门的启闭依赖心神的主宰、肝气的条达、脾气的升提、肺气的宣降、肾气的固摄，方不失其常度。肛门是消化道下口，脾胃主人体之消化，故脾胃与肛门的关系最为密切。何老师认为脾胃与肛门关系主要体现在三个方面。第一，脾胃为气血生化之源，如《脾胃论》所言"脾禀气于胃，而灌溉四旁，荣养气血者也"。气对大肠有推动和固摄作用，血对大肠有滋润和营养作用，从而直接影响着肛门对粪便的排泄与调控。第二，胃主受纳腐熟水谷，以通降为顺，大肠与肛门为传导之官，排泄粪便，胃降则肠通，肠通则便畅。第三，足阳明胃经与手阳明大肠经两经相贯，生理上相互联系，病理上相互影响，阳明热盛，既可表现为气分大热，也可表现为腑实燥屎。

在病理方面，胃与肛门息息相关，如胃有实热，灼伤津液，波及大肠，可致大便燥结，出现便秘、便血、肛裂等；胃有湿热，犯及大肠，可致大肠湿热，而见大便黏滞，里急后重等；胃气失和，腑气不降，上病及下，魄窍不调则肛门疼痛，排便失常；胃气虚弱，水谷失于磨化，影响至大肠，可见大便溏泄，或完谷不化；中气下陷，胃腑下垂，可致升提无力，出现肛门下坠或脱垂。脾胃失调是肛门常见疾病如痔疮、肛裂、脱肛、肛痛、大便失禁等主要致病因素之一。所以何老师提出诊治肛门疾病，必须树立"胃肠一体观"，充分考虑脾胃对病证发生发展的病理影响，整体调治，常用经验方疏肝调胃汤治疗肛痛，健脾清化汤治疗直肠炎，顺气通便汤治疗便秘，补中益气汤治疗脱肛和大便失禁，临床效果满意。

六、阴火新识

《脾胃论》首创"阴火"之说，并确立了"甘温除大热"治疗法则，数百年来为后世所沿用。何老师在临床上屡遇阴火之证，效东垣之法论治，屡试屡验，从而对阴火学说有了较深刻的认识和理解。

（一）阴火的概念

火，为五行之一。《素问·阴阳应象大论》记载"水火者，阴阳之征兆也"，故火属阳。但根据阴阳无限可分的法则，阴中又可分阴阳，阳中也可分阴阳，所以水可分为阴水阳水，火可分为阴火阳火，如临床上水肿有阴水、阳水之分，身热则有阴火、阳火之别。

阴火是一种假热，其性质属寒，现象为热，即"本寒标火""真寒假热"。阴火的病位在脾、肾，其发生主要与肾阳虚极或脾气虚甚相关。肾阳虚极，不能潜藏而反浮越，以致虚阳亢奋，而发生肾衰格阳之真寒假热之阴火证；脾气虚甚，清阳之气下流肝肾，占位而迫使相火离位外越，引起虚阳亢奋，而发生脾虚发热的阴火证。后者就是《脾胃论》所论的阴火。

（二）阴火的发生机理

《素问·阴阳应象大论》说："壮火之气衰，少火之气壮；壮火食气，气食少火；壮火散气，少火生气。"李东垣以此立论，创立了阴火学说。《脾胃论·饮食劳倦所伤始为热中论》说："若饮食失节，寒温不适，则脾胃乃伤；喜怒忧思，损耗元气。既脾胃气衰，元气不足，而心火独盛。心火者，阴火也，起于下焦，其系于心。心不主令，相火代之。相火，下焦包络之火，元气之贼也。火与元气不两立，一胜则一负。脾胃气虚，则下流于肾，阴火得以乘其土位。"

1. "阴火"病机再探讨

自李东垣提出"阴火"学说之后，历代医家对阴火产生的机理做出不同的探索，归纳起来有以下几种认识：①脾胃气虚，中气下陷占位，相火离位外越，虚阳亢奋而生阴火。②脾胃气虚，无力推运，升降痞塞，气机郁滞而化为阴火。③脾气虚甚，无以生血，使气失所附，导致虚阳浮越而生阴火。④脾胃虚衰，卫阳不固，不任风寒，感邪而发热。⑤脾虚生湿，蕴热化火上冲，发为阴火。⑥脾胃虚弱，气血亏虚，心营不足，心阳偏亢而生阴火。⑦脾胃气虚，化源匮乏，致阴血亏虚而化热生火。⑧情志所伤，心君不宁，五志化火，心火独亢，等等。何老师认为第一种观点比较符合《脾胃论》的原意。

以《脾胃论》阴火理论为主要依据，可以把阴火的病理性质归纳为以下三点：一为离位之火，即因脾胃虚衰、中气下溜而逼迫下焦相火离位上乘；二为邪火，即由下焦生理之少火（相火）转化为致病的病理之火；三为假火，其表象为"火"，本质为"阴"，即"真寒假热"。

表象为火：为虚火假热，如身热、表热、面部烘热、烦热、四肢发热、烧心、口舌灼热等。其热象特点，一是部位在上在表，如体表、头面、口舌、四肢等；二是热势不甚，多为低热、微热或自觉发热。

本质属阴：病因、病位、病性均属于阴。病因为阴，病多因于饮食劳倦、喜怒忧思。病位为阴，病在于脾，脾为至阴；火自内生，内为阴，火生于下焦，下为阴。病性为阴，形衰气少，虚为阴；假热真寒，寒为阴。

阴火证为脾气虚甚，"至虚有盛候"，是真虚假实之证；阴火证又为脾阳衰弱，寒从内生，逼迫虚阳浮越于外，是真寒假热之证。其主要的病理机制是内伤脾胃，中气虚衰，清气不升反下流于肾，占位迫使相火离位外越，虚阳亢奋，致阴火内燎，而出现体表、头面、口舌、四肢假热之象。

2. "心火者，阴火也"释疑

李东垣说："心火亢甚，乘其脾土曰热中。"心为火脏，且为阳中之阳，是"君火"。但李氏何以称之为"阴火"呢？此阴火又如何起于下焦呢？既然是"心火乘脾土"，又何谓"相火代之"呢？

"阴阳可分"是阴阳学说的重要观点之一。心虽为阳脏，但亦有心阴心阳之别；心虽为火脏，也有阴火阳火之分。阳火（即君火）藏于胸中，故古人称胸为"纯阳之地"。肾藏元阴元阳，为五脏阴阳之本。命门之火，又名"命火""相火"，为"少火"，宅于肾中，为心火之根蒂。一方面，心火赖肾水上奉之养而下行，肾水赖下行心火之温而上行，即"心肾相交，水火既济"。另一方面，心火也必须有赖于肾中元阳之激发和温煦，即心火根于肾中之元阳。根据事物阴阳属性相对性的基本原理进行推理，藏于上焦胸中之火（君火）为阳火，根于下焦肾中之火（相火）为阴火，即李氏所言："心火者，阴火也，起于下焦，其系于心。"肾主闭藏，潜藏肾中的阴火（相火）为生理之火，外越上乘的阴火则为病理之火。脾胃为中焦，主阴阳气机之升降，为心肾阴阳、水火、上下交通之机枢，若脾胃虚甚，清阳不升，中气下陷，则清阳之气下流于肾，占位而迫使下焦相火（即阴火）离位外越，引起虚阳亢奋，而发生脾虚发热的阴火证。正如李氏所言："脾胃气虚，则下流于肾，阴火得以乘其土位。""脾胃虚则火邪乘之。""阳道不行，阴火上行。"

3."火与元气不两立"释疑

《脾胃论》有"火与元气不两立，一胜则一负"之论。火属阳，气亦属阳。气为火之用，火为气之变，因气与火同属，所以朱丹溪说："气有余便是火。"从阴阳消长的观点来观察，难以看到气与火对立制约的一面。张介宾《景岳全书》对"火与元气不两立"提出异议，认为阴与阳相互对立，寒与热相互对立，元气属阳，所以应是"寒与元气不两立"。因此只局限于阴阳对立理论是难以理解"火与元气不两立"的论点。

《素问·阴阳应象大论》说："壮火散气，少火生气。"少火，发源于命门，又名"肾阳"或"元阳"。元气，又名真气，根源于肾，滋生于脾胃，如《脾胃论》所说："非胃气不能滋。""元气之充足，皆由脾胃之气无所伤，而后能滋养元气。"肾为先天，脾为后天，先天促后天，后天滋先天，脾胃纳运必须依赖于肾中少火之温煦与鼓舞，肾藏元气必须依靠脾胃生化的水谷精微滋养，所以少火与元气是相互资生的，即"少火生气"。

朱丹溪所论之火是"阳火"，其性质为阳；李东垣所论之火是"阴火"，其性质为阴。但两者都是邪火，是病理之火，即能食气的壮火。离位的"阴火"，即由"生气"的"少火"变为"食（蚀）气"的"壮火"。李东垣从阴阳升降的角度观察火与元气的对立制约关系。《脾胃论》和《兰室秘藏》云："脾胃气虚，则下流于肾，阴火得以乘其土位。""火与元气不两立，火胜则乘其土位。""气衰则火旺，火旺则乘其脾土。""壮火食气，故脾胃虚而火旺。"若脾胃损伤，中气虚衰，升降失司，则清阳不升而下流于肾，占位逼迫下焦相火离位外越，生为病理之阴火。阴火内燎，既助心火亢乘，又损脾胃元气，阴火越升，元气越衰，中气越陷，如此"壮火食气""气衰火旺"，形成恶性循环。所以李东垣认为这种"食气"的"壮火"是"元气之贼"，从而创立"火与元气不两立"之千古论断。李氏的气火学说富有创造性，是对阴阳学说的丰富和发展。

（三）阴火的临床表现

李东垣在《脾胃论》《内外伤辨惑论》《兰室秘藏》等著作中记述了阴火证的临床表现，如"脾胃气虚，则下流于肾，阴火得以乘其土位。故脾证始得，则气高而喘，身热而烦，其脉洪大而头痛，或渴不止，其皮肤不任风寒，而生寒热。盖阴火上冲，则气高喘而烦热，为头痛，为渴，而脉洪。""气衰则火旺，火旺则乘其脾土，脾主四肢，故困热无气以动，懒于语言，动作喘乏，表热自汗，心烦不安。""夫饮食不节则胃病，胃病则气短，精神少而生大热，有时而显火上行，独燎其面。""心火亢甚，乘其脾土曰热中，脉洪大而烦闷。""饮食劳役所伤，自汗小便数，阴火乘土位，清气不生，阳道不行，乃阴血伏火。""四肢者，脾胃也，火乘之，故四肢发热也。""脾胃既为阴火所乘，谷气闭塞而下流，即清气不升，九窍为之不利。"

综合李氏描述的阴火证，将其临床症状分为阴火旺（假热）和脾阳虚（真寒）两大类。阴火旺的症状有大热、表热、面热、烦热、烦闷、四肢发热、口渴、汗出、九窍不利、气高、头痛、脉洪等是假象，是虚阳上浮与外越，扰乱卫表、头面、心神、官窍所致。脾阳虚的症状有不任风寒、精神少、动作喘气、懒于语言、自汗、小便数等是真象，是脾胃虚弱，气血亏虚，推动无力，固摄无权所致。

结合临床病例所见，阴火的假热之象有发热、自觉身热、面部烘热、烦热、四肢发热、胃部灼热、大汗出、口疮、牙痛、头痛、口渴、脉浮大等。同时又有一派脾胃虚寒之象，如神疲体弱、面黄肌瘦、四肢无力、纳呆食少、脘腹胀满、喜温喜按、大便溏薄、完谷不化、肛门下坠、舌胖色淡、脉无胃气等。根据临床观察，何老师总结阴火证的临床表现有以下四个特点。①多见于慢性脾胃疾病日久不愈，如胃癌、胃肠手术后、胃下垂、慢性萎缩性胃炎、顽固性胃十二指肠溃疡、慢性肠炎等。②患者整体观察为虚寒之体，如面黄无华、精神萎靡、疲惫乏力、懒言少语、恶寒肢冷等。③虽有热象，但与阳热之象有别。如身热而体温不高，或自觉有热而体温如常，恶寒恶风不怕热，四肢热而触之不温，烘热烦热时有时无；汗出恶风，动则更甚；口渴不思饮，或喜热饮；口疮、牙痛含热水反舒等。④舌象、脉象具有重要诊断意义。阴火证舌苔可有厚薄黄白，但舌体多胖而色淡。脉可有大有小，但均无胃气。浮大之脉，浮而无根，重按则无；大而乏力，缓散软弱；沉细之脉，急促模糊，来去无力。据此，只要抓住阴火证的临床特点，全面仔细地分析患者的症状和体征，阴火证的诊断就不困难了。

（四）阴火的治疗心得

对阴火的治疗，《脾胃论》说："劳者温之，损者温之。盖温能除大热，大忌苦寒之药，损其脾胃。""唯当以辛甘温之剂，补其中而升其阳，甘寒以泻火则愈。"李东垣一反"寒者热之,热者寒之"的常规,运用以反求平的施治原则,以顺应机体升降运动的自然趋势,调复阴阳升降运动。

何老师遵李氏"甘温除热"之法,常用补中益气汤、补脾胃泻阴火升阳汤、附子理中汤、黄芪建中汤等治疗阴火证,用药精到,多出奇制胜,疗效显著。他认为以甘温为主治疗阴火证,要注意以下几点。①本证主要病机是脾气虚衰,运化失司,所以治疗关键在于振奋脾胃,健脾益气药剂量宜大,药力宜足。②阴火的发生,因于气机升降失调,中气下陷,清阳不升,而致阴火上乘,故必须调协气机之升降,柴胡、升麻、葛根主升,枳实、枳壳、厚朴主降,宜升降配合应用。③脾胃虚弱,必致中焦失衡,阴阳气血紊乱,所以在健脾益气的同时,仍应调理阴阳气血,平衡中焦。④阴火虽其性为阴,但亦属于火,所以《脾胃论》中升阳益胃汤、黄芪人参汤、补脾胃泻阴火升阳汤均在温补之中佐以少量黄连、黄芩、黄柏、石膏等泻火之药,以反求平,起到健脾胃、升阳气、泻阴火之效。

李氏创立补中益气汤,甘温除热,是治疗阴火证屡治屡验的千古名方。该方用黄芪、人参、白术、炙甘草扶脾之气,用柴胡、升麻升脾之阳,以复枢机升降之职,使元气内充,清阳得升,阴火自熄。阴火证主要病机是脾气虚衰,但气虚无以生血必兼血虚,气虚无以推动必伴气郁,脾虚不能运湿必兼湿滞,火郁日久损津耗液必伴阴伤,所以在益气升阳的基础上仍要佐以补血、行气、运湿、养阴。补血用当归、大枣,行气用枳壳、陈皮,运湿用苍术、茯苓,养阴用葛根、北沙参。方中黄芪、白术、枳壳、葛根剂量要大些。何老师常少佐莱菔子,使升中有降,补而不滞。

七、伤食为百病之长

脾胃学说是中医学主要学说之一,并且越来越得到国内外学者的重视。随着现代疾病谱的变化,与饮食所伤关系密切的心脑血管病、肿瘤、糖尿病等已经成为死亡率最高的疾病,故何老师认为"伤食为百病之长"已替代"风为百病之长"的观点应运而生。

(一)伤食的概念

对于伤食的概念,何老师认为有狭义与广义之分。狭义的伤食是指因饮食伤于胃肠而致食物不化的病证,治疗较为容易。如《素问·痹论》说:"饮食自倍,肠胃乃伤。"《灵枢·小针解》说:"寒温不适,饮食不节,而病生于肠胃。"广义伤食是指因饮食不节、运化失调所导致的五脏六腑、形体官窍的各种病变，可生痰、浊、湿、风、热、寒、燥等病邪，可致痛、痹、眩、悸、咳、喘、呕、膈、积、瘀、石、痒、痈等病症，以及脾胃虚弱、气血生化乏源之证。如《素问·通评虚实论》所言："消瘅、仆击、偏枯、痿厥、气满发逆、肥贵人，则高粱之疾也。"《素问·奇病论》所言："肥者令人内热。甘者令人中满，故其气上溢，转为消渴。"《素问·生气通天论》所言："高粱之变，足生大疔。"这些都属于广义的伤食。

（二）当代疾病的罪魁祸首

近半个世纪以来，随着经济的发展及生活方式的变化，与生活习惯密切相关的疾病——生活方式病（Life-style related diseases），又称为"富裕病""文明病"，如高血脂、高血压、冠心病、肥胖症、糖尿病、恶性肿瘤等已取代了传染性疾病，成为人类生命的"头号杀手"。现代人所患疾病中有 45% 与生活方式有关，而死亡因素中有 60% 与生活方式有关。从健康大数据显示，我国 2 亿人血脂异常，1.2 亿人有脂肪肝，5.07 亿人体重超标，4.2 亿人有高血压，1.21 亿人患糖尿病。平均每 30 秒就有一人罹患癌症，至少一人死于心脑血管疾病。这些以老年患者为主的慢性疾病现在已经有明显的"年轻化"趋势，主要由不健康生活方式引起，如不合理饮食、吸烟酗酒、缺乏运动和体力活动、心理压力和紧张情绪等，其中又以饮食不节最为突出，可见饮食所伤是生活方式病的罪魁祸首。

1. 伤食是诸病之源

何老师认为许多疾病的发生与伤食关系十分密切，如食管炎、食管癌、急性胃炎、慢性胃炎、消化性溃疡、胃癌、慢性结肠炎、结肠癌、急性胰腺炎、传染性肝炎、酒精性肝硬化、肝癌、胆囊炎、胆石症等消化系统疾病，与进食习惯不良、饥饱失常、饮食不洁、饮酒过度等关系密切；肥胖症、高脂血症、糖尿病、痛风、脂肪肝、低钙血症、低血糖症等代谢性疾病，均与饮食不节相关；营养不良症、维生素缺乏症、微量元素缺乏症等营养性疾病，多因食物营养缺乏或吸收不良；支气管哮喘、慢性支气管炎、肺癌等呼吸系统疾病，与吸烟密切相关；动脉粥样硬化、冠心病、脑梗死等心脑血管病，与进食甘肥厚味过多相关；高血压病与盐摄入量过多关系紧密；性早熟、呆小病、缺碘性甲状腺肿等内分泌疾病，缺铁性贫血等血液病，夜盲症、舌炎等五官疾病，也多与饮食失常有关；荨麻疹、过敏性肠炎等过敏性疾病常由食物过敏引起。

2. 伤食与三大疾病关系密切

现代社会死亡率最高的三大疾病心脑血管病、肿瘤和糖尿病，饮食不节是其重要的致病因素之一。动脉粥样硬化是心脑血管病的病理基础，而高血脂、高血压、高血糖和吸烟等是动脉粥样硬化的最主要易患因素。半个多世纪以来，本病在欧美国家发病率逐渐明显增高，成为流行性常见病。近 40 年来，随着我国人民生活水平的逐步提高，饮食结构从以素食为主向高热量饮食转变，动脉粥样硬化导致的心脑血管病发病率不断增加，已跃居成为人们死亡的头号杀手。恶性肿瘤严重地危害着人类生命健康，随着现代化、工业化、城市化的进程，环境污染和食品污染日益严重，肿瘤的发病率每年都在迅猛上升。许多恶性肿瘤与饮食有关，如食管癌、胃癌、结肠癌与饮食习惯和食物污染密切相关，吸烟是肺癌发生的主要致病因素，酗酒也是肝癌发生的重要原因之一。我国糖尿病患者已超过 1 亿人，还有 2 型糖尿病前期患者 1.4 亿多，目前尚无根治的药物和方法，合并症也不能得到有效的控制。糖尿病虽然是遗传倾向显著的疾病，但发病与饮食起居密切相关。随着国民经济的发展，人民生活水平大幅度提高，摄取高热量饮食增加，糖尿病患病率随之攀升。由此可见，危害人类健康的三大疾病均与伤食有着密切的联系。

（三）伤食致病的新变化

《素问·六节藏象论》说："天食人以五气，地食人以味。"食物是人类赖以生存的物质基础，是机体化生气血精津，维持生命活动的最基本条件。若饮食失宜，则成为重要的致病因素，如饮食结构失衡、饮食时间紊乱、食物烹调失度、食物严重污染、科普宣传混乱等。何老师认为饮食不节包括以下三种情况。

1. 饮食失节，摄食过度

以往饮食不节的主要问题是饥饱失常、摄食不足所导致的脾胃所伤，而当今社会的饮食不节主要体现为摄食过量、暴饮暴食和食无定时，如宴席、夜宵等。有些人日日肉饱酒醉，日久必损伤脾胃，不仅会出现消化吸收功能障碍，还可导致水谷精微的化生、输布、贮藏失常，如《脾胃论》所说："内伤脾胃，百病由生。"何老师认为摄食过量、运动减少已成为现代社会的突出问题，营养过剩已经成为一种"过饱"的新形式，已有 5.07 亿中国人体重超标，肥胖症成为很多疾病的发病温床，严重影响着人们的健康。正如《管子》所云："饮食不节……则形累而寿命损。"孙思邈《备急千金要方》所说："饱食即卧，乃生百病。"

2. 膳食失衡，饮食偏嗜

平衡膳食，是维持机体生命需求的保证。经济落后时期，因物资匮乏，食品不足而造成营养不良。当今生活富裕同样可因不合理饮食而导致营养失衡，如偏食、挑食、不进早餐，或因瘦身而过度节制进食等，常导致营养缺乏。随着生活水平的提高，大吃大喝、奢侈浪费也蔚然成风，饮食偏嗜成为伤食的又一突出原因。偏嗜肥甘厚味，最易酿生痰浊，变生他病，如肥胖、胸痹、肝癖、消渴等病证。《素问·奇病论》说："肥者令人内热，甘者令人中满。"食物五味和调，滋养五脏六腑，但五味偏嗜，则反会伤及脏腑气血。《灵枢·五味论》说："酸走筋，多食之，令人癃；咸走血，多食之，令人渴；辛走气，多食之，令人洞心。"如食酸、食辣太过易致胃肠损伤，食盐太过易致头痛眩晕。人们多喜甜食，过去糖是营养之品，食之滋补脏腑，但今日多食则令人生湿生痰，后患无穷，故有人把糖称为伤人的"毒品"。生活方式的现代化，偏嗜生冷成为伤食的又一重要原因。大人生吃鱼虾，小孩恣进冰饮，生冷伤脾胃，寒凉损肺肾，可致胃痛、泄泻、痰饮、痹病、虚劳等病证。由于物质的丰富、文化的交流，人们不断追求饮食口味的变更，各种烹调方法争奇斗艳，过度炙煎炸烤的食品，其性燥热，易伤阴、伤肺、伤皮毛，引发咳嗽、鼻衄、便秘、痔疮、痤疮等疾患。生活富足，烟、酒、茶更被人们所青睐，少量喝酒、饮茶有益健康，但嗜酒酗酒，损伤肝心胃；过度嗜好浓茶、咖啡，同样有损心神，不利健康。吸烟是现代社会的白色瘟疫，烟雾中含有 5000 多种有害物质，致癌物质达 69 种，嗜烟最伤肺心，可引发咳喘、胸痹、肺癌等众多疾患。

3. 食物污染，饮食不洁

对饮食不洁的传统认识，是指食用不清洁、不卫生或陈腐变质的食物。如今随着经济条件好转、人们卫生观念与卫生习惯的转变、食品保鲜设施的改善，饮食卫生带来的显性食物中毒和寄生虫病越来越少了。但随着工业化进程，环境污染日益严重，再加上人们生态观的偏差，当代饮食不洁问题的危害性更大，多种多样的食品污染如激素、农药、化肥残留，食品添加剂、着色剂、防腐剂、防潮剂、化学包装等，如潜伏的杀手时时刻刻毒害着人类的生命，是许多肿瘤、代谢病、免疫病、过敏病的罪魁祸首。《道德经》曰："人法地，地法天，天法道，道法自然。"《灵枢·邪客》说："人与天地相应。"人类在自然规律面前不能随心所欲，生命活动也必须遵循自然规律，否则必然受到惩罚，如《素问·天元纪大论》所说："敬之者昌，慢之者亡，无道行私，必得天殃。"转基因食品、非天然食品、反季节食品等乃饮食中的不正之气，对人体来说均属食邪，过度食用必然有损健康。

（四）脾胃内伤机理再探讨

《脾胃论》指出："脾胃内伤，百病由生。"狭义伤食与广义伤食的主要病理机制都在"脾胃内伤"。《灵枢·小针解》云："饮食不节，而病生于肠胃。"《素问·痹论》云："饮食自倍，肠胃乃伤。"一般认为伤食是因饮食不节导致的脾胃损伤，病位在脾、胃、肠；病机是饮食不节，伤于胃肠，胃失和降，肠失化物，食滞不化；主要病症是脘腹痞满胀痛、嗳腐吞酸、厌食纳呆、肠鸣矢气、泻下不爽、臭如败卵等。这是显性伤食，即狭义之伤食，采用消食化滞之法治疗，效果易显。而当今伤食之病，已远远超越了狭义伤食的范畴，病位不仅局限于脾胃，且涉及五脏六腑、形体官窍、气血经脉，病机有虚有实，生痰生瘀，夹寒夹热，化风化燥，错综复杂，可导致诸多疾病的发生。

饮食所伤，可致实致虚，实证多以痰浊为患，虚证多以营亏为主。"脾为生痰之源"，食邪伤人，先伤脾胃，脾失健运，水谷精微不化，生痰生浊，无形之痰随气流行，内而五脏六腑，外而四肢百骸、肌肤腠理，引起许多的病证，如《杂病源流犀烛》所说："痰之为物，流动不测，故其为害，上至颠顶，下至涌泉，随气升降，周身内外皆到，五脏六腑俱有。"痰阻心脉，血行瘀滞，则胸痹、怔忡、心痛；痰阻于肺，气道不利，则咳嗽、哮喘；痰蕴于肝，肝络瘀阻，则肝癖、肝积；痰扰头目，脑络失畅，则头痛、眩晕；痰窜四肢，经络痹阻，则痛风、肢痹。痰浊内蕴，亦可化热、生寒、生风、化燥，内扰脏腑，外犯体肤。并且，"脾为仓廪之官""营之居""气血生化之源"，饮食所伤，脾胃虚弱，纳运失权，水谷精微生成不足，气、血、精、津液生化无源，脏腑失荣，机体失养，则发生消瘦、倦怠、头晕、健忘、肢麻、乏力、儿童五迟、成人早衰、男子不育、女子不孕等。由此可见，食邪致病，均是先伤脾胃，脾胃伤则百病由生，正如《脾胃论》所言"百病皆由脾胃虚衰而生"。

（五）深化伤食研究的意义

随着社会的变迁，疾病谱已发生了显著变化，内伤病已取代了外感病成为人类最大的健康危害，而伤食是内伤病的主要病因，伤食已成为"百病之长"。防治伤食引发的代谢性疾病、心脑血管病、变态反应性疾病和肿瘤等，中医药具有独特的作用，也越来越受到人们的关注与重视。中医学理论的经典著作《内经》蕴含着大量的生命科学先进理念，如"人与天地相应""五脏一体""成败倚伏生乎动""生病起于过用""不治已病治未病""治病求本""正气为本""三因制宜""药食同源"等都是我们深入研究伤食病的丰富理论基础。中医药学是中华民族几千年与疾病作斗争的经验总结，在历代医家的著作和民间大众中蕴藏着大量的防治伤食病的宝贵经验，药疗、食疗、针疗、灸疗、气功、推拿、按摩及民间丰富多彩的方法和手段，已在人们的日常健康保健中发挥着不可替代的重要作用。我国有中药材 12800 多种，医籍记载的方剂 10 万多首，目前生产的中成药有 5000 多种，还有全国东西南北中数不胜数、特色各异的药膳处方，都是防治伤食病新药开发的巨大资源。中医药学是一个伟大的宝库，是中医伤食学研究取之不尽用之不竭的学术源泉，相信通过广大中西医工作者的共同努力，中医药学能为战胜饮食所伤的难治性疾病，促进人类健康作出新贡献。

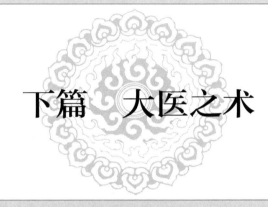

下篇　大医之术

第三章　临证技法

　　何老师遵循中医基本理论，中西合璧，古为今用，洋为中用，理论与实践相结合，扎根于中西医结合临床，长期实践在临床第一线。他从事医疗、科研、教学50余年，勤奋好学，勇于创新，大胆实践，在脾胃病的证治方面，挖掘传承，发挥弘扬，推陈出新，不断总结提高，摸索出一套行之有效的手段和方法。他遵循《内经》"以平为期"的治疗思想，探索总结治疗脾胃病之"衡法"，在传统和法基础上推陈出新，"平调平治"脾胃病，取得良好的治疗效果；依据《内经》"一曰治神"治疗理念，率先提出"治胃先治神"的学术观点，将传统中医情志疗法灵巧地运用于难治性脾胃病中。他总结了上千例胃癌患者的治疗经验，提出"三保三抗一弘扬"的治癌策略，使许多危重患者得以重生。何老师擅长治疗萎缩性胃炎，总结出"萎缩性胃炎三步六要十二法"，疗效突出，重复性好。何老师熟谙药性，严谨灵巧，形成了"守中守正，胃气为本，平调平治、平淡平和"用药特点，形成了"升降相因，刚柔相济，相反相成，量究轻重"的组方特色。他通过几十年的临床积累，创制的调胃十方、理脾五方、治肠四方、治胆三方，应用广泛，疗效确切。何老师擅长使用膏方，从多靶点、多方位、多层次调养脾胃，养生保健，深受广大患者的欢迎。

第一节　辨治方法

　　中医的生命力在疗效，发展中医的关键就在于提高临床疗效，不仅要大力提高常见病、多发病的治疗效果，更要在现代医学难治性疾病的治疗中有所作为，有所突破。何老师常说，要提高临床疗效，必须做到四个坚持，即坚持中医思维，坚持辨证论治，坚持方法创新，坚持与时俱进。

一、以衡为宗

《温病条辨》曰："治中焦如衡，非平不安。"何老师深谙此理，在50多年的中医临床工作中，探索、领悟出治疗脾胃病应以"衡"为治疗大法。

（一）衡法的基本概念

"和"是中国传统文化中最具特征的哲学思想，是中华民族核心的价值观念和崇高理念，正如《中庸》曰："中也者，天下之大本也；和也者，天下之达道也。""和"这一哲学思想渗透于政治、经济、生活、健康等各个方面。"和"也是《内经》的核心理念，贯穿于中医生理学、病理学和预防治疗学整个理论体系。"和"，是人体生命健康和谐的最佳状态，包括人体的心身和谐、脏腑和谐、气血和谐、精气神和谐及人与自然和谐等丰富内涵。求"和"，是中医预防和治疗思想的集中体现，"执中致和""执和致平"是中医药学治疗疾病最重要的思想原则，如《内经》所言："因而和之，是谓圣度。"

衡，原义指秤杆，泛指秤、天平等衡器。《前汉·律历志》曰："衡，平也，所以任权均物，平丈之器可运转者。"《礼记·曲礼下》谓："大夫衡视。"可见"衡"与"平"相通，衡即平衡、均衡之意。"衡"，是人体健康和谐在生命活动中的具体体现，如阴阳平衡、代谢平衡、气血平衡、脏腑平衡、经络平衡、升降平衡等。若机体脏腑、阴阳、气血、升降平衡失调，必然导致疾病的发生。《素问·至真要大论》说："谨察阴阳所在而调之，以平为期。"中医治疗就是针对偏差加以调整，促使机体重新趋于平衡，即"以平为期"。

和法，即调和之法，有广义和狭义之分。广义和法，囊括了调和机体之阴阳、表里、营卫、气血、津液、寒热、虚实等各种治法。如张介宾所说："和方之剂，和其不和者也。凡病兼虚者，补而和之；兼滞者，行而和之；兼寒者，温而和之，兼热者，凉而和之，和之为义广矣。"狭义和法，是中医治疗八法之一，仅包括和解少阳、调和肝脾、调和寒热、表里双解等。广义"和法"是总体治疗思想，狭义"和法"是一种具体治疗法则。

衡法，即平调、平治之法，是中医治疗学中一个具体的法则，通过平调、平治达到人体阴阳、脏腑、经络、气血、津液、升降、出入的相对动态平衡。衡法是"和"思想在治疗学中的具体应用，"和"，是衡法治疗的目的和追求，"和"是目标，"衡"是手段，即由衡达平，由平至和。正如《素问·至真要大论》所说："谨守病机，各司其属……以致和平。"衡法内容丰富，应用广泛，在脾胃病治疗中的具体运用包括燮理纳运、斡旋升降、权衡润燥、平衡阴阳、平调寒热、调畅气血、兼顾虚实、调和脏腑、调谐心身、调协内外等十个方面，通过平衡之法，使脾胃纳运相助、升降相因、润燥相宜，气血和调，脏腑和谐，阴平阳秘，机体安康。衡法既根源于和法，又不完全同于和法，衡法是和法的拓展，是和法在脾胃病中的具体应用。

（二）衡法的历史沿革

《内经》是中医学的理论渊源，包含着丰富的"中和"和"平衡"的哲学思想。"和"字，《素问》出现了 79 次，《灵枢》出现了 74 次；"平"字，《素问》出现 91 次，《灵枢》出现 40 次，如"阴平阳秘""阴阳匀平""气血平正""气血和调""气血以和""内外调和""因而和之""而致和平""平治权衡""和于术数""以平为期""致于中和"等。《内经》中"阴平阳秘，精神乃治""谨察阴阳所在而调之，以平为期""调其气血，令其调达而致和平""谨道如法，万举万全，气血正平，长有天命"等著名学术思想是"衡法"的理论渊源。

历代医家在治疗脾胃病时十分重视和法、衡法的应用，积累了丰富的理论和治疗经验。张仲景十分重视和法的运用，尤其注意脾胃的调和，常以"胃中和""胃中不和"作为审视疾病转归的重要依据，常用甘草、生姜、大枣、粳米等来调和、保护胃气。他所创立的五泻心汤是何老师在衡法中应用最广泛的方剂。金元大家李东垣首创脾胃学说，从脾胃生化之源立论，强调脾升胃降是全身气机升降的枢纽，认为脾胃不和，谷气下溜，阳气沉降，阴精失奉，以致"百病皆由脾胃虚衰而生"。他虽然强调脾阳升清的一面，但也紧紧抓住脾胃病多虚实寒热夹杂的病理特点，寒热并治，升降并用，通补相寓，燥润相伍，如补脾胃泻阴火升阳汤、升阳益胃汤、益胃汤、清暑益气汤等均是寒热虚实并治之方；重视协调脾胃与其他四脏的关系，安五脏以调脾胃，如其立专篇"安养心神调治脾胃论"。他提出"天地之气不可止认在外，人亦体同天地也"，所以根据季节确定治法和用药法度，以达到"人与天地相应"。明代张介宾将"和法"立为"八阵"之一，并倡"和其不和"之论，进一步扩展了"和法"的应用范围。清代叶天士不仅是温病学大师，还对脾胃学术发展作出了巨大贡献。《临证指南医案》共有 1175 个医案，属于脾胃疾病者 179 案，占 15.2%。华岫云概括叶氏治疗"木乘土"疾患的经验时曾说："至于平治之法，则刚柔寒热兼用。"纵观叶氏的临床用药特点，刚柔相兼，通补相伍，纳运同理，升降同调，气血同疏，肝脾同治，可谓是"衡法"治疗脾胃病之先师。清代医家吴瑭《温病条辨》

提出著名的论断："治中焦如衡，非平不安。"后世医家治疗中焦脾胃病多遵此训来组方遣药，取得良好的疗效。

当代国医大师颜德馨首先倡导的"衡"法，是治疗老年病和疑难杂症的一种新思路和方法。他认为气血是临床辨证的基础，提出"久病必有瘀，怪病必有瘀"的学术观点，以活血化瘀药为主，配以行气、益气，以发挥调畅气血、扶正祛邪、固本清源、平衡阴阳的治疗作用。颜氏发扬了中医气血学说，为疑难杂症和老年病治疗开拓了一条新途径。当代不少脾胃大师十分推崇应用"和""衡"之法治疗脾胃病。如张镜人强调"寒温相适，升降并调，营阴兼顾，虚实同理"；徐景藩倡导"虚实兼顾，升降相需，润燥得宜"；张泽生提出"权衡升降润燥，气血兼调，散中有收"；刘志明指出"临床常见慢性胃痛，则多属虚实相兼，寒热错杂，宜用和法"。何老师传承和发扬前贤们应用和法、衡法的宝贵学术经验，经过几十年的临床探索与总结，形成了独具特色的脾胃病"衡法"治疗思想和用药经验。

（三）衡法的理论依据

《素问·生气通天论》云："阴平阳秘，精神乃治。"人体是一个有机的整体，以五脏为中心的五大功能系统之间相互依存、相互为用，协调平衡，以共同完成人体正常的生理活动。脾胃为中焦，内宅中和之气，为人体气机升降之枢纽，脏腑气机升降受脾胃升降的影响，脾胃升降运动也有赖于其他脏腑气机升降的协调。脾主运化主升，胃主受纳主降，脾气升则水谷之精微得以输布，胃气降则水谷及糟粕得以下行。脾为湿土，胃为燥土，脾喜燥而恶湿，胃喜润而恶燥；脾为阴土，得阳则运，胃为阳土，得阴则安。脾与胃，一脏一腑，一阴一阳，一运一纳，一升一降，相辅相成，协调一致，维持着人体正常的消化吸收功能。脾胃健则气血充足，气血足则脏腑安定。所以说，脾胃为中焦，燮理上下，是人体生命活动的平衡之枢。

脾胃病多为慢性疾病，常常迁延日久，病机常是错综复杂。久病伤正，正消邪长；脾病及胃，胃病及脾；由实转虚，由虚生实；阴胜阳消，阳胜阴消；由寒化热，由热转寒；气病及血，血病涉气；因病致郁，因郁致病。故许多慢性胃肠病常表现为脾胃兼病，寒热错杂，虚实并存，气血同病，痰湿夹杂，纳运失健，升降不调，心身不和等。在寒热虚实之中，病因病机又交织相错，如寒有外寒与里寒之分，热有实热与虚热之别；虚有气、血、阴、阳之不足，实有气滞、血瘀、痰湿、食积之不同；气有气滞、气逆、气结、气陷之区别，痰有湿痰、燥痰、热痰、寒痰之差异。所以治疗脾胃病，先要审察病机，明辨寒热虚实气血，细分主次异同真伪，再谨守病机，治病求本，整体调治。《素问·标本病传论》云："间者并行，甚者独行。"《脾胃论》曰："善治病者，唯在调理脾胃。"《温病条辨》曰："治中焦如衡，非平不安。"治脾胃，重在平衡，"执中致和"，是脾胃病治疗之准绳。通过平衡纳运、升降、润燥、阴阳、气血、寒热、虚实等，达到脾胃纳运相助、升降相因、燥湿相宜的协调与和谐。

（四）衡法的临床运用

衡法，是"和"思想在治疗学中的具体应用，通过平调、平治达到脾胃阴阳、纳运、升降、润燥、气血的相对动态平衡。何老师将衡法概括为燮理纳运、斡旋升降、权衡润燥、平衡阴阳、平调寒热、调畅气血、兼顾虚实、调和脏腑、调谐心身、调协内外等十个方面。

1. 燮理纳运

纳运是脾胃的主要功能，也是脾胃为后天之本和气血生化之源的基础。胃主纳，指胃对食物的接受、容纳和腐熟消磨作用；脾主运，指脾对食物的消化吸收和对水谷精微的转输、转化、生化作用。胃纳为脾受盛水谷，脾运为胃输布精微，脾与胃互为表里，纳与化紧密配合，只有纳运相助，整个消化吸收活动才能完成。

饮食内伤或外感六淫，均可损伤脾胃。若胃气受伤则纳谷异常，能化难纳，食少纳呆，或胃中嘈杂，多食善饥；脾气受损则运化失司，能纳难化，食后腹胀，大便溏薄，消瘦乏力。脾胃病多是病程日久，脾病及胃，胃病及脾，往往是脾胃同病，既难纳又难化，如饮食减少和食后腹胀同存，多食善饥与消瘦疲乏并见，故治疗时要脾胃两顾，纳运同理。治疗胃纳呆滞，或消导开胃，或芳香开胃，或酸甘开胃，但必须兼以健脾助运，脾运健才能胃纳佳。治疗脾失健运，或祛湿助运，或益气助运，或温中助运，但必须兼以开胃助纳，胃气和才能脾气旺，如当代脾胃学家张海峰教授所言"补脾必先开胃"。香砂六君子汤就是一张燮理纳运、脾胃同治的代表方，其中党参、白术、茯苓、甘草四味药健脾益气以助运，木香、砂仁、半夏、陈皮理气四味药和胃以助纳。

2. 斡旋升降

升与降是脾与胃矛盾统一体的两个方面。升就是升清，"脾升"是指脾摄取水谷之精微上输于心肺，布达运行于全身；降就是降浊，"胃降"是指胃气将经过初步消化的食物下移于肠，以保持肠胃的虚实更替，并将食物糟粕由大肠排出体外。清气上升，浊气才能下降；浊气下降，清气才能上升。《临证指南医案》"脾宜升则健，胃宜降则和"之论点，是对"脾升胃降"生理特性的精辟概括。脾胃的纳化，必赖于升降。浊气降，胃方可受纳；清气升，脾才能运化。升降协调是脾胃纳运的前提条件。

胃为水谷之海，以通为用，以降为顺，降则和，不降则滞，反升为逆，从而发生胃气不降和胃气上逆两类病证。胃气不降常出现吞咽不利、脘腹胀痛、大便秘结等症状，胃气上逆则常发生呕吐、嗳气、呃逆、反胃等症状。通与降，是胃的主要生理特性；滞与逆，是胃病的主要病理特点。所以治疗胃脘疾病，关键在"通""降"二字，如理气通降、泄热降逆、导滞通降、滋阴通降、辛开苦降、通阳降逆等。脾为后天之本，以升为健。脾气升发，谷气输布，生机才能盎然，四脏亦可安康。若脾不升清，则水谷不能运化，气血生化无源，内脏无以升举，而发生脾气不升和脾气下陷两类病证。脾气不升常出现食后腹胀、大便溏泄、肌肉瘦弱、倦怠无力等症状，脾气下陷则可发生脱肛、内脏下垂、崩漏、大便滑脱不禁等症。治疗脾病，必须围绕"升"这一生理特点，在健脾、助运、益气的同时，佐以升提清阳，常用药物有柴胡、升麻、葛根、桔梗、荷梗等。

脾胃互为表里，脾升胃降，升清降浊，升降相因，相反相成，共同维持正常的消化运动。脾胃失健，虽然胃以浊气不降为主要病理变化，脾以清气不升为主要病理变化，但常常又是相互影响，浊气不降可致清阳难升，清气不升可致浊阴失降，故临床往往是呕吐、嗳气、呃逆等胃气上逆症状与食后腹胀、便溏、内脏下垂等脾气不升的症状并见，所以治疗脾胃病要权衡升降，升降相伍，在通降药中佐以升散，在升清剂中少佐通降，使降中有升，升中有降，升降得宜。如补中益气用升降，升麻配枳壳；理气止痛用升降，柴胡配枳实；活血化瘀用升降，桔梗配牛膝；清泄郁热用升降，吴茱萸配黄连；化湿除浊用升降，菖蒲配厚朴；清肠止泻用升降，葛根配黄芩等。

3. 权衡润燥

《临证指南医案》说："太阴湿土，得阳始运，阳明燥土，得阴自安，以脾喜刚燥，胃喜柔润故也。"脾主运化而升清，以阳气用事，故喜燥恶湿；胃主受纳腐熟而降浊，赖阴液滋润，故喜润恶燥。《医方考》云："夫脾为己土，其体常湿，故其用阳，譬之湿土之地，非阳光照之，无以生万物也；

胃为戊土，其体常燥，故其用阴，譬之燥土之地，非雨露滋之，无以生万物也。况脾之湿，每赖胃阳以运之；胃之燥，又借脾阴以和之，是二者有相需之用。"脾湿的健运，有赖于胃阳的温煦；胃燥的受纳，又有赖于脾阴的滋润。胃润脾燥，燥湿相济，相互为用，相反相成，确保胃纳和脾化的顺利进行。故调理中焦脾胃，必须兼顾阴阳，燥润相济。《金匮翼》说："土具冲和之德，而为生物之本，冲和者不燥不湿，不冷不热，乃能生化万物，是以湿土宜燥，燥土宜润，使归于平也。"

湿为阴凝之邪，最易伤脾；脾失健运又可致湿从内生。湿从阴化则为寒湿，湿从阳化则为湿热。治疗脾湿当以燥药治之，但有寒湿和湿热之别。寒湿证用平胃散化湿运脾，湿热证用连朴饮清热化湿。燥为阳热之邪，易犯于胃，可因温热之邪犯于阳明灼伤胃阴，又可由胃阴不足而生内燥。治疗胃燥证宜滋阴柔养，常用益胃汤、沙参麦冬汤等方。但临床上常见燥湿相兼之证，如中焦湿热日久可损伤脾阴而生内燥，胃阴亏虚日久可伤中气而生内湿。燥湿相兼须燥湿同治，如《金匮要略》之麦门冬汤是一张燥湿同治的代表方剂，即润燥之麦冬和燥湿之半夏相伍为用。茯苓、山药、薏苡仁、扁豆、芡实等性味淡平，既然能育阴，又能祛湿，何老师常常选用以燮理脾胃燥湿。

治疗胃脘痛多用理气止痛药，宣通行气药多辛温香燥，燥属阳属刚而易伤阴，可配伍阴柔之药以制其弊，护其阴津，如白芍、乌梅、石斛、芦根、麦芽之类，如叶天士所说："刚药畏其劫阴，少滋以柔药。"治疗胃津亏损常需柔药治之，或甘凉滋阴，或甘酸化阴，但难免有碍气机之宣畅，故少佐微辛之刚药，既可运药和中，又防滞碍气机，如枳壳、陈皮、佛手、砂仁之类。如此润燥相伍，刚柔相济，收散相合，有利于扬长避短，更好地发挥药效。

4. 平衡阴阳

《素问·生气通天论》曰："生之本，本于阴阳。"脾胃亦本于阴阳。脾在脏为阴，胃在腑属阳。脾主运化而升清，以阳气用事，体阴而用阳；胃主受纳而降浊，以阴津为养，体阳而用阴。正如《临证指南医案》所说："太阴湿土，得阳始运，阳明燥土，得阴自安。"《素问·至真要大论》云："谨察阴阳所在而调之，以平为期。"脾胃为中焦，含中和之气，具冲和之德，以平为健。"衡"法，就是以平衡中焦阴阳为纲，燮理升降、调理湿燥、平调寒热、协调气血等均是实现中焦阴阳平衡的途径与方法。

张景岳说："阴阳者，一分为二也。"脾有"脾阴""脾阳"之分，胃亦有"胃阴""胃阳"之别。脾阳即脾气，指脾的阳气和运化功能，具对水谷的运化、吸收和输布作用。脾阴即脾营，指脾运化和贮存的水谷之精微，可营养全身和生化气血与津液。脾阳、脾阴既相互对立，又互根互用，脾阴有赖于脾阳的化生输布，脾阳有赖于脾营的能量供给。胃阳即胃气，胃有赖于阳气的运动和温煦来消磨食物、腐熟食物、消化食物、排泄食物，如赵献可云："饮食入胃，犹水谷在釜中，非火不能熟。"胃阴即胃津，胃有赖于阴津的濡润来滋养胃体、润滑食物。胃阴、胃阳相互制约与促进，如胃气消磨食物需要津液的润滑，胃津的化生需要阳气的鼓动。脾阴与胃阴、脾阳与胃阳之间也是相互资生、相互为用的。

　　脾阳不足，以食入不化、消瘦、下利、水肿、痰饮等为主要表现，治宜健脾温中，方用附子理中汤等。脾阴不足，以肌肉干瘦、皮肤粗糙、大便干结难解、唇干唇红为主要表现，治宜滋脾清中，方用参苓白术散合麻子仁丸等。胃阳不足，以口淡、脘冷喜温、不思食、食后脘胀或朝食暮吐等为主要表现，治当助阳温胃，常用六君子汤治之。胃阴不足，以口干、食难下咽，或饥不欲食、嘈杂，或胃中灼热而痛，或大便燥结难解为主要表现，治当滋阴养胃，常用益胃汤治。阴阳互根互用，故治疗脾胃阴阳不足之证，亦要"阴中求阳，阳中求阴"，即在温补脾阳胃阳方药中加入适量滋补脾胃之阴的药物，在滋养脾阴胃阴方药中适量加入温补脾胃之阳的药物。正如《医门法律》所言："人身脾胃之地，总名中土，脾之体阴而用则阳，胃之体阳而用则阴，理中者兼阴阳体用而理之，升清降浊，两擅其长。"

5. 平调寒热

　　阳胜则热，阴胜则寒；阴虚则热，阳虚则寒。阴阳失调则产生脾胃寒热之证。脾胃热证有虚有实，有外因有内伤。外因如感受热毒邪气，食积壅而化热，燥邪伤阴生热，湿邪从阳化热等；内伤如情志不遂、肝郁化火，胆火久蕴、横逆犯胃，肾阴亏虚、胃生燥热等。同样脾胃寒证也有虚实之分和外伤内生之别。外伤如恣食生冷寒积于中，外感寒邪直中中焦，湿邪遏阳生寒等；内生如脾气虚衰寒从中生，命门火衰中焦虚寒等。脾胃疾病多缠绵日久，临床表现往往有寒有热，亦寒亦热，寒热夹杂。如口苦口臭、胃脘灼热、嘈杂善饥、大便秘结、舌红苔黄等热性症状与口淡不渴、泛吐清水、胃脘冷痛、喜温喜按、大便不实等寒性症状相参出现。何老师通过长期临床观察，发现慢性消化道疾病大约半数为寒热夹杂之证。

　　"寒者热之""热者寒之"是治疗寒热证的大法，但治疗脾胃病并非如此简单。因脾胃病多寒热夹杂，虚实相兼，苦寒太过败胃，又伤脾阳；辛温太过亦伤胃，劫阴生燥。故临床用药切不可纯寒纯热、大寒大热、重寒重热。治宜辨明寒热虚实，权衡寒热主次，寒温相配，平调寒热。尤其是治疗小儿脾胃病，更应注意寒热适中。如南昌籍儿科大家万全的《幼科发挥》认为小儿"脾常不足""用药贵在平和""偏寒则伤脾，偏热则伤胃"，故"制方之法，宜五味相济，四性俱备""寒热适中，攻补有度，刚柔相济"。何老师常选用寒热并治的经方如半夏泻心汤、黄连汤、乌梅汤、大黄附子汤、大小柴胡汤、左金丸等治疗慢性脾胃病，疗效显著。他常用寒热相伍的药对有：黄连配吴茱萸、黄芩配干姜、大黄配附子、知母配桂枝、蒲公英配半夏等。此外，在应用纯温之剂时适当加入一两味寒性之药，应用纯凉之剂时适当加一两味温性之药，可以调和药性，除弊纠过，护阴顾阳。

6. 调畅气血

《脾胃论》说："脾胃不足，皆为血病。""胃病元气不足诸病所生。"气血是脾胃生理活动的物质基础，气血失调亦可导致诸多脾胃疾病的发生，如《素问·调经论》所说："血气不和，百病乃变化而生。"脾胃气血失调有虚实之分，气病实证主要是气机不畅，如脾胃气滞、肝气犯胃、胃气上逆、腑气不通等；血病实证主要是血行不利，如胃络阻滞、肠胃瘀血、肝积癥块等。虚证主要是中气虚弱、气血两亏等。在慢性脾胃病中常见到的是气血同病，如气血不和、气血亏虚、气滞血瘀等。

调畅脾胃气血，关键是"和"，核心是"畅"。和，一是要调和气机，使升降有序；二是要调和气血，使互生互用。畅，一是要理气导滞，使气行畅通；二是要活血通络，使血脉畅行。因此，脾胃病治疗诸法如清法、温法、泻法、和法、补法、消法，都离不开理气理血法，组方遣药时一定要重视调气药和调血药的配伍运用。气为血之帅，血为气之母，所以要注意调协气与血之间的关系，如理气止痛剂中要兼用理血活血药，如赤芍、丹参、当归等；而活血化瘀剂中务必配伍理气行气药，如柴胡、枳壳、陈皮等。柴胡疏肝汤、逍遥散就是气血同理、调畅气血的脾胃病常用之方。

7. 兼顾虚实

脾为脏，藏精气，满而不能实；胃为腑，传化物，实而不能满。由于脾胃的生理功能有别，虚实病理变化也有异。脾病多虚，如脾气虚、脾阳虚、脾阴虚、脾营虚。脾虚运化失司，可生内邪而致实，如脾虚生湿、生痰、生积。胃病多实，如蕴热、积寒、气滞、瘀血、食积、湿浊、痰饮。胃实日久，又可伤正而致虚，如热伤胃阴，寒伤胃阳。脾虚胃实又可相互影响，脾虚可致胃实，如脾虚生痰、内阻于胃，脾虚不化、食滞于胃；反之，胃实可致脾虚，如胃寒久积、内伤脾阳，胃热久蕴、伤及脾阴。脾胃病多为缠绵不愈，所以虚实夹杂证最为常见。

脾胃病的常见症状有胃痛、腹胀、烧心、嘈杂、嗳气、呕吐、吐酸、呃逆、便秘、便血、腹泻、下痢等，导致这些症状发生的病机有虚有实，或虚实兼见。所以治疗脾胃病，要辨明虚实，权衡虚实，兼顾虚实。治实重在胃腑，着眼一个"通"字，如理气通降、泄热通腑、消食通导、滋阴润通、降浊宣通、散寒通阳、化瘀通络等。治虚重在脾脏，而"脾欲甘"，故补脾胃必用甘味。阳不足者，治宜甘温；阴不足者，治宜甘凉。脾为湿土，多宜甘温之性以助其升，如李东垣所说："甘温以补其中而升其阳。"胃为燥土，多宜甘凉以助其降。如叶天士所说："胃为阳土，宜凉宜润。"因为脾胃亦有阴阳之分，故又不可拘泥于"脾喜甘温"和"胃喜甘凉"，脾阴虚证亦宜甘淡，胃阳虚证亦宜甘温。补益脾胃，倡导"通补"和"运补"。通补即补与通相伍，补中寓通，通中寓补，补中有散，通中有收，补而不滞，通而不破，代表方如补中益气汤、升阳益胃汤、逍遥散等。运补是补与运相伍，补中与运脾结合，脾运化则中气生，中气盛则脾健旺，代表方如参苓白术散、六君子丸等。

8. 调和脏腑

脾胃属土居于中焦，位于五脏之中位，"以生四脏"，与各脏腑关系密切。脾胃有病，可导致其他脏腑病变；反之，其他脏腑失调，也会影响脾胃，或母病及子，或子病及母，或不及相乘，或太过相侮。临床脾胃常见病证多与诸脏腑功能失调相关，所以治疗脾胃病必须调和脏腑，即"安五脏即所以调脾胃"。

调和脏腑，着重在调和肝脾及调和肝胃，因为肝脾不和证和肝胃不和证在临床上最为常见。肝胆属木，主升发疏泄，能协调脾胃气机的升降平衡；脾土必得肝木的条达才能升清举阳，从而水谷精微得以运化输布；胃气必赖肝木的疏导才能畅通和降，从而纳食得以消磨传导，正如《血证论》所言："食气入胃，全赖肝木以疏泄之。"肝气郁结、肝火内炽、肝胆湿热均可横逆损脾伤胃，导致肝脾不和、肝胃不和之证，所以《临证指南医案》说："肝为起病之源，胃为传病之所。"《内经》说："邪在胆，逆在胃。"由于脾胃病常由肝木乘犯所致，所以前贤们有"治疗脾胃必先疏肝理气"之验。调和肝与脾胃，重在"疏"与"和"，常用方法有疏肝理气法、清泻肝火法、柔肝缓急法、利胆降逆法等，四逆散、柴胡疏肝汤、逍遥散、痛泻要方等是临床调和肝脾胃的常用有效方剂。

脾为肺之母，脾虚可影响于肺，肺虚也可病及于脾。肺主宣发肃降，有助于脾的运化与胃的受纳；脾主散精，运化输布水谷与水液，有赖于肺气宣发相助。胃主和降，消磨水谷和下传糟粕，有赖于肺气肃降相佐。肺失宣发，水液不化，可聚湿成饮生痰，停滞中焦；肺失肃降，胃气上逆，可成噫、成哕、成呕。因此，治疗脾胃病也要辨识与肺的病理联系，如脾肺同病则要脾肺同治，肺胃同病则要肺胃同理。

心为脾之母，脾胃的纳运，有赖于心阳的温煦，心阳不振可波及脾胃的运化，而形成痰饮留中之证，出现心悸、气短、脘冷、腹痛、腹泻等。《金匮要略》用苓桂术甘汤治之，意在温通心阳，心阳得振则中阳健运。又如心火过亢、夜不安寐之证，日久"母令子实"传病于胃腑，而致阳明燥热，大便干结、食后腹胀、不思饮食，治疗当用黄连泻心汤泻其心火，心火平则胃腑安。

肾为先天，脾为后天；先天资后天，后天促先天，相互为用。肾宅元阴元阳，为一身阴阳之本，亦为脾胃阴阳之根。命火温煦脾土，命水滋润胃土。脾肾阳衰所致的五更泻、痰饮、水肿等，必须"益火之源"，温肾阳以助脾阳；肾胃阴亏所致的胃痞、胃痛、胃灼热等，必须"壮水之主"，滋肾阴以养胃阴。所以治脾胃应注意调五脏，五脏安则脾胃安。

9. 调谐心身

"形神合一"是中医学理论的又一大特点。精神心理因素是脾胃病重要的致病之由，许多胃肠疾病由于情志异常而诱发和加剧，所以说"胃是情绪的镜子"。临床常见的脾胃疾病如神经性呕吐、神经性厌食、神经性嗳气、功能性腹泻、习惯性便秘等神经症，以及食管 - 贲门失弛缓症、弥漫性食管痉挛、功能性消化不良、肠易激综合征、胃肠胀气症等胃肠动力障碍性疾病与精神心理关系十分密切，胃十二指肠溃疡、溃疡性结肠炎、慢性胃炎、胃肠肿瘤等也受到心理因素的极大影响。中医病证如噎膈、呕吐、厌食、嗳气、呃逆、胃痛、腹胀、烧心、肠鸣、腹泻、便秘等均与情志密切相关。徐景藩教授从 700 例慢性胃脘痛患者的资料中分析，情志失调引起者占 42.3%。所以治疗脾胃病必须重视情志和心理的调节。

治神的方法，一是情志疗法，二是药物和针灸推拿疗法。情志疗法也叫精神疗法、心理疗法，是通过医生的言、行、情、志等影响患者的认知、情感和行为，以达到治疗目的的方法，即"心病要用心药治"。《灵枢·师传》

言："告之以其败，语之以其善，导之以其所便，开之以其所苦。"《内经》中有丰富的情志疗法内容，如移精变气、劝说开导、解惑释疑、心理暗示、情志相胜等，可作为调治脾胃病情志异常的借鉴。如恶性肿瘤和癌前病变患者多有恐惧、忧愁、悲观甚至绝望的心理，要通过解释、安慰、开导、鼓励等方法解除患者心理纠结，增强其战胜疾病的信心，只有医患密切配合才能达到事半功倍的治疗效果。药物疗法在调谐心身中也具有良好作用，脾胃病患者多有焦虑、忧愁、失眠等，处方时可选用一些疏肝解郁、养心安神、宁胆定志的药物来调理精神情志。针灸推拿对疏通经络、松弛精神紧张、改善睡眠有良好的效果。

10. 调协内外

《灵枢·岁露论》云："人与天地相参，与日月相应也。"《脾胃论》说："人身亦有四时。""天地四时之阴阳，人之十二脏应之。"天人相应，脏腑气机升降取决于脏腑的阴阳消长，并与自然界的阴阳变化相应。脾升胃降为全身气机升降之枢纽，其生理运动同样要适应一年四季的气候变化，所以治疗脾胃病一定要讲求四时季节，因时因地制宜。李东垣倡导四时用药："诸病四时用药之法，不问所病，或温或凉，或热或寒，如春时有疾，于所用药内加清凉风药，夏月有疾加大寒药，秋月有疾加温气药，冬月有疾加大热药。"何老师认为处方用药时要充分考虑四时气候对脾胃的影响，选用一些时药，以协调人体与外界环境的关系。如春天阴雨之季，可选用佩兰、藿香、苍术等芳香化湿药以醒脾助运；夏日炎暑之季，可选用荷叶、黄连、莲心等清热祛暑药以清泄胃热；秋天温燥之季，可选用桑叶、芦根、天花粉等生津滋润药以润中祛燥；冬日寒冷之季，可选用桂枝、干姜、生姜等辛温祛寒药以温中散寒。

俗话说"病从口入"，饮食不节最易损伤脾胃，如饮食不洁、偏嗜寒热、过食肥甘、过度烟酒，均可导致"内伤脾胃，百病由生"。"胃肠为囊，无物不受"，饮食失调是导致脾胃病最主要的病因，所以治疗脾胃病，饮食调理往往比药物治疗更为重要。调节饮食：一要纠正患者不良饮食习惯；二要告知患者饮食禁忌；三要指导患者饮食调养。病有寒热虚实，食有四性五味，施行饮食疗法，必须坚持因人而异，辨证施食，如脾胃虚寒证，宜辛甘温补，忌寒凉生冷；胃阴亏虚证，宜甘凉滋养，忌辛温香燥；脾胃湿热证，宜清淡素食，忌甘甜肥腻。何老师门诊时因患者很多没有时间向每人交代饮食禁宜，则发放一张"胃病须知"详细介绍脾胃病饮食及生活注意事项，取得医患配合、事半功倍的效果。

（五）衡法的用药用方

1. 衡法的代表药物

半夏和柴胡是衡法最为常用的两味代表性药物。半夏和胃，柴胡和肝，绝大部分以和法、衡法为主的方剂都是以半夏和柴胡为君药。

半夏，其味辛性温，生半夏有毒，经生姜、明矾加工炮制后，其毒性可以消除。半夏入脾、胃、肺经，具有和胃止呕、消痞除胀、化痰止咳、软坚散结等功效，应用范围很广。《灵枢·邪客》中说："饮以半夏汤一剂，阴阳已通，其卧立至。"这是用半夏交通阴阳治疗不寐的最早记载。《伤寒论》《金匮要略》中有 40 多个方剂使用了半夏，其中半夏泻心汤为调升降、平寒热、和阴阳、消痞满的调和胃肠代表方。后世半夏方更是不计其数。《本经疏证》说："半夏主和。"《本草纲目》记述半夏"能散亦能润"。古人认为半夏能降、能散、能燥、能润，更能和，为调和阴阳之要药。脾胃居中焦，为阴阳升降之枢纽。《成方便读》指出半夏"能和胃而通阴阳"；《本草汇言》称半夏"本脾胃中州之剂"。半夏是调和胃气无可替代的良药，在胃病中应用最为广泛。半夏配生姜或干姜和胃止呕，祛饮降逆；配陈皮、茯苓燥湿化痰，理气和中；配黄连、黄芩平调寒热，和胃消痞；配厚朴、苏叶、茯苓行气散结，降逆化痰；配枳实、茯苓、竹茹、陈皮理气和胃，清胆安神；配旋覆花、代赭石降逆化痰，和胃止噫；配瓜蒌、薤白宽胸散结，清热化痰；配山楂、神曲、莱菔子消食导滞；配天麻、白术、茯苓化痰降逆，息风止呕；配麦冬、人参益胃润肺，降逆下气。以半夏为主药治疗脾胃病的常用方剂有半夏泻心汤、生姜泻心汤、甘草泻心汤、黄连汤、小半夏汤、二陈汤、半夏厚朴汤、旋覆代赭汤、麦门冬汤、小陷胸汤、温胆汤、连朴饮、藿香正气丸、三仁汤、藿朴夏苓汤、保和丸等。何老师常用的 10 个调胃汤，大都是以半夏为主药。

柴胡，味苦性微寒，入肝、胆经。主要功能是和解表里，疏肝解郁，升提阳气等。《神农本草经》曰："主心腹肠胃结气，饮食积聚，寒热邪气，推陈致新。"《药品化义》说："柴胡，性轻清，主升散，味微苦，主疏肝。"《本草经解》说："柴胡，其主心腹肠胃中结气者，心腹肠胃，五脏六腑也。脏腑共十二经，凡十一脏皆取决于胆，柴胡轻清，升达胆气，胆气条达，则十一脏从之宣化，故心腹肠胃中，凡有结气者，皆能散之也。其主饮食积聚者，盖饮食入胃，散精于肝，肝之疏散，又借少阳胆为生发之主也，柴胡升达胆气，则肝能散精，而饮食积聚自下矣。"自古以来，柴胡是和解少阳、疏泄肝胆、调理脾胃的最重要药物之一。

消化系统疾病的主要病位在肝、胆、脾、胃、小肠、大肠，柴胡是调和这些脏腑常用方剂的主药，如四逆散、柴胡疏肝散、逍遥散、丹栀逍遥散、小柴胡汤、大柴胡汤、血府逐瘀汤等。这些方剂被广泛应用于消化系统各种疾病治疗，故《神农本草经百种录》称柴胡为"肠胃之药"。何老师常用的疏肝调胃汤、降逆调胃汤、疏胆泄热化积汤等治疗脾胃、肝胆疾病的方剂都是以柴胡为主药的。

2. 衡法常用药对

药对又叫对药，是医生临床处方时，在中药"四气五味""七情"理论的指导下两味药物的合理配伍，以发挥更好的治疗效应。《神农本草经》曰："药有阴阳配合。"临床中既要应用好相辅相成药对，更要通过学习和实践应用好相反相成药对，因为相反药对更能体现中医学阴阳互生、五行制化、气机升降、水火相济、润燥相因等理论特点，更能有助于大病、险病、难病的治疗。何老师应用衡法治疗脾胃病时，广泛而巧妙地应用反佐药对，包括寒热药对、升降药对、散收药对、润燥药对、通补药对等五类。

寒热药对。"半夏－黄芩"，寒热配伍，辛开苦降，平调寒热，广泛应用于寒热错杂、升降失调的胃肠疾患；"黄芩－生姜"，寒热配伍，清散相兼，寒热并调，治胆胃不和之胃痛烧心、恶心呕吐；"黄连－干姜"，寒热配伍，辛苦相伍，寒热同理，能调中焦寒热，理脾胃升降，达和胃降逆、散结消痞之功；"黄连－吴茱萸"，寒热配伍，辛开苦降，平调寒热，调治肝胃；"知母－桂枝"，寒热配伍，润燥相济，寒热并治，相反相成，同理中焦阴阳失调；"大黄－附子"，为寒热配伍，温通并用，温下以攻逐寒积；"木香－黄连"为寒热配伍，两药相伍，共奏行气化滞、清热燥湿、和胃止呕、理脾厚肠、止痢止泻之效。

升降药对。"枳壳－升麻"，升降同用，能燮理脾胃之升降，使升中有降，降中有升；"柴胡－枳实"，升降同用，能散通结合，是燮理脾胃、肝胆气机升降的最佳搭配；"柴胡－黄芩"，升降同用，散泻相伍，协调升降，为治疗肝胃不和、胆胃不和之慢性胃炎、慢性胆囊炎、胆汁反流性胃炎、胃食管反流病的必用之品；"桔梗－牛膝"，升降同用，可行上走下，运行气血，从而增强药力，充分发挥活血化瘀之效。

散收药对。"柴胡－白芍"，为散收配伍，阴阳互用，以条达肝气，敛阴和阳；"附子－白芍"，散收配伍，一散一收，润燥相伍，刚柔相济；"桂枝－白芍"，散收配伍，辛酸相配，散敛结合，刚柔相济，治外感风寒表虚证，内能补虚和里，治脾胃中焦虚寒证。

润燥药对。"半夏—麦冬"，润燥配伍，辛甘相配，温凉并用，润燥结合，理脾和胃；"苍术—芦根"，燥润配伍，温凉同用，燥润互制，以清化湿热，调谐脾胃，常用于脾胃湿热之证；"黄芩—葛根"，润燥配伍，燥润相济，解表清里，是治疗湿热痢、湿热泻的要药。

通补药对。"大黄—茯苓"，通补配伍，寓通于补，通补互用，可缓大黄泻下之急，可制大黄伤正之弊，使通便而不猛烈，祛邪而不伤正；"人参—莱菔子"，通补配伍，补消兼用，相反相成，可使其补而不壅；"白术—枳实"，通补配伍，消补兼施，健脾消痞。白术量重于枳实，补重于消，为《脾胃论》之枳术丸；枳实量重于白术，消重于补，为《金匮要略》之枳实汤。何老师在枳术丸基础上再加枳壳和苍术，名双枳实丸，运脾消痞之力更强。

3. 衡法代表方剂

古人创立了许多以"和"为主治疗脾胃病的著名方剂，如半夏泻心汤、黄连汤、乌梅丸、左金丸、柴胡疏肝汤、丹栀逍遥散、大柴胡汤、小柴胡汤等，在临床被广泛应用于脾胃、肝胆疾病的治疗。何老师推崇《内经》"以平为期""执和致平"治疗思想，在学习前人治疗经验的基础上，以"衡"为主法创立了一系列的脾胃病治疗经验新方，临床运用效果明显，重复性好。如温中调胃汤、清中调胃汤、润中调胃汤、清化调胃汤、疏肝调胃汤、降逆调胃汤、逐瘀调胃汤、健脾益营汤、健脾清化汤、健脾息风汤、健脾止泻汤等，被广泛应用于常见脾胃病的治疗中，若辨证精准，疗效确切。其中"和中调胃汤"是何老师治疗慢性胃肠疾病频繁应用的衡法代表方，由半夏、黄连、干姜、党参、黄芩、白术、茯苓、白芍、丹参、枳壳、吴茱萸、蒲公英、海螵蛸、莱菔子等 14 味药物组成，具有和胃健脾、平调中焦之功效，主治慢性胃炎、胃十二指肠溃疡，属寒热虚实夹杂者。症见胃脘疼痛，饥时嘈杂，食后脘胀，烧心不适，嗳气吐酸，纳少或易饥，大便不调，舌苔白或黄，脉细弦或缓。本方由半夏泻心汤合四君子汤、戊己丸等方化裁组成，其中半夏泻心汤（半夏、干姜、黄连、黄芩）辛开苦降，平调寒热；戊己丸（黄连、吴茱萸、白芍）疏肝和脾，清热降逆；四君子汤（党参、白术、茯苓）健脾益胃运湿；再加枳壳、莱菔子理气化滞，丹参理血活血，蒲公英清热健胃，海螵蛸制酸护胃。本方以"衡"为法，寒热并用，通补兼施，气血同调，湿食同理，平调中焦脾胃阴阳、气血、寒热、虚实、升降、润燥。

二、治胃先治神

《素问·宝命全形论》所说："一曰治神，二曰知养身，三曰知毒药为真，四曰制砭石小大。"把"治神"置于药、针治疗之先。中医治疗学从形神合一、心身统一的生命观出发，强调治神在疾病治疗中的重要作用，脾胃与精神情志关系密切，所以何老师认为治疗脾胃病，首先要重视对患者情志的调节。

（一）胃肠是情绪之镜

《素问·举痛论》说："百病生于气也。"脾胃为气机升降之枢，激烈的情志变化和情绪波动，最易伤及心、肝、脾三脏，而导致脏腑气机失调，气机升降逆乱主要表现在胃肠功能的紊乱，发生痛、痞、吐、泻、噫、嗳等病症，所以有人把胃肠称为情绪的"镜子"。研究表明，精神心理与胃肠活动关系密切，社会竞争、工作压力、紧张的生活节奏等不仅影响胃肠运动功能，还影响消化腺的分泌。有学者对精神紧张或情绪负荷下的各种内脏活动，特别是消化道的变化做过系统的观察，在不同的情绪状态中，胃液的分泌、黏膜的血管舒缩和胃壁的运动均有所不同。在愤怒、恐惧、敌意、焦虑、反抗的情绪状态时，胃黏膜出现充血，胃酸分泌增加，食欲明显下降，甚至出现点状出血或糜烂；在严重恐怖、悲哀、失望情绪之下，胃的全部功能降低，甚至运动和分泌停止；在抑郁寡欢、灰心丧气和激烈体育比赛时肠蠕动抑制而出现大便秘结。然而当消除了不良的精神因素，让情绪处于愉快、自信、乐观等积极状态时，胃肠功能则协调，糜烂、溃疡可以愈合。又有研究表明，情绪改变可使胃黏膜发红、胃液分泌和胃窦收缩，催眠使酸排量减少和胃肌松弛，遇到工作困难时可有食管痉挛，震惊时可即时诱发其直肠、乙状结肠收缩及黏膜充血。这些都表明心理和精神因素对胃肠道的影响是十分明显和广泛的。

依据心理因素的影响程度大致可将胃肠道疾病分为三类。第一类是胃肠道神经症，如神经性呕吐、神经性厌食、神经性嗳气、功能性腹泻、习惯性便秘、弥漫性食管痉挛、功能性消化不良、肠易激综合征、胃肠胀气症等，多因心理障碍所致胃肠道功能紊乱而产生各种不适症状，但无器质性改变的证据，或主诉的严重程度与客观检查结果相距甚远，仔细询问多兼有焦虑或抑郁等情绪症状。第二类是心身性疾病，如胃食管反流病、食管 - 贲门失弛缓症、胃十二指肠溃疡、非特异性溃疡性结肠炎等，因长期不良的心理因素刺激并导致了器质性的改变。第三类疾病为胃肠器质性病变，如慢性胃炎、慢性结肠炎、胃肠道肿瘤等，虽然与心理因素的关系并不直接，但心理因素也在疾病的发生、发展和转归过程中起一定的作用。

消化系统心身疾病的病种和发病率居内科心身疾病的首位。据 K.Wayne 报道心身疾病躯体化症状伴抑郁、焦虑的比例中，其中功能性胃肠疾病占 50%，居其他各种疾病之首。国内曾有专家统计，消化系统心身疾病占本系统所有疾病的 42%，而近年来又呈逐渐上升趋势。王伯军等对明确诊断为各种胃肠疾病的 1523 例门诊患者用"Zung 自我评定焦虑量表"进行评定，其中情绪障碍者 498 例，发生率为 32.7%。《名医类案》卷六记载 30 例胃脘痛病案，其中半数以上因情志剧烈波动而引发或复发。《临证指南医案》中有 47 方治疗胃脘痛，其中 16 方与情志有关。临床观察表明，长期精神紧张、焦虑或情绪波动的人易患消化性溃疡。有报道精神刺激在消化性溃疡的发病中占 5.4% ～ 20.5%，经常处于精神高度紧张状态的职业人群，如司机、医生等容易患溃疡病。高玉德通过对 275 例慢性胃炎与情志关系的探讨，发现情志失调约占 64.73%，且胃炎症状反复发作者亦多由情志刺激引起。胃食管反流患者中 25% ～ 50% 有自主神经功能异常；该病的中医辨证分型中肝胃不和型占 71.4%，肝郁脾虚型占 28.6%。肠易激综合征（IBS）发病与精神情志关系更为密切，伴有焦虑、恐惧，甚至神经质、癔症、妄想对抗等精神异常是其他疾病的 3 倍。精神状态改变可诱发 IBS 症状，65%IBS 患者精神症状出现在肠道症状之前；半数 IBS 患者首发病前遭遇应急事件，超半数患者因应激事件而加重。

（二）情志伤害脾胃机理

七情内伤，可直接伤及脾胃，也可先伤肝、心，而后影响于脾胃。常见的病因病机有七情伤胃、思虑伤脾、肝郁犯胃、心胃相关等。

1. 七情伤胃

大悲大怒，可致人体气机逆乱，胃气失和，通降失司，而发生胃痛、呕吐、吐酸、嗳气等症。尤其是胃气郁质者，平日多性情抑郁，多愁善感，或性情急躁，情绪波动时则更易发生胃脘疼痛。

2. 思虑伤脾

《素问·阴阳应象大论》云："思伤脾。"思为脾之志，若思虑太过，

"思则气结"，致脾气郁结，中焦气滞，水谷不化，而见胃纳困滞，脘腹胀满。脾失健运，水湿不运，可聚湿生痰，气痰互结，阻碍气机，又可致胃痛胃胀。

3. 肝郁犯胃

肝主疏泄，调畅情志，七情所伤，最易伤肝。或因郁致病，或因病致郁，肝气郁结，气机逆乱，横逆乘脾犯胃，导致肝脾不和或肝胃不和，如《素问·六元正纪大论》所说："木郁之发，民病胃脘当心而痛。"林珮琴《类证治裁·痞满》所说："暴怒伤肝，气逆而痞。"胃肠疾病的发生发展与肝郁气滞关系十分密切，故《临证指南医案》说："肝为起病之源，胃为传病之所。"

4. 心胃相关

心为君主之官，通过主神志及主血脉功能联络、调节脾胃的功能活动，即"心胃相关"。情志致病，多伤心神，如《类经》曰："情志之伤，虽五脏各有所属，然求其气由，则无不从心而发。"《灵枢·口问》曰："悲哀愁忧则心动，心动则五脏六腑皆摇。"心神不调，脾胃纳运、升降则失常，从而导致胃肠功能障碍。心神不安，夜寐难安，卧不安则胃难和，胃不和则卧不安，心胃相互影响。

脾胃疾病的情志失常，有些是因郁致病，有些是因病致郁。因郁致病者，往往由于思虑过极以致脾气结滞，或忧愁不解以致肝气郁结，气机失畅，升降失司，脾胃纳运失常，而发生胃脘作痛、嗳气、反酸、食欲不振、胸满痞闷、肠鸣腹痛、大便溏泄等症。因病致郁者，常因不能进食、恶心、呕吐、腹痛、腹泻、便秘等症状造成忧愁苦闷、焦虑恐惧，情绪变化以致气机郁滞，脾胃运化失司，纳呆食少，消瘦虚弱而加重病情，形成恶性循环。

（三）治胃以治神为先

《素问·汤液醪醴论》曰："精神进，志意治，故病可愈。"李东垣说："治斯疾者，惟在调和脾胃，使心无凝滞，或生欢欣，或逢喜事……或眼前见欲爱事，则慧然如无病矣。盖胃中元气得舒伸故也。"何老师借鉴先贤们的治疗经验，提出"治胃先治神"的观点。调神治胃的方法有情志疗法、药物疗法、针灸推拿疗法等。

1. 情志疗法

情志疗法也叫精神疗法、心理疗法，是通过医生的言、行、情、志等影响患者的认知、情感和行为，以达到治疗目的的方法。吴崑《医方考》云："情志过极，非药可愈，须以情胜。"也就是说"心病还须心药治"。中医学具有丰富的情志治疗方法，如《内经》中记载了移精变气、劝说开导、解惑释疑、心理暗示、情志相胜、导引吐纳等方法。何老师学习前人的经验，在长期的临床实践中摸索总结了一系列行之有效的情志疗法，包括劝说开导法、解惑释疑法、心理暗示法、情志相胜法、安慰鼓励法、移情易性法、娱乐怡情法、养性自调法等，临证时坚持治病求本、审证求因的原则，因人而异，综合诸法，巧妙应用。

（1）劝说开导法

劝说开导法是针对患者的病情及其心理、情感障碍等，采用语言交谈方式进行心理疏导，以消除其致病心因，纠正其不良情绪和情感活动等的一种情志疗法。胃肠功能性疾病患者多为性格内向，多愁善感，遇事易情绪波动，甚至陷入心理障碍而不能自拔，要运用劝说、开导等方法帮助患者正确认识和面对生活中所发生的种种事件，诸如夫妻不和、子女不孝、亲人伤亡、考试落第、仕途失意、生意不顺等问题，促使他们从负面情绪的阴影中解放出来。何老师曾治疗一名李姓38岁女性胃食管反流病患者，用药数周效果不显。其面貌清秀，但一脸怒容，断定患者一定存在因郁致病的原因，在与患者平心交谈中得知10年前其丈夫因车祸去世，孤儿寡母，忧伤焦虑，病痛缠身，屡治不愈。明了病因后列举数名与其遭遇类似女强人成功的事例，劝说、鼓励她振奋精神，开创新生活，通过情志和药物疗法的配合，患者精神振作起来，病情有了明显好转。

（2）解惑释疑法

解惑释疑法是针对患者对疾病的心理纠结进行解释，使患者正确认识所患疾病的基本机理，以消除对疾病的恐惧心理，保持积极心态，促进疾病康复的一种情志疗法。《灵枢·师传》言："告之以其败，语之以其善，导之以其所便，开之以其所苦。"这就是古人针对疾患解惑释疑的示范。一些癌前病变，如萎缩性胃炎、肠上皮化生、Barrett食管、肠息肉等患者，或从书报、网络、电视中获得一知半解的认识，或从一些医生口中听得片言只语，而产生恐癌心理，忧伤恐惧，悲观失望，精神不振。医生可以用通俗易懂的语言，如实将疾病的基本机理和预后转归告诉患者，既要引起患者对疾病的重视而积极治疗，又要告诉患者大部分可以治愈，预后良好，从而解除患者不良情绪，舒畅的心情，可使气机条达，气血调和，从而有利于脾胃病的治疗。何老师曾治疗一位龚姓42岁男性慢性萎缩性胃炎患者，在市某三甲医院诊断为"慢性萎缩性胃炎"。医生告诉他就要变成癌症了。患者只有小学文化，一听恐惧万分，如临末日，日不进食，夜不安寐，频繁更医，病情日益加重。就诊时，患者面黄肌瘦，愁眉苦脸，并痛哭流涕，哀求救命。何老师针对患者病情和心情，先从情志治疗入手，花了约半小时向他详细地讲解了萎缩性胃炎的病因病理、转归预后、治疗和护理，并展示了数例萎缩性胃炎成功治愈的病案。患者仍半信半疑，亲自走访治愈患者，得以确认后疑惑顿释，情绪转佳，积极配合药物治疗。1周后复诊病情大有好转，纳增寐安，经3个月治疗后，症状完全消失，复查胃镜为"浅表性胃炎"，随访20年未复发。

（3）心理暗示法

心理暗示是人们日常生活中最常见的心理现象，是人或环境以非常自然的方式向个体发出信息，个体无意中接受外界或他人的愿望、观念、情绪、判断、态度影响，从而做出相应反应的一种心理现象。情志可以致病，同时也可以治病，所以可以利用心理暗示法治疗胃肠疾病。医生在诊疗过程中以诚恳热情的态度去关心安慰患者，同情体贴患者的病痛，运用积极的语言对患者进行肯定和鼓励，形成有益于疾病治疗的良性心理暗示。对于恶性肿瘤患者，医生要特别注意自己的言谈举止，并与患者家属和朋友密切配合，避免悲伤、绝望、焦虑、厌烦等负性刺激和不良暗示，多与患者沟通交流，并巧妙地给予患者良性心理暗示，以充分调动患者的抗病积极因素。30年前何老师曾治疗一位周姓女性青年患者，起病因于夜间噩梦吐血盈盆，醒后怀疑已患重病，恐惧万分，神志恍惚。家人认为鬼神所作，请巫婆做法驱邪病情反增，转换多家医院住院治疗不效，后转来附属医院住院。诊时患者精神萎靡，表情呆滞，不吃不喝，嗳气恶心，哭笑无常，彻夜不眠，各项检查均无异常，中西医各种方法治疗效果不显，又多次请中西医名医会诊，仍病情如故，患者家属买好车票准备转上级医院治疗。临行前一天何老师急中生智，心病要用心药治，决定应用暗示疗法做最后一试，在查房时有意将《内科学》教材"遗失"在病房内，嘱咐患者丈夫拾取后让其翻阅。患者在丈夫的引导下认真阅读"神经官能症"一章，将自身的症状与书本一一对照后，确认自己患的是神经官能症而无恶疾，顿时精神振作，激动不已，讨吃讨喝，入夜安睡。次日春风满面，四处致谢，形如常人。第三天鸣放鞭炮出院，一时传为院内佳话。

（4）安慰鼓励法

安慰鼓励法是医生通过用关怀的语言安抚患者的心灵，用激励的语言鼓舞患者树立与疾病作斗争的必胜信念的一种情志疗法。患消化系统恶性肿瘤的患者，情绪都非常悲观，尤其是大多数晚期患者处于绝望心理之中。

治疗这些患者，应把思想工作放在第一位，与他们交谈语言要格外亲切，措辞要特别谨慎，要关心呵护他们求生欲望和仅存的一线生机，用唯物主义生死观帮助他们正确对待生与死，用成功治愈的典型病例为他们树立示范，医患合作共同争取最好的治疗效果。10年前，何老师接诊了一位32岁男性李姓患者，因晚期胃癌手术治疗，经两次化疗后因毒性反应太大而无法接受治疗。诊时数人扶进诊室，骨瘦如柴，精神衰竭，情绪绝望。何老师悉心做安慰开导工作，用多例成功治愈的病例来激励他的斗志，并约第二周与病况相似的一位31岁女性患者见面。当他亲眼看到病友已康复后，精神逐渐振奋起来，经过半年的精心调治，患者一切恢复正常，体重增加10kg有余，并恢复了工作。

（5）移情易性法

移情易性法是指通过各种方式，转移患者对病痛的注意力，调动患者的积极因素，保持良好的精神状态，达到治疗疾病目的的一种情志疗法。如根据患者的性别、年龄、文化、性格、爱好，帮助患者选择参加相应的旅游、体育、阅读、书法、音乐或绘画等活动，以转移患者的注意力，丰富患者的精神生活，以达到缓解患者的忧愁焦虑情绪。8年前何老师接治了1例溃疡性结肠炎患者，男性，39岁，腹痛、腹泻、解黏液便已2年，来回治疗于省城几家三甲医院，求治于中西医专家十几位，疗效不显，腹痛腹泻日益严重，身体日益消瘦衰弱，饮食不馨，夜眠不安。诊时见患者愁眉苦脸，知是因病致郁。详细询问病情，得知患者是中学教师，患病后多处购买医书阅读，对照自己的病情胡思乱想，焦虑恐慌，无法自拔。针对患者文化程度高、理解能力强的特点，何老师较详尽地介绍了溃疡性结肠炎的发病机制，使其对所患疾病有了较全面正确的认识，并嘱咐近期禁止阅读一切医学书籍，多参加一些体育和娱乐活动。经过心理疏导，患者眉头舒展了。何老师再开方7剂，同时交代服药和饮食注意事项。7天后，患者复诊时精神焕然一新，眉开眼笑，腹痛腹泻已止。再经一个半月调治，疾病已缓解，至今病情没有反复。患者从"愁眉苦脸"到"眉头舒展"，再到"眉开眼笑"。这就是移情易性的治疗效果。

（6）情志相胜法

情志相胜法是应用五行相克机制而引申为情志的相互制约关系来达到治疗目的的一种以情胜情的疗法，属中医学独特的心理疗法。情志生于五脏，五脏之间有着生克关系，所以情志之间也存在着生克关系：如怒伤肝，悲胜怒；喜伤心，恐胜喜；思伤脾，怒胜思；忧伤肺，喜胜忧；恐伤肾，思胜恐。胃肠功能性疾病患者以忧郁情绪最为常见，可运用"喜胜忧"原理，鼓励患者多参加各种娱乐活动，在愉悦中缓解内心的忧虑、恐惧和孤独，以矫正负性情志，恢复精神情志的协调平衡。有一位陈姓女性患者，患神经衰弱及功能性消化不良，腹胀纳少，大便溏结不调，夜不能寐，背热盗汗，屡治不愈，依赖安眠药度日。诊时见患者情绪抑郁，悲观叹气，焦虑烦躁，追问病史，患者曾任大型企业高管，条件优越，3年前退休回家，失落感不断加剧，因郁而发病，且病情逐年加重。根据"喜胜忧"原理，何老师在交谈中赞扬患者的能力，随诊的研究生们称她为老师，使她的荣誉感和自尊心再次得以满足，还建议她多参加老年娱乐活动，多看喜剧片，多开怀大笑。通过情志和药物两方面治疗，果然颇有效果，患者心情日益好转，睡眠明显改善，很少服用安眠药，食欲增加，腹胀和腹泻也消失了。

（7）娱乐怡情法

娱乐怡情法是患者通过参加各种娱乐和体育活动，达到疏畅气血，调谐情志，怡悦心境，从而消除紧张悲忧的心理，促进疾病康复的一种情志疗法。《素问·汤液醪醴论》曰："喜则气和志达，营卫通利。"《难经本义》说："脾神好乐。"《体仁汇编》说："人闻乐则脾磨。"愉快而轻松的娱乐活动，如跳舞、唱歌、下棋或体育运动，既能悦心怡情，又能与他人情感交流，有利于缓解紧张情绪，有利于食物的消化吸收，有助于胃肠疾病的治疗。有一韩姓53岁的女患者，30岁守寡独自抚养儿子成长成才，爱子如命，从小到大几乎身影不离，生活照顾无微不至，2年前儿子结婚成家，因婆媳不和而购房独自生活，分居后她情绪焦虑，坐立不安，六神无主，夜不能寐，继而不思饮食，脘腹胀满，食后作吐，嗳气频繁，大便时溏时结，诊断为"功能性消化不良"，中西医治疗数月均不得效。何老师针对其致病原因，指导患者生活起居，每日上午到麻将馆打牌2小时，傍晚到广场跳舞1小时，并嘱其子每周末与母亲相聚且善待之，再予解郁安神、健脾和胃之剂，2周后见效，饮食与睡眠大有改善，如此继续调治1个月，基本恢复健康。

（8）养性自调法

养性自调法是通过患者科学的情志养生、饮食养生、起居养生和运动养生等保养摄生方法达到调情悦神、修身养性、改善体质、促进康复的一种自我调节的情志疗法。胃气郁质者最易患胃肠功能性疾病或心身性疾病，可指导患者平日进行正确的情志、饮食、起居、运动养生方法，促进其体质的改善，从而辅助疾病的治疗和防止疾病的复发。何老师曾采用药物和养性自调相结合的方法治愈了一位复发性大肠多发性息肉的61岁女性患者。她是一所大学的副教授，患结肠多发性息肉，每年都要手术摘除肠管息肉，每年又有新的息肉生长，并伴有痘疹状胃炎、脑垂体肿瘤、甲状腺纤维瘤、子宫颈息肉等。

患者性格急躁，好忧愁、好生气，喜叹气，失眠、消瘦，舌质暗紫，脉细涩，因郁致病，又因病致郁，为典型的气郁血瘀型体质。何老师以血府逐瘀汤加减治疗，同时悉心指导患者在情志、娱乐、运动、起居、饮食等方面进行自我调养，并鼓励患者接受返聘回原单位工作，经过半年医患密切合作，症状完全消除，体重增加3.5kg，舌不紫，脉不涩，全面复查的结果是肠息肉和宫颈息肉消失，痘疹状胃炎消除，随访4年身体安康。

2. 药物疗法

临证时通过望、闻、问、切了解患者的起病诱因、情绪变化及睡眠状况，以判断患者的情志状态，处方用药时要兼顾对精神情志的调治，调神以和胃。何老师常用的药物调神方法有解郁悦神法、养血安神法、清心宁神法、镇静定神法等。

（1）解郁悦神法

情志抑郁，导致肝气郁结，气失舒畅，横逆乘脾犯胃，胃失和降。治宜疏肝以解郁，宣畅以行气。合欢花、玫瑰花、郁金、麦芽等有疏肝行气、解郁悦神之功，可选择用之。

（2）养血安神法

《灵枢·营卫生会》说："血者，神气也。"血是人体神志活动的主要物质基础。脾胃虚弱，血无化源，血虚则神无所养，养血方可安神。可选用首乌藤、何首乌、酸枣仁、百合等养血安神药。

（3）清心宁神法

心主神志，心络于胃，故心胃相关。若心火内炽，心神被扰，心烦失眠，卧不安则胃不和，治宜清心以安神，可选用黄连、莲子心、山栀等清心泻火宁神。

（4）镇静安神法

脑为元神之府，脑统脾胃。气郁日久，脑神不宁，则胃肠不安。钩藤、牡蛎、龙骨、琥珀具有镇脑、平肝、安神之功效，若患者失眠、烦躁、焦虑严重，可酌情选用。

3. 针灸推拿疗法

体针、耳针和推拿对胃肠功能失调具有较好的治疗作用，对神经内分泌紊乱也有一定的调节作用。体针常用穴位有上脘、中脘、下脘、天枢、关元、足三里、阳陵泉、脾俞、胃俞、大肠俞、内关、太冲等。耳针常用穴位有神门、枕、脑、心、胃、脾、肝、交感等。

三、胃癌三保三抗一弘扬

胃癌是常见的消化系统恶性肿瘤之一。据 2020 年世界癌症报告估计：胃癌发病率和死亡率分别为 5.6% 和 7.7%，分别位居恶性肿瘤的第 6 位和第 3 位。2022 年中国癌症统计数据显示：我国胃癌发病率分别位居男性和女性恶性肿瘤发病率的第 2 位和第 3 位，胃癌死亡率男性和女性均占第 3 位和第 2 位。何老师在 50 多年临床中曾治疗胃癌上千例，积累了丰富的临床经验，形成了颇具个人风格的用药特色，并将其归纳"三保三抗一弘扬"。

（一）三保

"三保"即保胃气、保阴精、保血髓。正气与邪气相争，决定着疾病的发生、发展、演变和转归。"邪之所凑，其气必虚。"肿瘤的发生，是正不胜邪，癌毒内积的结果。"正邪相争正为本"，治疗胃癌务必以"正气为本"，保护和扶助患者的生生之气，正存则邪怯，正胜则邪退。保护正气，具体的措施就是保胃气、保阴精、保血髓，其中以保胃气最为关键。

1. 保胃气

胃气，是胃的受纳、腐熟水谷功能和脾主运化功能的概括。《素问·玉机真脏论》说："五脏者皆禀气于胃，胃者五脏之本也。"《脾胃论》说："人以胃气为本。""脾胃为气血阴阳之根蒂。"卫气滋生于中焦，胃气虚则正气衰，故"百病皆由脾胃虚衰而生"。疾病发生后，得胃气者生，无胃气者死。《医宗必读》曰："胃气一败，百药难施。"所以在治疗一切疾病的过程中，都要树立"胃气为本"的理念，时刻都要重视胃气，勿伤胃气，保护胃气。

脾胃虚弱贯穿于胃癌发生、发展及演变的始终。胃癌多由慢性胃病变化而成，大多数患者素体脾胃虚弱，得病后胃气又进一步损伤，若再经手术治疗导致胃体缺损、气血耗失，再经化疗毒性伤害，脾胃亏上再亏，纳运失权，导致水谷不受不纳，不运不化，而出现不思进食、恶心、呕吐、脘腹胀满、大便溏泄等症。因此气血津液生化无源，正气衰竭，抗癌无力，病情恶化，胃气更伤。如此形成恶性循环，最终元气耗竭，生命垂危。所以调治脾胃、保护胃气是扶助正气、逆转病势的关键所在。治疗胃癌要以"胃气为本""脾胃为枢"，立法注重扶植胃气，处方注意顾护胃气，用药切忌损害胃气。保胃气的具体方法有健脾开胃助长胃气、滋脾润胃保养胃气、益气温中激发胃气等。

（1）健脾开胃助长胃气

胃为水谷之海，受纳消磨食物。癌蚀胃腑，毒痰瘀阻，气失和降，纳化无权，故常以厌食、纳呆、脘胀为主诉。如手术治疗，胃体切除而残缺不全，更难以受纳与消磨。化疗放疗首先败坏胃气，致使脾胃一损再损，毫无食欲，食入即吐。《灵枢·五味》说："故谷不入，半日则气衰，一日则气少矣。"《脾胃论》说："脾胃为滋养元气之源。"若食不能进，则人无生机，病无转机，所以健脾开胃助长胃气是治疗的当务之急。

开胃就是增强食欲，增加进食。辨证论治仍是开胃的金钥匙，在辨证的基础上选用一些开胃药，具体的方法有消导开胃、酸甘开胃、苦寒开胃和芳香开胃等。常用消导开胃药有谷芽、麦芽、神曲、鸡内金、莱菔子，常用的酸甘开胃药有山楂、乌梅、五味子、甘草等，常用的苦寒开胃药有黄连、大黄、龙胆草、蒲公英等，常用芳香开胃药有砂仁、白豆蔻、荷叶、佩兰等。其中，苦寒健胃药需注意的是剂量要小，大则反伤胃。如食入则呕者，可加用姜半夏、生姜、竹茹、旋覆花等。胃主受纳，脾主运化，只有纳运相助，食物才能得以消化和吸收，开胃必先健脾，脾运健才能胃纳佳。依据辨证或益气助运，或行气助运，或祛湿助运，或温肾助运，常用药物有党参、白术、苍术、茯苓、山药、白扁豆等。

（2）滋脾润胃保养胃气

胃喜润而恶燥，体阳而用阴。胃的消磨和传导有赖于胃液的滋润，胃阴是化生胃液的源泉。手术耗损阴血，化疗放疗伤损阴津，导致津液亏虚，胃失所养而不得消磨，出现口干咽燥、不思饮食、胃脘灼热、大便干燥等，对此要润胃滋脾，保养胃气，津液生 方能消食，胃气复才能受纳。滋养脾胃的方法有甘寒生津法、甘酸化阴法和甘缓益阴法。常用的甘寒生津药有生地、北沙参、麦冬、石斛、玉竹、天花粉等，常用的甘酸化阴药有白芍、乌梅、山楂、木瓜等，常用的甘缓益阴药有山药、莲子肉、薏苡仁、扁豆、葛根等。诸药应与健脾药配合应用，效果更佳。

（3）益气温中激发胃气

《医贯》言："饮食入胃，犹水谷在釜中，非火不熟。"胃的腐熟需要脾阳的温煦和鼓舞，脾阳又赖于肾阳的温煦。晚期胃癌，可见阴损及阳，脾肾阳衰，寒瘀毒结。火衰则釜底无薪，胃则不能腐熟水谷，故出现食入不化、纳少、胃脘冷痛、口吐清涎、完谷不化等症状。治疗宜温脾建中，补肾助阳。常用药物有红参、黄芪、制附子、干姜、吴茱萸、淫羊藿、肉苁蓉、补骨脂等，常用方剂有理中汤、吴茱萸汤等。

手术后或化疗放疗后的患者，身体多极度虚弱，胃口极差，食入则吐，而中药气浓味苦，难闻难喝，所以用药初期药量宜轻，药味宜淡，药性宜平，少量多饮，逐步推进。通过一段时间治疗，大多数患者食欲会增强，进食会增加，"得胃气者生"，有了胃气，就为下一步治疗打下了良好的基础。

2. 保阴精

阴精是人体血、津、液、精、髓等液态精华物质的总称。中老年人是肿瘤的好发人群，肾精亏虚是老年人体质的基本特点，正如《内经》所说："年四十，而阴气自半也。"热毒内结是恶性肿瘤的主要致病因素，肿瘤病灶亢盛的代谢亦促使热毒的化生，热毒最易耗伤人体津液，直至阴精耗竭。西医治疗胃癌的主要方法有手术、化疗和放疗，手术大面积创伤，耗损人体阴血。放疗亦似一种热毒，最易伤人阴精，常导致咽喉灼热、干燥疼痛、口干、大便秘结，甚至产生膀胱炎、血尿等。晚期胃癌患者真阴枯竭，常见骨瘦如柴、口干舌燥、舌苔光剥甚至镜面舌。

叶天士治疗温热病时强调："存得一分津液，便有一分生机。"这对胃癌治疗仍有重要的指导意义。"保阴精"是扶助正气的另一重要方法。保阴精的具体措施有养胃阴、滋脾阴和益肾阴。何老师常用的养胃阴药有西洋参、太子参、生地、麦冬、玉竹、石斛、百合、玄参、北沙参、芦根等，常用的滋脾阴药有山药、茯苓、黄精、白扁豆、薏苡仁、芡实、莲子肉等，常用的益肾阴药有枸杞子、女贞子、山茱萸、黄精、天冬、旱莲草等。"治病求本"，热毒是导致阴伤的主要因素，所以保阴精必须与清热解毒药同时应用。此外，在保阴精药物治疗的同时，还要配合饮食疗法，选服山药、百合、薏苡仁、木耳、莲子、葛粉等养胃滋脾食品。

3. 保血髓

化疗是当前治疗胃癌的重要方法之一，临床被广泛应用。绝大多数的化疗药物除对消化系统、心、肾和免疫功能损伤外，对骨髓亦有抑制和破坏作用，表现为粒细胞下降、血小板下降甚至全血细胞减少。脾生血，肾生髓。大量的临床实践和动物实验研究表明健脾益肾方能促进骨髓增殖，提高机体的免疫及调整肾上腺功能，具有防治化疗药物对骨髓的抑制作用，与化疗药物合用有增效减毒作用。

保血髓的中药大致可以分为四类：一是益气药，如黄芪、党参、冬虫夏草、五味子、红景天等；二是补血药，如当归、枸杞、熟地、何首乌、阿胶、鸡血藤等；三是益肾药，如黄精、女贞子、菟丝子、补骨脂、龟甲胶、紫河车、补骨脂、巴戟天等；四是清热解毒药，如虎杖、羊蹄根、水牛角、升麻等。实验表明太子参、红参、黄芪、熟地、鹿茸、阿胶、紫河车、枸杞子、鸡血藤、补骨脂、巴戟天等具有提升红细胞及血红蛋白的作用。多种补气养血、滋肾健脾药物有提升白细胞及血小板作用。何老师有一个经验方，由黄芪 30g、鸡血藤 30g、虎杖 30g 组成，具有良好的升白细胞作用，实验研究表明其对硫唑嘌呤导致的小鼠白细胞减少具有明显的治疗效果。

（二）三抗

"三抗"即抗热毒、抗瘀血、抗痰浊。肿瘤的发生，是正邪斗争中邪胜正负的结果。胃癌的基本病机是正虚邪实，正虚多为饮食、七情、劳倦损伤脾胃，或先天禀赋异常，正气抗邪无力；邪实多由热结毒聚，壅塞于胃，气滞络阻，瘀血内结，痰浊内聚，以致热毒瘀痰交结，壅积日久而生为癌瘤。胃癌治疗，既要重视扶助正气，也要注意祛除邪气。肿瘤的主要致病邪气有热毒、痰浊和瘀血，所以"三抗"是治疗胃癌时祛除邪气的重要路径。

1. 抗热毒

热毒是导致胃癌发生的重要因素，并伴随着胃癌发展、扩散和转移的病理变化全过程。"急性胃炎→慢性胃炎→萎缩性胃炎→肠上皮化生→上皮内瘤变→癌变"是胃癌的基本病理演变过程，而幽门螺杆菌是导致演变的罪魁祸首，Hp 为湿热邪毒，热毒蕴胃，致瘤致癌。癌瘤生成之后，病灶代谢亢盛，又化生热毒，蚀肉败血。据此，抗热毒要贯穿于胃癌治疗始终。抗热毒的方法有清热解毒法和以毒攻毒法。常用抗消化系统肿瘤的清热解毒药有半枝莲、白花蛇舌草、七叶一枝花、白英、龙葵、铁树叶、蒲公英、土茯苓、菝葜、藤梨根、蛇莓、半边莲、穿心莲、天葵子、野菊花、肿节风、冬凌草、鱼腥草、金荞麦、马鞭草、威灵仙、猪殃殃、平地木、白头翁、苦参、仙鹤草、地榆、败酱草、马齿苋等，其中半枝莲、白花蛇舌草、七叶一枝花、菝葜、天葵子、野菊花、肿节风、蒲公英等可用于各种癌症。其中白英、龙葵、藤梨根、肿节风、铁树叶最适用消化道肿瘤。不同器官的肿瘤可选用不同的清热解毒抗癌药，如胃癌选用半枝莲、白花蛇舌草、七叶一枝花、白英、龙葵、铁树叶、土茯苓、藤梨根等，食管癌选用冬凌草、威灵仙、肿节风、地锦草、半枝莲、白花蛇舌草、藤梨根等，结肠癌选用苦参、仙鹤草、地榆、白头翁、败酱草、马齿苋、地锦草、天葵子、猪殃殃、凤尾草等，肝癌选用马鞭草、蛇莓、平地木、半边莲、鱼腥草、白花蛇舌草、七叶一枝花、肿节风、猪殃殃等，胰腺癌选用肿节风、蒲公英、藤梨根、铁树叶、菝葜等。用此类药剂量宜大，一般在 15 ～ 30g。因其性味寒凉，有伤脾碍胃之弊，可适当配伍茯苓、白术、陈皮等药以健脾护胃。以毒攻毒药有壁虎、全蝎、蜈蚣、蟾蜍、蜂房、斑蝥、蜣螂等虫类药和马钱子、黄药子、山慈菇、蚤休、天葵、白英、山豆根等植物药，此类药大多毒性大，剂量宜小，多研末入药。有人用斑蝥、马钱子等大毒药治疗胃癌。因毒副作用强，易克伐正气，应慎重使用。

2. 抗瘀血

瘀血是肿瘤的病理产物，又是肿瘤的致病因素。热毒蕴胃，阻碍气机，气滞血滞，瘀阻胃络，瘀热痰浊交结，成积成瘤成癌。瘀血内阻，不通则痛，不通则隔，故胃痛如锥，脘胀而吐。恶血内壅，新血不生，故血亏体衰。抗瘀血方法有活血养血法、活血祛瘀法和破血散结法。常用活血养血药有丹参、当归、赤芍、鸡血藤等，药性缓和，既可活血又可生血，具有扶正气和保骨髓之功。常用活血祛瘀药有三七、延胡索、莪术、石见穿、急性子、五灵脂、九香虫、王不留行等药，其中莪术、石见穿、急性子具有祛瘀和抗癌的双重作用，延胡索、五灵脂、九香虫又具有良好的止痛作用。破血散结药有穿山甲、水蛭、土鳖虫、红花、桃仁、三棱等，有研究认为破血药药性猛烈，可能会促进肿瘤的转移，故需慎重应用。气为血之帅，所以在祛瘀的同时要佐以理气药，如郁金、枳壳、青皮等。

3. 抗痰浊

肿瘤为秽浊之气、有形之痰。痰浊之性黏滞，常与瘀血交阻，与热毒凝结，聚而生为肿块，占位为患。只有活血化瘀、清热解毒和化痰软坚配合应用，热毒痰瘀方有散解之机。常用的抗痰浊药有海藻、昆布、半夏、南星、黄药子、山慈菇、贝母、瓦楞子、夏枯草、茯苓、僵蚕、地龙、全瓜蒌、橘络、白芥子、莱菔子、礞石等，其中海藻、昆布、半夏、贝母、瓦楞子等有软坚散结之功，黄药子、山慈菇、南星有解毒抗癌之效，在胃癌治疗中被广泛应用。痰为水湿凝聚而生，肺通调水道，脾运化水湿，肾蒸化水液，所以要注意宣肺、健脾和温肾的综合调治，消除痰浊产生的内在根源。

（三）一弘扬

"一弘扬"即弘扬正气。癌症是一种全身性的疾病，肿瘤是其在局部的表现。癌症的发生，是人体正气虚弱、抗癌能力下降的结果。癌症的形成、发展过程，就是机体邪正斗争和消长的过程，当正气与邪气的力量对比发生逆变，邪盛正虚时，癌毒才能得以聚结；癌症发生后，癌毒会进一步损伤正气，致使癌变扩散和转移；再加上手术、化疗的克伐，导致人体正气愈加亏损。

人体正气虚弱是贯穿胃癌发生、发展和预后的最关键因素，所以治疗胃癌不能只将目光盯在癌细胞上面，更要注意癌细胞得以发生和增长的机体，把人与病、全身与局部、治标与治本结合起来，把"弘扬正气"作为治疗胃癌的第一要务，以增强机体抵抗肿瘤能力，达到抑制肿瘤生长，控制肿瘤扩散，防止肿瘤复发的目的。临床上可以通过精神、药物、饮食、运动等方面来调节机体，弘扬正气。

1. 精神弘扬正气

肿瘤发生与精神情志关系密切。七情所伤导致肝气郁结、气血运行不畅、脏腑功能失调是肿瘤发生的重要因素。肿瘤发生后，患者多恐惧、悲观、绝望，精神萎靡不振，食不馨，寐不安，若医生的语言不慎或态度不当，常常会增加患者的心理障碍，致使病情进一步加重。精神弘扬正气，就是通过情志疗法，以语言和行为来影响和改变患者对肿瘤的认识，调整心理状态，树立战胜疾病的信心，从而调动机体的抗癌力量。《素问•宝命全形论》说："一曰治神。"治疗胃癌要把"治神"置于药物治疗之先。临床上可以通过望神和问诊了解和掌握患者的心理状况，并根据患者的不同情况采取不同的精神治疗方法。如患者不知道自己的真实病情，身体情况尚不至于马上出现危候，对患者适时隐瞒病情，告知患者患的是个大溃疡或萎缩性胃炎，虽然病情复杂难治，但是通过医患双方配合仍然有治愈的希望，以树立患者生活和战胜疾病的信心，避免其产生消极绝望心理，同时将病情如实告知其家属，嘱咐家属密切观察患者心理变化，并营造良好的家庭气氛去积极影响患者情绪。如果患者已经知晓病情，便采取适合的心理疗法，帮助患者树立正确的疾病观、生死观，正确看待自己的疾病和死亡，保持积极的心态配合治疗，可以用已治愈或好转的病案作为示例来鼓励患者，有时让疗效突出的待诊的老患者现身说法，让其看到希望，增强信心。"语言能致病，语言能治病"，心理疏导和药物治疗相结合，能产生事半功倍的治疗效果。

2. 药物弘扬正气

扶助正气是中医药治疗肿瘤的优势，经研究证实扶正抗癌中药，不仅在体外能对人体胃癌细胞株有直接杀伤和抑制作用，而且能明显提高机体细胞免疫功能，调整 T 细胞亚群平衡，增加 NK 细胞活性，并能协调免疫调节因子之间平衡，从而增强机体免疫抗癌能力，增强放疗、化疗的效果，具有扶正与抗癌双重功能。扶正中药品种众多，常用益气扶正药有黄芪、人参、党参、太子参、白术、灵芝、红景天、五味子、山药、茯苓、白扁豆、大枣等，常用补血扶正药有熟地、当归、阿胶、何首乌、鸡血藤、枸杞、紫河车、桑椹子等，常用养阴扶正药有西洋参、黄精、女贞子、生地、麦冬、石斛、玉竹、北沙参、天花粉等，常用助阳扶正药有附子、肉苁蓉、淫羊藿、冬虫夏草、补骨脂、胡桃肉、山茱萸、菟丝子、鹿角胶、益智仁等。因为气血互生、阴阳互根，故要依据证候配伍用药。肾为先天是元气之根，脾为后天是气血之源，故培补脾肾是扶助正气的着力点。

3. 饮食弘扬正气

《素问·五常政大论》曰："大毒治病，十去其六；常毒治病，十去其七；小毒治病，十去其八；无毒治病，十去其九。谷肉果菜，食养尽之，无使过之，伤其正也。"此段经文，对肿瘤的治疗具有十分重要的指导意义。饮食疗法是中医药治疗的重要组成部分，合理的饮食，辨证施食，发挥食物的辅助治疗作用，以健脾胃，促食欲，补气血，益脏腑，扶正气，促进胃癌患者的康复。胃癌饮食原则是均衡营养、烹调精细、易于消化、少量多餐、倡导药膳。香菇、山药、薏苡仁、莲子、黑木耳、银耳、枸杞子、桂圆、大枣、芋头、红薯、蜂王浆、水鸭、动物骨髓、海参、甲鱼、乌鱼和乳制品等有益于肿瘤患者的康复，可以搭配食用。忌烟酒，勿过食咸、辣、甜、酸食物。狗肉、公鸡肉等温热发物能促进肿瘤生长，禁止服用。何老师临床上曾遇到多个病情稳定超过 5 年的癌症患者食用狗肉后复发。

4. 运动弘扬正气

生命在于运动，研究表明适当的运动可以降低癌症的复发率和转移率，提高生存率。癌症患者根据自身病情和体质状况，选择合适的运动项目，坚持适度的身体活动，能提高机体的免疫功能和抗癌力量。散步、太极拳、八段锦、易筋经、六字诀、气功等温和运动适用于大部分癌症患者，运动要量力而行，不能过于激烈，以轻松、不疲劳为度。也可以适当参加一些有益的娱乐活动，愉悦的心境有利于癌症患者的康复。

总之，胃癌病机错综复杂，本虚标实，本虚为正气不足，有气虚、血虚、阴虚、阳虚之别；脏腑损伤，重在脾胃受损，又累及肾、肝、肺、心四脏。标实为邪气聚结，有毒、有热、有痰、有瘀，往往是热毒痰瘀互结。治疗时既要辨证又要辨病，在辨证的基础上针对胃癌的病理特点，全身与局部相结合，宏观与微观相结合，治标与治本相结合，药疗与食疗相结合，治人与治病相结合，综合思辨，整体论治。论治中要处理好正与邪、标与本、急与缓的关系，扶正时兼顾阴阳、气血和五脏的调谐，祛邪时注意清热、解毒、祛痰、理气、化瘀、软坚、散结等方法的配合应用，做到攻补结合，相得益彰。治疗方法又要根据患者病情轻重、体质强弱、年龄高低和药物耐受状况因人而异。早中期且体质较好的患者以攻为主，以补为辅，用药猛峻些，可选用一些虫类和毒性药；晚期、高龄和体质衰弱的患者以补为主，以攻为辅，用药和缓些。放疗化疗期间以扶正固本为主，减少毒副作用，而放疗化疗的间歇期则可攻补兼施。病情稳定后，可根据体质状态配制膏方和丸剂，长期服用，以改善和增强体质，防止肿瘤复发。

四、慢性萎缩性胃炎三步六要十二法

慢性萎缩性胃炎（CAG）是消化系统的常见病与疑难病，被世界卫生组织确定为癌前病变，是导致胃癌发生的主要原因之一。本病的治疗十分棘手，西医认为不可逆转或难以逆转，几乎无有效治疗手段。本病属中医"胃痞""胃脘痛""嘈杂"的范畴，中医药治疗本病具有鲜明的特色和一定的优势。何老师擅长脾胃病治疗，尤以治疗 CAG 享誉省内外，并将本病的治疗经验总结为"三步六要十二法"。

（一）三步

CAG 是一种慢性胃炎，病程日久，需要分阶段、长时间治疗。何老师根据疾病所处的不同阶段，治疗疾病时有所侧重，有时随病治之，有时随证治之，或者两者兼顾。

1. 第一步：舍病从证，辨证除症

第一步为舍病从证，即以辨证论治为主导，消除临床症状。何老师常说，要想疗效好，辨证论治是个宝。CAG 系慢性病变，是多种因素综合作用的结果，病情复杂，短时间内不可能治愈，必须分阶段、长时间治疗。第一阶段要在较短时间内迅速消除临床症状，解除患者的痛苦，以增强患者治愈疾病的信心。何老师以"舍病从证，辨证除症"为原则，采用健脾益气、和中安胃、滋阴养胃、消痞除胀、行气止痛、导滞通降、运脾祛湿、理气活血、制酸反佐等方法，依据证候类型选用和中调胃汤、温中调胃汤、清中调胃汤、润中调胃汤、疏肝调胃汤、降逆调胃汤、清化调胃汤、逐瘀调胃汤等经验方加减治疗。这一阶段需时 1 ～ 1.5 个月。

2. 第二步：病证结合，标本同治

第二步是病证兼治，即以病证结合为路径，治标治本兼顾。通过第一步辨证除症的治疗，大部分症状得以缓解，全身状态得到改善，患者基本消除了对"癌变"的恐惧心理，治疗信心增强。此时进入第二步治疗，即"标本同治，病证兼顾"，巩固第一阶段的治疗效果，使临床症状彻底消除。一方面继续辨证施药，标本同治；另一方面针对 CAG 的本质进行辨病治疗，消除其致病因子。此时何老师常参考胃镜用药，如胃黏膜暗红，或黏膜粗糙不平，有结节隆起呈颗粒状，多为瘀血阻滞，加蒲黄、五灵脂、丹参、三七、莪术等活血化瘀；胃黏膜充血、水肿、糜烂，多为热邪蕴胃，或湿热中阻，加蒲公英、黄连、黄芩等清热燥湿；胃黏膜有出血点，加仙鹤草、白及、三七粉或云南白药等宁络止血；黏膜有溃疡，加海螵蛸、浙贝母、白及或锡类散等生肌愈疡。也常参照病理结果用药，如有肠上皮化生或异型增生，加用薏苡仁、莪术、石见穿、土茯苓、菝葜、鸡内金、刺猬皮、炮山甲等消癥抗化。此为治疗的过渡性阶段，一般 1 个月左右。

3. 第三步：无证从病，逆转病理

第三步为无证从病，即以基本病机为抓手，逆转病理变化。经过前两步的治疗，患者的临床症状基本得到了消除，处于无证可辨状态，故以"无证从病，逆转病理"为原则。一是针对 CAG 气阴亏虚、湿热内蕴、血瘀络阻三大基本病机辨病用药，逆转其病理变化，使胃黏膜萎缩、肠上皮化生和不典型增生得到逆转；二是针对患者体质类型，因人而异，辨体用药。CAG 患者体质常以阴虚质、气虚质、湿热质及瘀血质为多，应根据患者体质的不同，进行整体调治，改善其偏颇的体质状态，防止疾病反复。这一阶段的治疗关键是紧抓 CAG "正虚邪实"的基本病机，治疗当扶正祛邪相兼。扶正多以健脾益气、滋阴养胃、调补肝肾为主，常用药物有太子参、党参、北沙参、白术、山药、黄芪、薏苡仁、黄精、生地、麦冬、茯苓、女贞子、枸杞子、凤凰衣、淫羊藿、肉苁蓉等；祛邪以清热化湿、行气活血、化瘀消癥为主，常用药物有蒲公英、白花蛇舌草、黄连、石见穿、土茯苓、枳壳、郁金、赤芍、丹参、鸡内金、菝葜、蒲黄、五灵脂、莪术、刺猬皮、穿山甲等。何老师根据多年的临床经验，创制了用于此阶段的经验方双蒲散，由蒲公英、蒲黄、黄芪、太子参、黄连、白花蛇舌草、土茯苓、五灵脂、莪术、刺猬皮、鸡内金、凤凰衣等组成。本方针对 CAG 基本病机，具有清热解毒、逐瘀散结、养胃护膜之功效。用于萎缩性胃炎、胃黏膜肠上皮化生和异型增生等癌前病变，具有良好的逆转胃黏膜病理变化的作用。通过对大鼠进行萎缩性胃炎的实验研究，结果表明双蒲散可通过调节 TGF-β1/Smad3 信号通路调节慢性萎缩性胃炎大鼠胃黏膜细胞的增殖和凋亡，抑制胃黏膜细胞的异型增生，阻断慢性萎缩性胃炎向胃癌前病变发展。这一阶段的治疗时间一般在 1～3 个月。

（二）六要

何老师治疗 CAG 临证经验丰富，辨证论治精准，理法方药考究，临床疗效突出，并将其治疗经验归纳成六个要点。

1. 明确诊断，明晰病机

何老师认为 CAG 临床表现常缺乏特异性，单凭胃脘痞满、疼痛、饥嘈、烧心、纳差等症状，很难与其他消化道疾病鉴别。由于该病与胃癌发生关系密切，预后较差，因此，首先要借助电子胃镜及病理检查等来明确诊断，才能把握疾病的演变规律，使医患双方均能加以重视，避免拖延日久而耽误治疗，有利于阻止疾病的发展。明确 CAG 的诊断后，也就抓住了该病的基本病机和演变趋势，有利于展开第二步和第三步的治疗，参考胃镜表现和病理检查来选用药物。为了降低癌变发生的风险，他特别重视对患者的随访与监测，定期复查胃镜，故所诊治的数千位病例几乎没有癌变发生。

2. 中焦如衡，非平不安

吴鞠通的名言"治中焦如衡，非平不安"，不仅是治疗外感湿温病的重要原则，对内伤脾胃病治疗也具有指导意义。何老师非常推崇这一观点，并首创脾胃病治疗"衡"法一字经，通过平调、平治达到脾胃升降、润燥、阴阳、气血的相对动态平衡。他治疗脾胃病的衡法包括燮理纳运、斡旋升降、权衡润燥、平衡阴阳、平调寒热、调畅气血、兼顾虚实、调和脏腑、调谐心身、调协内外等十个方面。CAG 多缠绵日久，由实转虚，由虚生实，由寒生热，由热转寒，气病及血，血病涉气，常为寒热夹杂、虚实并存、气血同病，故衡法尤其适合 CAG 的治疗。治宜寒热并治、虚实兼顾、气血同理，方选半夏泻心汤、小柴胡汤、黄连汤、左金丸、黄连温胆汤等。他常用一些寒热相伍、辛开苦降、攻补兼顾、润燥相济、气血同理的药对，如黄连与吴茱萸、黄芩与干姜、黄芪与莪术、半夏与麦冬、苍术与芦根、大黄与茯苓、人参与莱菔子、刺猬皮与八月札等。

3. 斡旋升降，权衡润燥

胃居膈下，位于中焦，与脾同为气机升降之枢纽，升清降浊，纳运以健。CAG 多久病缠绵，中焦失司，致气机升降失调，脾清不升则胃浊不降，胃降不顺则脾升失健，故患者常有脘腹痞满、食后饱胀、嗳气、喉头梗阻感及神疲乏力、面黄肌瘦等症。所以治疗的全过程都要斡旋气机的升降，升降得宜则气机调畅，气机通畅则纳运得复。在处方用药时注意升降药物相配，如健脾益气时用黄芪、党参配以葛根主升及莱菔子主降之药对，活血化瘀时配以柴胡主升及枳壳主降之药对，养阴益胃时配以木蝴蝶主升及瓜蒌皮主降之药对，化湿醒脾时配以苍术主升及厚朴主降之药对。

吴鞠通说"胃之为腑，体阳用阴"，叶天士说"阳明胃土，得阴自安"，明确提出胃喜润恶燥的生理特征。胃为腑，其纳谷与磨谷之功能全赖于胃气（阳气）的推动，故曰"体阳"；而胃黏膜及黏膜腺体分泌之消化液是磨谷之物质基础，有赖于津液的化生和濡润，故曰"用阴"。如无胃之阳气，则饮食不能纳与运；而无胃之阴液，则水谷不能腐与化。CAG 是胃黏膜及腺体的萎缩，物质为阴，故阴虚是本病的基本病机，因此治疗时要特别注意滋养胃阴。如有胃阴亏虚，可采用甘凉养阴、甘酸化阴、益气生阴等法纠正；若需用辛温理气药，宜加一两味养阴濡润之药以防辛燥伤阴；如用温中祛寒之剂，也可配少量养阴药反佐。

胃喜润恶燥是相对而言，切不可一概投以滋阴柔润，如此势必矫枉过正，犯偏执之弊。何老师曾统计了 100 例 CAG 患者，有 17 位患者有湿阻证候。湿浊中阻，则不可拘于"胃喜润恶燥"，而应健脾运中化湿。也有部分患者，阴虚与湿阴同时存在，治疗时要明辨主次，权衡润燥，平调润燥，润燥兼治。薏苡仁、茯苓、山药、白扁豆、芦根既可养胃，又可渗湿，均是燥湿同治之佳品；参苓白术散集健脾、滋阴、化湿为一体，用之最为适宜。

4. 疏肝理胆，调畅气机

《素问·宝命全形论》说："土得木而达。"脾胃与五脏六腑均有着生理和病理上的联系，但关系最为密切的是肝胆。CAG 亦是如此，其理由有四：一是肝主疏泄，调畅气机，脾胃升清降浊，依靠于肝气的条达；二是肝为脏腑之贼，CAG 久病必虚，肝气可乘虚横逆，犯脾伤胃，如叶天士所言"肝为起病之源，胃为传病之所"；三是患者因病久缠绵，情绪忧虑，因病致郁，致肝气郁结；四是肝分泌胆汁，胆贮藏排泄胆汁，肝胆失疏，胆汁不循常道而上逆，内扰于胃，成为 CAG 的主要病机之一。据此，治疗 CAG 应关注肝胆对脾胃的影响，欲调升降，先疏肝胆，肝气得以条达，胆汁循于常道，则脾胃升降方能有序。肝喜柔，胃喜润，故疏肝利胆用药宜柔宜润，刚柔相济，不可温燥太过，常用药物有柴胡、白芍、枳壳、香附、八月札、郁金等。肝喜条达，胃宜通降，故调畅气机以通为主，兼滞者行而通之，兼积者消而通之，兼瘀者化而通之，兼燥者润而通之，兼湿者运而通之。有胆汁反流者，应利胆降逆，加柴胡、黄芩、大黄、虎杖、厚朴、枳实、竹茹等。

5. 心身并治，针药同疗

《素问·宝命全形论》"一曰治神"，对于CAG治疗尤为重要。该病为癌前病变，绝大部分患者有沉重的思想顾虑，担心是否即将转化为胃癌或已变成了胃癌；或对治疗失去信心，产生绝望心理；或急于求成，产生盼望迅速获效并痊愈的急躁心理；也有部分患者对疾病不予重视，不坚持治疗。如果不对这些不良心理加以纠正，将不利于治疗。所以临床上应重视对患者的心理调治，首先利用现代检查技术给患者明确诊断，既可以不耽误病情，又可以解除恐癌心理；然后举例说明该病通过行之有效的治疗，大多有可能逆转甚至痊愈，促使患者树立战胜疾病的信心；再是解释该病的主要病理演变特点，告诫患者必须重视并坚持完成疗程。通过以上心理开导，大部分患者能正确认识疾病而主动配合治疗。

针灸治疗胃病具有独特功效。一些CAG患者的个别症状十分顽固，中西药治疗均不能解除，可辅以针灸疗法或耳穴贴压疗法。如顽固性胃脘痞闷，针刺足三里、中脘、内关、胃俞等穴；顽固性胃脘灼热，可采用腕踝针治疗，也可采用王不留行贴压耳穴，常取穴位有脾、胃、神门、交感等。针灸及耳穴贴压疗法治疗胃病，有时可取得意想不到的效果。

6. 汤散并用，药食同调

汤剂具有配方灵活、药效迅速等优点，但也有煎服烦琐，价格较高等缺点。散剂、丸剂则服药及携带方便，价格低廉。本病治疗的第一阶段与第二阶段，患者症状明显，治疗宜因人而异，辨证论治，故以汤剂治疗为主，冀取效迅速。如合并胃黏膜糜烂时，可空腹吞服锡类散以清热解毒、祛腐生新；瘀血明显时，配以云南白药活血化瘀止痛。治疗的第三阶段，临床症状基本消失，则采用经验方双蒲散、胃康茶等散剂治疗。其优点如下：一是服用方便，有利于患者按时完成疗程；二是药价便宜，患者在经济上可以接受；三是携带方便，外出工作人员、驾驶员等可以工作服药两不误。

胃是一个特殊脏腑，药物入胃可直接作用于胃黏膜而治疗局部病变，这是其治疗优势。但治疗同时，每天必须进食，冷热、硬糙、酸辣、烟酒等食物入胃后，又给胃黏膜造成新的损害，是不利于治疗的一面。所以药物治疗与饮食调节同样重要，尤其是 CAG 患者，脾胃虚弱，更要药食同调。何老师给每一位患者发放一份《胃病病友须知》，内容除胃病的简介、煎药服药方法等外，重点介绍饮食的忌宜。CAG 患者不宜进过烫、过冷、过硬、过酸、过甜、过辣、过咸的食物；不宜食易产气生胀的食物和生硬、黏腻的食物，如红薯、芋头、米粉、年糕、油饼、粽子等；不宜抽烟和饮烈性酒。倡导"温和饮食，适可而止""辨证施食，以喜为补"。辨证施养：一是患者宜什么，忌什么，不套一个标准，以患者食后胃部和全身舒适为宜，如牛奶、豆浆、水果，应根据患者食用后的反应来确定；二是根据患者的体质与证型，指导患者制定食疗方案，如阴虚患者，宜多食凉润食品，脾胃虚寒患者，宜多食暖中温补的食品。

（三）十二法

何老师认为CAG的发病机制复杂，属本虚标实，本虚多为脾气虚、胃阴虚，标实主要是气滞、血瘀、湿热、痰阻、火郁等。其中，气阴亏虚、湿热蕴阻、胃络瘀滞是 CAG 的三大基本病机，贯穿于 CAG 病理过程的始终。治疗以衡法为宗，临床具体运用有以下十二法。

1. 和中安胃法

和中安胃，是寒热并治、虚实同理、气血同调的和胃之法，适用于寒热虚实夹杂之胃气不和证。症见心下痞满或疼痛，烧心或嘈杂，纳少，口干口苦，大便不调，舌苔或黄或白。方用何老师经验方和中调胃汤或半夏泻心汤。常用药物有姜半夏、黄连、黄芩、党参、干姜、桂枝、吴茱萸、白芍、白术、蒲公英、枳壳、丹参、海螵蛸、莱菔子等。

2. 健脾益气法

CAG 为慢性虚损性疾患，脾胃气虚常常存在于疾病全过程中，常见临床表现有胃脘嘈杂，脘腹痞闷，纳呆食少，神疲乏力，面黄肌瘦，舌淡体胖，脉细弱等，所以健脾益气法也要贯穿于治疗的始终。常用方剂有四君子汤、黄芪建中汤等，常用药物有红参、党参、黄芪、白术、山药、茯苓、五味子、炙甘草等。

3. 益气养阴法

气阴两虚是 CAG 的重要病机之一，气阴亏虚症状在临床上也最为常见，如胃脘痞满或闷痛、纳少、神疲、消瘦、口干咽燥、便干、舌干苔少，脉细弱数等。参苓白术散既能健脾益气，又能滋脾育阴，甘缓益胃，药性平和，故临床最为常用。常用药物有太子参、西洋参、北沙参、山药、茯苓、薏苡仁、五味子、莲子肉、枸杞子等。

4. 滋阴养胃法

胃为燥土，性喜润养。胃阴不足证是 CAG 的常见证型之一，表现为胃脘灼热隐痛，口咽干燥，喜饮，食少易饥，大便干结，舌质红或绛，苔少或无苔，脉细数。滋胃阴的方法有二种：一是甘凉濡润法，常用药物有北沙参、麦冬、石斛、玉竹、天花粉、芦根、生地等，常用方剂是益胃汤、沙参麦冬汤等；二是酸甘化阴法，用于胃阴亏虚、胃酸不足之证，常用药物有白芍、山楂、乌梅、木瓜、甘草等。

5. 消痞除胀法

胃脘痞满是 CAG 是常见的症状之一，也是最难以消除的症状之一。消痞除胀的具体方法有运脾消痞法、理气消痞法、祛湿消痞法、导滞消痞法、补中消痞法等。

（1）运脾消痞法

本法适用于脾运失健，气机阻滞之胃脘痞满，常见表现是脘部痞满，不知饥饿，食少，食后胀甚，大便溏薄等。方用六君子汤、枳实丸加减。常用药物有红参、党参、白术、茯苓、山药、薏苡仁、陈皮、枳壳等。

（2）理气消痞法

本法适用于肝胃失和、胃气不降之脘腹痞满，兼见胸胁胀闷、嗳气频作、嗳气和矢气则舒、脉弦等。方用柴胡疏肝汤合四磨汤加减。药用柴胡、枳实、枳壳、厚朴、青皮、槟榔、大腹皮、莱菔子等。

（3）祛湿消痞法

本法适用于湿滞脾胃之脘腹痞满，兼见口腻或口甜，纳呆，大便溏薄或黏滞，舌苔白腻或黄腻，脉弦滑或濡缓。脾胃寒湿用平胃散，脾胃湿热用连朴饮。常用药物有苍术、厚朴、茯苓、半夏、陈皮、砂仁、白豆蔻、薏苡仁、羌活、佩兰等。

（4）导滞消痞法

本法适用于食滞胃脘，积结肠道之脘腹痞满、嗳腐吞酸、大便不爽或大便干结、脉象弦滑。方选保和丸、枳实导滞丸加减。药用莱菔子、枳实、谷芽、麦芽、鸡内金、山楂、大黄、槟榔、大腹皮等。

（5）补中消痞法

本法适用于脾气虚弱，中气下陷之脘腹痞满。患者形体瘦弱，神疲无力，脘腹胀满站立或食后更甚，平卧时减轻，舌淡苔白，脉象细弱。方选补中益气汤加减。药用人参、党参、黄芪、白术、茯苓、柴胡、升麻、葛根等。

6. 行气通降法

本法适用于胃气不降，腑气不通之胃脘胀满，嗳气或矢气后则舒，或大便干结难解。方用五磨汤、木香槟榔丸。常用药有大黄、枳实、槟榔、木香、大腹皮、厚朴、莱菔子等。大黄能导滞通降，保持大便通畅，故最为常用。

7. 清热杀菌法

幽门螺杆菌的感染是导致 CAG 发生的重要原因，也是诱发癌变的因素之一，所以若 Hp 阳性者，在辨证用药时加用清热杀菌药，如黄连、黄芩、蒲公英、虎杖、大黄等，或中西药结合治疗。

8. 祛湿运脾法

湿邪伤脾，脾虚生湿。湿是脾胃病的重要致病因素。若湿阻中焦，治疗当以祛湿为重点，祛湿之法有燥湿、化湿、渗湿之分，燥湿又有辛温燥湿与苦寒燥湿之别。常用辛苦温燥湿药有半夏、陈皮、苍术、厚朴、羌活等，常用苦寒燥湿药有黄连、黄芩、山栀、龙胆草等，常用芳香化湿药有砂仁、白豆蔻、佩兰、藿香等，常用甘淡渗湿药有薏苡仁、芦根、茵陈、茯苓、猪苓、泽泻等。

9. 理气活血法

血瘀是 CAG 的基本病机，如黏膜下血管显露、舌质暗紫、舌下络脉粗张、胃脘刺痛等，故治疗时配以丹参、当归、郁金、川芎、赤芍、石见穿、延胡索、王不留行、八月札等药理气活血。

10. 祛瘀抗化法

肠上皮化生和异型增生是 CAG 的重要病理变化，属于微观血瘀病变。西医无特殊治疗方法，大量的临床病例证明中医药疗效确切，具有一定的逆转作用。中药半枝莲、白花蛇舌草、土茯苓、石见穿、鸡内金、菝葜等有抗肠上皮化生的作用，与刺猬皮、三七、五灵脂、蒲黄、九香虫等化瘀药同用，能起"祛瘀抗化"之效。

11. 养胃护膜法

由于 CAG 胃黏膜腺体萎缩、病菌入侵、食物刺激等，胃黏膜极易损伤，如糜烂或黏膜内出血等，故要注意对胃黏膜的保护，防止损害因子的侵袭，促进受损黏膜的修复。临床实践证实白及、甘草、五灵脂、蒲公英、木蝴蝶、凤凰衣、海螵蛸等中药具有良好的养胃护膜作用，可以选用。

12. 制酸反佐法

大部分 CAG 患者是胃酸缺乏，所以医者常加用酸性药物如白芍、乌梅、木瓜等以酸化酸。但临床上也有部分局限性胃黏膜萎缩患者胃酸反增多。根据阴阳制约与互生之理，何老师将酸性药与制酸药同用，即处方中加用海螵蛸、瓦楞子等，抑酸反佐，激活胃腺，促进胃酸自生。

第二节　用药心悟

何老师临床经验丰富，熟谙药性，用药精到，组方巧妙，疗效卓著，名扬远近。他常说：用药如用兵，用兵要知人善任，用药要精挑细选，为医者必须熟谙药物的四性五味、升降沉浮、功效特性、长短利弊，临床才能左右逢源，得心应手。他擅长药物的反佐配伍，应用寒热相伍、升降相伍、散收相伍、润燥相伍、攻补相伍、酸碱相伍等治疗脾胃疾病。他非常讲究药物剂量的轻重搭配，临证组方，大小制剂灵活多变，小而精专，博而不杂，大而有序，理法分明（如膏方）。他对一些常用药物，如柴胡、半夏、大黄、附子、太子参、蒲公英、黄连、莱菔子在脾胃病应用，独辟蹊径，特色鲜明。这里介绍一些何老师用药经验，供同道们参考。

一、脾胃用药经验

（一）柴胡

柴胡，味苦、性微寒，入肝、胆经，主要功能是和解表里，疏肝解郁，升提阳气。柴胡在消化系统疾病的治疗中占据极为重要的地位，何老师在脾胃肝胆疾病的应用极为广泛，是他最为擅长的衡法的代表性药物，常用于治疗胃食管反流病、功能性消化不良、慢性胃炎、胃下垂、肠易激综合征、急慢性肝炎、脂肪肝、胰腺炎等疾病。何老师对柴胡的认识十分深入，有独到的个人见解。

1. 柴胡适用范围

何老师把柴胡适用范围总结为"柴胡人""柴胡域""柴胡症""柴胡证""柴胡病"等。

（1）柴胡人

柴胡人为气郁体质之人。其症见神情抑郁，情感脆弱，烦闷不乐，易生气，多失眠，形体多瘦，月经欠调，脉多弦。此种人多气滞，多血瘀，多易肝气郁结，易患神经症。这种体质的人多适宜用柴胡，故称为"柴胡人"。

（2）柴胡域

足厥阴肝经和足少阳胆经循行部位，如两胸胁部、头额部、肩颈部、少腹部、腰胯部、阴器部、咽喉部、耳部等处。这些部位的胀痛、酸痛、肿块、感觉异常可考虑选用柴胡。

（3）柴胡症

胸胁苦满、寒热往来、乳房胀痛、口苦、烦躁、焦虑、失眠、脉弦等，有这些症状要考虑柴胡汤证存在的可能性。

（4）柴胡证

半表半里证、肝气郁结证、肝胆湿热证、肝气犯胃证、胆气上逆证、气滞血瘀证等证的治疗，多首选柴胡为主药。

（5）柴胡病

中医病有少阳病、肝病、胆病、脾胃病、乳癖、月经病等；西医病有肝炎、胆囊炎、胆结石、胃食管反流病、胆汁反流性胃炎、功能性消化不良、肠易激综合征、乳腺增生、月经失调及各种神经症等。中医治疗这些病，多选择以柴胡为主药的方剂加减。何老师认为自主神经与肝主疏泄功能密切相关，自主神经功能紊乱的患者多有肝气不调，故常以柴胡为主药来调治自主神经功能紊乱的各种疾病。

2. 柴胡的用量

柴胡有疏肝解郁、透表泄热、升举阳气等多种功能。何老师认为其功能与用量关系密切；少量升举阳气，常用量 3～6g；中量疏肝解郁，常用量 6～10g；大量透表泄热，常用量 10～15g，必要时可用至 30g。他曾经治疗一位寒热往来的少阳病患者，用小柴胡汤 2 天热不退，将柴胡由 12g 改为 30g 后，一剂热退而愈。

（二）半夏

半夏是何老师所创立的脾胃病治疗"衡法"最具代表性的药物。半夏入脾、胃、肺经，具有和胃止呕、消痞除胀、化痰止咳、软坚散结等功效，应用范围很广。《灵枢·邪客》中说："饮以半夏汤一剂，阴阳已通，其卧立至。"这是用半夏交通阴阳治疗不寐的最早记载。《伤寒论》《金匮要略》中有40多个方剂使用了半夏，后世医家更是积累了用半夏的丰富经验。何老师在治疗脾胃病中频繁用半夏，喜爱用半夏，擅长用半夏，用药心得和经验丰富，在此选择几点介绍如下。

1. 半夏是调和胃气不可替代的圣药

《本经疏证》说："半夏主和。"《成方便读》说："能和胃而通阴阳。"何老师认为半夏能降、能散、能燥、能润，更能和，为调和阴阳之要药，更是调中和胃无可替代的治胃圣药。半夏和胃之功，无药可比，其和胃作用是通过四个方面来实现的。一是和胃降逆。胃气宜通宜降宜润宜和，半夏能降能散能燥能润，故能调和胃气，平衡中焦，有止呕、除胀、消痞之功。二是半夏味辛性温，能燥湿化痰。脾为湿土，喜燥恶湿，若脾失健运则生内湿酿痰浊，痰湿再困脾胃，加重脾胃纳运失司，半夏燥湿祛痰，可解脾胃痰湿之困。三是半夏能软坚散结。痰结血瘀是慢性萎缩性胃炎、肠上皮化生、异型增生及胃癌等疾病的病机之一，故半夏最宜应用。四是半夏能助眠安神。"胃不和卧不安"，胃病患者多有夜寐欠安，半夏和胃安神，神安则胃和，利于脾胃病治疗。何老师常说，若药房缺药，其他药还可找药替代，缺了半夏则无药可代了。可见半夏在治脾胃病中的重要性。

2. 半夏是治疗脾胃方剂的主药

以半夏为君药的方剂很多：《内经》13方就有治不寐的半夏汤；《伤寒论》中有18方使用了半夏；《金匮要略》中有30方用了半夏，其中半夏泻心汤为调升降、平寒热、和阴阳、消痞满的调和胃肠代表方。半夏配生姜或干姜和胃止呕，祛饮降逆；配陈皮、茯苓燥湿化痰，理气和中；配黄连、黄芩平调寒热，和胃消痞；配厚朴、苏叶、茯苓行气散结，降逆化痰；配枳实、茯苓、竹茹、陈皮理气和胃，清胆安神；配旋覆花、代赭石降逆化痰，和胃止噫；配瓜蒌、薤白宽胸散结，清热化痰；配山楂、神曲、莱菔子消食导滞；配天麻、白术、茯苓化痰降逆，息风止呕；配麦冬、人参益胃润肺，降逆下气。《本草汇言》称半夏："本脾胃中州之剂。"半夏方在脾胃病治疗中应用极为广泛，常用方如半夏泻心汤、生姜泻心汤、甘草泻心汤、黄连汤、小半夏汤、二陈汤、小柴胡汤、半夏厚朴汤、旋覆代赭汤、麦门冬汤、小陷胸汤、温胆汤、连朴饮、藿香正气散、三仁汤、藿朴夏苓汤、保和丸等。何老师10个调胃汤中有7个是以半夏为主药的。

3. 姜半夏最适宜于脾胃病

生半夏有毒，经生姜、明矾加工炮制后，其毒性可以消除，临床上有姜半夏、法半夏、清半夏之分。何老师调治脾胃多用姜半夏，化痰燥湿多用法半夏。姜半夏包含半夏和生姜两种药物成分，既能消除药毒，又能提高药效。其一，古人运用中药七情配伍"相杀"的原理，用生姜、干姜来炮制半夏去除其毒性，如《本草经集注》所说："半夏毒，用生姜汁、干姜汁并解之。"其二，生姜辛温，有和中止呕、健胃消食之功，与半夏同制，具有协同作用，能提高治疗脾胃病的效果。

4. 半夏治疗脾胃病要掌握好用药剂量

半夏的常用量是5~10g。大剂量半夏，可增强燥湿和安眠作用，见效更快更显，但半夏有毒，未经过炮制的生半夏或用量过大，常引起肝肾损伤，中毒病例层出不穷，教训十分深刻。半夏毒性成分生物碱对局部有强烈的毒性作用，生食和过食时可使舌、口腔、咽麻木和肿痛、流涎、张口困难等，严重者可引起窒息。何老师常说，医者为性命所托，在人命关天面前要谨慎再谨慎，使用大毒药物，有如临深渊，如踏薄冰，要慎重把握剂量，科学配伍，从小剂量开始，逐渐增加药量，努力做到安全无恙。当然拯救急性病和危重病时，应适度大剂量使用，如用四逆汤、参附龙牡汤回阳救逆，但中病则止，以防伤正。何老师用半夏类方剂治疗一些难治性胃病，如萎缩性胃炎和胃癌前病变，疗程需要3~6个月：第一阶段辨证除痞，必用半夏，剂量8~10g，时间1~1.5个月；第二阶段病证结合，少量用半夏，剂量6g左右，约1个月；第三阶段无证从病，则不用半夏，逐渐递减半夏量以确保安全有效。

（三）大黄

何老师擅长用大黄，经验丰富。大黄具有导滞、降逆、解毒、化瘀、健胃等多种功能，是治疗脾胃病不可缺少的要药。慢性胃炎多迁延日久不愈，数年、十几年反复发作，病理机制多为寒热虚实夹杂。其虚多为脾胃虚弱，或气阴不足，或中阳虚弱；其实可概括为"滞、瘀、热、毒、湿"等。何老师治疗慢性胃炎，尤其是治疗萎缩性胃炎，在辨证论治的基础上应用大黄导滞、降逆、解毒、化瘀、健胃，常取得标本同治、出奇制胜的效果。

1. 作用机理

（1）清热解毒

幽门螺杆菌感染是慢性胃炎重要致病因素，在慢性胃炎－胃黏膜萎缩－肠化生－异型增生－胃癌这一癌变模式中，Hp可能起着先导作用。Hp多属于湿热病邪，其蕴结胃腑，阻碍气机，致使气滞血瘀，脾胃运化失司。大黄具有清热解毒之功，已有不少实验表明，大黄对Hp有较好的抑制作用。何老师常以大黄与黄连、黄芩、蒲公英、虎杖合用治疗Hp感染，多获得良好的治疗效果。

（2）行气导滞

慢性胃炎尤其是萎缩性胃炎伴胃肠动力障碍，常表现为上腹胀满、嗳气、大便秘结等。胃以降为顺，以通为用，大便畅通是胃肠升降出入平衡的保证，所以治疗胃病以"降""通"最为关键。胃肠气机阻滞、气机不利可致气滞血瘀，痰湿内生，食滞不化等，从而进一步加重腑气不畅，积滞内停。《神农本草经》记载大黄能"通利水谷，调中化食"。大黄具有良好的行气消食导滞的作用，据药理研究，低浓度对胃肠运动呈兴奋作用，可增加胃排空能力，促进胃肠蠕动，改善胃动力障碍。

（3）降逆利胆

胆汁反流性胃炎是胃肠运动障碍及幽门功能异常造成胆汁反流入胃，破坏胃黏膜屏障，促使H^+及胃蛋白酶反向至黏膜内引起黏膜病理变化，导致胃黏膜损伤。其病机为胆胃相悖，气机紊乱，升降失常，而导致胆液上逆于胃为患，治疗的关键是疏与降。疏即疏利肝胆，降即降逆和胃。大黄具有良好的利胆降逆、行气导滞作用，是治疗胆汁反流的要药。药理研究表明，大黄能疏通胆小管和毛细胆管内胆汁淤积，促进胆管舒张，有显著的利胆作用；大黄又能加强胃的排空，改善胃肠运动障碍。

（4）活血化瘀

慢性胃炎病程漫长，由于长期的炎症改变，使胃黏膜血供系统发生变化，胃黏膜循环灌注不良，营养障碍，从而造成胃黏膜损伤甚至导致腺体逐渐萎缩而发生萎缩性胃炎。久病则入血入络，气滞日久，必致胃络瘀阻，因此活血化瘀是治疗慢性胃炎的又一重要措施。大黄是活血化瘀通络的要药，实验表明大黄具有与输液相类似的血液稀释作用，能通过本身药物引起血液渗透压变化来调节机体自身的体液向血管转移以达到降低血液黏度、解除微循环障碍、恢复组织细胞的代谢和正常供应的目的。大黄能增加胃黏膜的血流量，改善局部微循环，有利于组织恢复。

（5）健胃护膜

慢性胃炎常伴有胃黏膜糜烂，进一步引起腺体萎缩，胃分泌功能下降，致消化吸收功能减弱，临床表现为食欲不振、食后脘腹胀闷、厌食等。根据"苦能健胃"的原理，以少剂量大黄健胃醒脾，往往能取得很好的治疗效果。现代药理研究表明，大黄味苦，少量用之可反射性地增加消化腺体的分泌功能，以助消化，有健胃作用。在动物实验中，大黄可显著增加胃壁黏液量，加强胃黏液屏障，有效地阻止胃中 H^+ 离子反向扩散，可预防胃黏膜的损伤，保护胃黏膜。大黄又有良好的止血和祛腐生新的作用。

2. 用药特色

（1）以症定用

大黄针对慢性胃炎的病理因素滞、瘀、热、毒等有很好的治疗作用，可标本兼治。何老师将其广泛应用于慢性胃炎的治疗，尤其是初诊患者。应用大黄的指征：①大便无溏泄；②有以下 2 项以上症状或体征，即脘腹胀满、厌食、烧心、嗳气频繁、口苦、大便干结、排便不畅、舌红苔黄、Hp 阳性、胃黏膜糜烂、胃黏膜出血等。

（2）以便定量

大黄大苦大寒，被称为"将军"，其药性凶猛易伤人正气。前人有"苦寒败胃"之诫，过用久用大黄必伤人胃气，故应用大黄必须掌握好剂量的变化。萎缩性胃炎体质较弱，用大黄剂量宜轻，以 2～5g 为宜。其用量应观大便次数及性状而定，若患者大便干结如栗，数日一行，则可用 5g 左右，且需后下，待大便通畅后，减少剂量且不后下。若大便正常，用量 2～3g 即可，且与其他药同煎。个别患者脘腹胀满明显又伴有大便溏薄，诸法治疗不效，可试用 2～3g 制大黄，有时可获得意外的效果。以小剂量大黄治疗脾胃病，只有极少数患者出现肠鸣、腹痛、腹泻的不良反应，停药后很快就会消失。

（3）以证定伍

辨证论治是治疗脾胃病的法宝，大黄的应用同样以辨证论治为基础。脾胃病常见的证型有脾胃虚弱证、气阴两虚证、脾胃湿热证、肝胃不和证、热蕴气滞证、脾虚气滞证、气滞血瘀证、脾虚血瘀证等，但以寒热虚实夹杂证最为常见。在辨证论治的基础上使用大黄，热蕴者，常与黄连、黄芩、蒲公英、虎杖等配伍；气滞者，多与厚朴、大腹皮、枳实、莱菔子等配伍；气逆者，与旋覆花、柿蒂、竹茹等配伍；食滞者，与枳实、槟榔、山楂、莱菔子等配伍；血瘀者，多与五灵脂、蒲黄、刺猬皮、石见穿配伍；脾虚者，与党参、白术、茯苓、山药、薏苡仁等配伍；阴虚者，配伍太子参、北沙参、石斛、麦冬等；合并胃黏膜出血，常配伍五灵脂、蒲黄、白及、三七、云南白药等；合并黏膜糜烂，常配伍白及、海螵蛸、甘草、锡类散等。

（四）黄连

黄连性寒，味特别苦，故有"苦似黄连"之民谚，归心、脾、胃、肝、胆、大肠经，首载于《神农本草经》，置于上品之列。何老师认为黄连是治疗胃肠病最重要的清热之药，临证使用频率极高，故颇有用药心得。

1. 苦寒清热药之王

黄连味苦，性寒，苦寒能清热。何老师认为，黄连大苦大寒，能清大热、泻大火、解大毒，清热作用广、作用强，是苦寒清热药之王。黄连的清热作用包括清热解毒、清热泻火、清热凉血、清热燥湿四个方面。

（1）清热解毒

黄连是何老师最常用的清热解毒药。现代药理研究表明黄连具有广谱抗感染作用，对革兰氏阳性菌、革兰氏阴性菌和真菌均能起到明显的抑制作用，如肺痈、疮痈、肠痈、肠伤寒、幽门螺杆菌感染等，且与一般的抗生素相比，不容易产生耐药性。谈丽华研究发现黄连中有 5 种生物碱均可显著抑制幽门螺杆菌活性，其抗菌活性依次为黄连碱＞小檗碱＞巴马汀＞表小檗碱＞药根碱，且脲酶可能为表小檗碱、黄连碱抗幽门螺杆菌的作用靶位。何老师临证常使用黄连抗 Hp，与黄芩、黄柏等同用，联合西药治疗，能提高抗 Hp 的效果。

（2）清热泻火

《本草正义》曰："黄连大苦大寒，苦燥湿，寒胜热，能泄降一切有余之湿火，而心、脾、肝、肾之热，胆、胃、大小肠之火，无不治之。"黄连具有清热燥湿、泻火解毒的作用，而最擅长清胃热、泻胃火。《汤液本草》曰："黄连苦燥，故入心，火就燥也。然泻心，其实泻脾也，为子能令母实，实则泻其子。"胃热炽盛化火可见胃脘灼热或灼痛、烧心反酸、牙龈肿痛或出血、口干口苦、口渴喜冷、多食易饥、大便秘结，舌质红、舌苔黄，脉数或滑数等。黄连用于清胃火时，即可单独研末冲服，也可配伍应用，如清胃散、大黄黄连泻心汤、葛根芩连汤、左金丸等。何老师常用黄连清胃热、泻胃火，如清中调胃汤、清化调胃汤、和中调胃汤、降逆调胃汤等经验方中均有黄连。其中清中调胃汤由大黄黄连泻心汤合戊己丸化裁而成，用于治疗胃火炽盛证，具有清胃泄热、和胃安中之功，临床应用时泻胃火的效果显著，能有效消除胃脘灼痛、脘腹胀满、呕吐酸水、口苦口臭等。何老师创衡法治疗脾胃病时，广泛应用寒热药对、升降药对、散收药对等反佐药对。黄连是何老师核心寒热药对的主要清热药之一，如黄连配干姜，寒热同理，辛开苦降，共奏和胃降逆、开结散痞之功，可用于胃脘痞满，或干呕，或呕，肠鸣下利等寒热互结证；黄连配吴茱萸，寒热平调，辛苦为伍，是生克互制的配伍药对，为《丹溪心法》之左金丸，是借助肺金来平肝木之火热，适应于"胁痛、吞酸、口苦"等肝胃不和证。

（3）清热凉血

《本草思辨录》载有对黄连治疗血热的描述："特气味俱厚，惟治血热不治气热。"《本草纲目》也有"止血""治下血""积热下血""脏毒下血""酒痔下血""吐血不止"的黄连功效、主治描述。何老师认为黄连清热凉血功效显著，能治疗血热妄行之衄血、吐血、便血、尿血等血热证。《金匮要略》中记载："心气不足，吐血，衄血，泻心汤主之。"可见，由黄连、黄芩、大黄组成的泻心汤即是黄连治疗血热证的代表方。还有黄连阿胶汤、清瘟败毒饮、黄连解毒汤等也是治疗血热出血证的常用方剂。《医宗金鉴》中记载了黄连阿胶汤治疗血证的情况："阴经之热，转迫阳明，伤其营分，瘀则血蓄，喜忘如狂。不蓄则便血，热腐则便脓。便脓热郁，里急下重，所必然也。轻者宜黄连阿胶汤，重者白头翁汤清之。"何老师常将黄连与黄芩、丹皮、生地、白茅根、赤芍等同用治疗血热证，增强清热凉血之功，或配伍仙鹤草、白茅根、白及、三七等止血药加快止血速度。

（4）清热燥湿

《神农本草经百种录》曰："凡药能去湿者必增热，能除热者必不能去湿，惟黄连能以苦燥湿，以寒除热，一举两得，莫神于此。"黄连大苦大寒，清热燥湿力大于黄芩，尤长于清中焦湿热，如《温热经纬》治湿热阻滞中焦，气机不畅所致脘腹痞满、恶心呕吐，配苏叶之苏叶黄连汤，或配黄芩、干姜、半夏之《伤寒论》半夏泻心汤等。黄连还善祛脾胃大肠湿热，为治疗痢疾之要药，如芍药汤、香连丸、葛根芩连汤均为黄连清大肠湿热的代表方剂。李时珍在《本草纲目》提及："黄连，治目及痢为要药。"《本草备要》也说黄连："治肠澼泻痢。"现代药理研究发现，黄连的主要抗菌成分小檗碱对多种细菌都有很强的杀伤作用，极低浓度即可阻止霍乱、肠伤寒、痢疾致病菌的繁殖。黄连配木香是何老师常用药对，即香连丸，是治疗湿热下利之名方，一温散，一寒折，共奏行气化滞、清热燥湿、和胃止呕、理脾厚肠、止痢止泻之效，主治胃肠湿热所致的呕吐、腹泻、痢疾等。何老师还创经验方清化调胃汤，是其清中焦湿热的代表方剂，由连朴饮、平胃散加减而成，温凉相伍，寒热并调，使热清湿去，脾健胃安，主治慢性胃炎、胃溃疡、食管炎、胃手术后等属脾胃湿热者，疗效确切。

2. 黄连配伍显智慧

古人云："药有个性之专长，方有合群之妙用。"通过药物的合理配伍，能调其偏性，制其毒性，增强药效。黄连的临证配伍，最能体现中医遣药组方的聪明才智。黄连的配伍大致分为两类：一是相须配伍，即"寒寒相配"，如黄连常配伍黄芩、黄柏、栀子、大黄等苦寒药，相互为用以增强清热、解毒、燥湿的疗效，如三黄泻心汤、黄连解毒汤等；二是相反配伍，即"寒温相配"，黄连配附子、黄连配肉桂、黄连配吴茱萸等，大寒配大热，相反相成，以平阴阳寒热之乱，用于寒热错杂的复杂病证。脾胃病多缠绵日久，临床表现往往有寒有热，寒热错杂。何老师经过长期的临床观察，认为慢性消化道疾病近半是寒热错杂证，故临证常需寒温相配，平调寒热，倡导用衡法治疗脾胃病，其最擅长黄连的相反配伍，用药灵活多变。他常用的黄连寒热配伍有：黄连 - 吴茱萸，辛开甘降，清泄肝胃之热，如左金丸；黄连 - 半夏，平调寒热，和中消痞，如五泻心汤；黄连 - 干姜，清温并用，平调中焦，如半夏泻心汤；黄连 - 肉桂，清上暖下，交通心肾，如交泰丸；黄连 - 附子，寒热并用，温中清热，如乌梅丸；黄连 - 桂枝，寒温相伍，寒热同调，清上温下，如黄连汤；黄连 - 木香，寒与热伍，清热燥湿，如香连丸；黄连 - 细辛，苦寒辛热，泻火疏热，治复发性口疮等。以上黄连相反配伍，皆是一寒一热，一阴一阳，君臣相佐，阴阳相济，深谙配伍之理，最得制方之妙。

3. 坚阴与厚胃之论

黄连坚阴说。《素问·阴阳应象大论》云"阳胜则阴病"，阳胜则热，热邪最易伤阴，正如吴鞠通《温病条辨》所说："热病未有不耗阴者，其耗之未尽则生，尽则阳无所留恋，必脱而死。"黄连味苦性寒，具有清热解毒、清热泻火、清热凉血、清热燥湿之功，能通过迅速清热泻火、釜底抽薪以保护阴液，从而达到"坚阴"之效果，所以张元素在《珍珠囊》云："苦能燥湿，坚阴。"如黄连阿胶汤，可以治疗伤寒少阴热化证，心肾阴虚阳亢，表现为心烦不寐、口燥咽干、舌尖红、脉细数等。《温病条辨》中描述黄连阿胶汤："以黄芩从黄连，外泻壮火而内坚真阴，以芍药从阿胶，内护真阴而外捍亢阳。"通过泄热来坚阴，使阴液不损。消渴多源于阴虚燥热，古人依据黄连坚阴理论用以治消渴，如《百药效用奇观》说："黄连苦寒，善清心火，火去则不吸烁真阴，肾水得复，况黄连苦寒亦可厚肠胃以坚阴，故消渴者，黄连何谓？"全小林教授擅长应用黄连清热坚阴功效治疗糖尿病，经验独到，特色鲜明。

自古有"黄连厚肠胃"之说。《名医别录》言黄连："调胃，厚肠益胆。"厚，增强之意，厚肠胃就是健强肠胃，即增强胃肠的消化功能。黄连的健胃作用是通过四个方面来实现的：一是苦能健胃，小剂量的黄连能增进食欲，促进消化；二是黄连能清胃肠之热，坚胃肠之阴，配伍诸药平衡胃肠寒热虚实，以恢复脾胃受纳运化之功能；三是药理研究表示黄连能促进唾液、胃液、胰液、胆汁分泌，反射性地促进胃肠运动，从而增强胃肠消化功能；四是动物实验证明黄连对胃黏膜损伤呈显著抑制作用，能加快胃溃疡的愈合，可明显降低溃疡的复发率。

4. 健胃与败胃之虞

何老师根据前人"苦能健胃""黄连厚肠胃"的经验，常在健脾胃、助运化的方剂中加入小剂量的黄连来治疗消化不良、食欲减退的病症，如治疗小儿厌食症在方中添加 1～1.5g 黄连，常能取得开胃口、增食欲的满意疗效。《集验方》就记载了"黄连法"，即将黄连一钱打碎、煎煮浓缩，或配以不同比例的甘草同煎，可增强小儿食欲。古今经验都证实黄连能健胃，其健胃作用已被现代实验研究所证明：一是能促进唾液、胃液、胆汁、胰液、小肠消化液等的分泌，促进食物消化；二是增强胃肠道的动力，促进胃肠道蠕动；三是抗幽门螺杆菌，具有消炎作用，从而消除胃黏膜炎症，促进胃肠功能恢复。

黄连大苦大寒，苦寒太过则败胃。《本草纲目》云："黄连大苦大寒，用之降火燥湿，中病即当止，岂可久服？使肃杀之令常行，而伐其生发冲和之气。"大剂量黄连可双重败胃，一是性大寒伤胃阳，二是化燥伤胃阴，阴伤则胃无以纳，阳伤则脾无以化，产生腹胀、腹泻、纳差等症状。有学者研究发现，大剂量使用黄连可使小鼠的胃肠运动功能减退，表现为饮食减少、胃排空迟缓、生长缓慢等，也可导致急性中毒，损伤肝脏等。何老师治疗脾胃病频繁用黄连，为了防止黄连苦寒败胃，一是用量小，一般是 2～5g；二是寒温配伍，常配干姜、吴茱萸等温药，以制其苦寒之性，以防其败胃之虞。

（五）太子参

太子参又叫孩儿参、童子参，甘润微苦、性平，入脾、肺经。具有益气生津、健脾益胃、润肺养心之功。主治脾虚食欲不振，肺虚气阴两伤，心虚心悸自汗，以及温病后期气亏津伤等。太子参之名最早见于清代吴仪洛的《本草从新》。其文曰："太子参，大补元气，虽甚细如参条，短紧坚实，而有芦纹，其力不下大参。"1985 年太子参被收入《中国药典》，目前已被国家卫生健康委员会列入"可用于保健食品的中药材名单"，可见具有较高的药用价值。

1. 健脾养营

太子参是补气药中的一味清补之品，功效与人参相似，但药力薄弱，具有补虚不峻猛、益气不升提、养阴而不滋腻，生津不助湿、扶正不恋邪的特点，补气作用虽逊于人参、党参，但生津之力却比党参强，为西洋参代替品。何老师认为太子参是脾胃良药，临床使用频次高，常配黄芪、白术等用于脾胃虚弱、气阴两虚证，若纳食不香，倦怠无力者，则加山药、白扁豆、谷芽等健脾助运。

太子参是何老师经验方健脾养营汤之君药，主治脾营不足证。何老师认为"脾藏营"之"营"是指脾胃纳运的水谷精微所化生的营养物质，对脏腑组织具有营养作用，是气、血、精、津液等生成的物质基础。脾营不足证是以营养不良、形体消瘦、肌肉痿弱、面色萎黄为临床特征，往往与脾气虚并见，然营属阴，故还可兼见舌红少苔、口干唇燥、手足心热等脾阴虚证。健脾养营汤由参苓白术散化裁而来，其中太子参益气健脾、养阴益营，配伍白术、茯苓、山药等健脾，鸡内金、山楂、陈皮等助运，使补而不滞，临床疗效显著。剂量上，何老师认为太子参用量宜大，成人 15 ～ 30g。该药既可入汤剂，也可做丸散，还可入菜肴做成药膳，无明显副作用，可以久服。

2. 老幼填虚

太子参药性平和，补而不滞，虚实可用，老少皆宜。太子参又名孩儿参、童参，说明古人常运用于儿童。小儿为"纯阳之体"，阴气也不足，主要表现为脾胃虚弱，运化无力，脸色萎黄。太子参非常适合于小孩滋补应用。现代药理研究表明，太子参水煎剂对大黄引起的"脾虚"模型有明显改善作用。太子参有强壮作用，能提高小鼠耐疲劳、耐缺氧、耐饥渴能力，能延长动物存活时间。太子参作用为一种药性十分平和的儿科用药，与其他参相比无引起性早熟之嫌，相反，儿童性早熟及增加身高往往把太子参当成主药之一。太子参健脾益胃、助运消食、补气养阴，最常用于儿童脾气虚弱，食少不化，营养不良，体弱易感等疾病。老年人脏腑虚弱，多种慢性病缠身，一年四季均要调补，但又体弱不宜峻补。作为药性稳健的太子参适于老人长期大量服用，副作用比其他参小。老年人多虚实夹杂，多病并存，如高血压、高血糖、高血脂等，需多靶点、长期不间断治疗，所以太子参成为老年病、慢性病的最佳选择之一。

3. 扶正抗癌

现代研究表明，太子参对淋巴细胞增殖有明显的刺激作用，有调节人体免疫和抗肿瘤转移功能，被广泛应用于胃癌、食管癌、结直肠癌、肝癌等消化系统肿瘤的治疗，对于其他体质虚弱的癌症患者也有很好的疗效。太子参能帮助癌症患者手术后身体恢复，帮助减轻放化疗引起的全身乏力、食欲不振、解稀便等不良反应。晚期癌症患者多是恶病质状态，多为气血阴阳虚衰，极度消瘦，进食量少，疲乏无力，"脾为气血生化之源"，治疗首先应该从健脾补气着手，只有患者的消化吸收功能增强了，才能更好地吸收和利用营养物质，改善虚弱的身体状况。何老师治疗恶性肿瘤最喜欢用太子参这味中药健脾补气益阴，虽然药力较弱，效力较缓，但是药性平和，健脾开胃，补而不滞，滋而不腻，使患者虚而受补，徐徐见效。通过数据挖掘统计何老师治疗胃癌 661 张处方，发现太子参的使用频次高达 623 次，位居第三，用量范围在 12～30g。太子参还是何老师治疗消化道恶性肿瘤经验方扶正抑癌汤的主药，联合茯苓、白术、薏苡仁健脾气养胃阴，旨在扶正以祛邪。

（六）蒲公英

《中国药典》描述蒲公英："性寒，味甘苦，归肝胃经，能清热解毒，利尿通淋，消肿散结。"蒲公英自古以来便是清热解毒、消痈散结的良药，常用于治疗各种热毒痈肿疮疡，如肠痈、乳痈、肺痈、疔疮等，如五味消毒饮。蒲公英不仅可以治疗热毒痈肿疮疡的外科疾病，还对胃炎、肠炎、肝炎、胆囊炎等消化系统疾病有良好的治疗作用，正如《外科证治全生集》中记载："炙脆存性，火酒送服，疗胃脘痛。"蒲公英药性平和，兼具补泻之功，也是何老师治疗胃病最常用的药物之一。

1. 健胃气

《脾胃论》说："人以胃气为本。""百病皆由脾胃衰而生。"胃病多伴有脾胃虚弱。蒲公英味兼甘，能补益，正如《医林纂要》所言："补脾和胃。"《随息居饮食谱》也说蒲公英有"养阴""益精"之功。现代药理学表明，蒲公英具有保护胃肠、提高机体免疫力的作用，又能消食化滞，是一味健胃良药。何老师临证常用蒲公英治疗胃肠疾病，对其治疗慢性萎缩性胃炎 641 张处方用药频次统计中蒲公英高达 619 次，位居第一；在创制十个调胃经验方中有和中调胃汤、清中调胃汤、润中调胃汤、疏肝调胃汤、降逆调胃汤、逐瘀调胃汤、胃康茶等七个使用了蒲公英，应用之广可见一斑。

2. 愈胃疡

研究表明，蒲公英水煎剂对大鼠应激性溃疡有显著的保护效果，能修复胃黏膜损伤，如给予无水乙醇损伤胃黏膜的大鼠口服蒲公英胶囊后，病理提示胃溃疡面积明显减少。此外，蒲公英的有效成分还能为胃黏膜提供营养元素，起到保护胃黏膜的作用。故在胃镜显示有溃疡的时候，何老师常在辨证论治的基础上加用蒲公英 15 ～ 20g，以增强胃溃疡修复作用。同时，胃酸作为溃疡发作的决定因素，临证时何老师还常配伍能抑酸的海螵蛸、瓦楞子、龙骨、牡蛎等中和胃酸，保护胃黏膜，促进溃疡愈合，与蒲公英同用，抑酸与修复并驾齐驱，加快溃疡愈合，防止溃疡复发。

3. 清胃火

蒲公英味苦性寒，具有清热、解毒、泻火、凉血之功。《医林纂要》就载有"补脾和胃，泻火"，即是蒲公英清泻胃火的功效。陈士铎《本草新编》中记载："蒲公英至贱而有大功，惜世人不知用之。阳明之火，每至燎原，用白虎汤以泻火，未免太伤胃气。盖胃中之火盛，由于胃中土衰也，泻火而土愈衰矣。故用白虎汤以泻胃火，乃一时之权宜，而不可持之为经久也。蒲公英亦泻胃火之药，但其气甚平，既然能泻火，又不损土，可以长服而无碍。凡系阳明之火起者，俱可大剂服之，为退而胃气自生。"此实属中肯之言，说明蒲公英泻火虽力量较弱，但药性平和，故无论内火外火、虚火实火皆可用之，且苦寒不伤胃，故可常用、久用、大剂量用。何老师治疗胃病尤喜此药，称其为治胃佳品，临证常配伍黄连 2 ～ 3g，增强清泻胃火的作用，又不至于苦寒伤胃。

4. 灭胃菌

蒲公英是一种广谱抗菌中药，对革兰氏阳性菌、革兰氏阴性菌、真菌、螺旋体和病毒均有不同程度的抑制作用，对金黄色葡萄球菌、溶血性链球菌有较强的抑制作用，对大肠杆菌、绿脓杆菌、痢疾杆菌、伤寒杆菌、白色念珠菌亦有一定的抑制作用，因此广泛用于细菌感染性疾病。幽门螺杆菌作为慢性胃炎、消化性溃疡、胃癌的重要致病因素，许多药理学研究均表明蒲公英具有抗幽门螺杆菌的作用，在一定条件下可作为治疗幽门螺杆菌的靶药，故何老师称其有灭胃菌之功。在治疗幽门螺杆菌感染者，何老师提倡中西医结合治疗，中医整体调治，常用蒲公英配伍黄连、黄芩、黄柏等清热解毒药，配合西医局部杀菌，使用三联疗法、四联疗法等，效果优于单纯的西药和中药治疗。在临床上遇到一些只用西药而抗 Hp 失败的患者，或者抗生素过敏患者，或高龄体衰者，何老师采用中医治疗方法，在辨证论治基础上大剂量使用蒲公英并配伍黄连、黄芩、虎杖等清热杀毒药，也常取得好效果。

5. 泻胃实

中医脏腑理论云："六腑以通为用，以降为顺。"何老师认为"通"是食管、胃、胆、小肠、大肠等消化器官最突出的一个生理特性，也是胃肠道正常生理功能活动的基础。胃"以通为和""以降为顺"，合称"胃主通降"，是胃主受纳的前提条件。《本草汇言》曰："蒲公英味甘、气寒，沉也，降也。"《本草衍义补遗》则曰："解食毒，散滞气。"可见，蒲公英主沉主降，具有缓泻之功，与胃的能降特性契合。何老师临证常以蒲公英来缓泻，作用既牢靠又平稳，如治疗阳明病的"胃实"证，剂量可大至30g。何老师创制的润肠通便汤是蒲公英轻泻作用的代表方，其中生地、火麻仁、桃仁生津滑肠，当归、何首乌、白芍养血润肠，白术健脾以通便，枳实主降腑气而通便，蒲公英清肠通便，莱菔子下浊气而通便，反佐肉苁蓉温肾以通便，诸药润肠滑肠清肠，行气降气益气兼顾，迅速起效。现代药理学也表明，蒲公英能够帮助结肠平滑肌细胞有效收缩，加强肠道的蠕动，改善便秘。

6. 抗胃癌

《本草衍义补遗》记载蒲公英："化热毒，消恶肿结核有奇功。"近年来，研究表明蒲公英可以抗癌、抗肿瘤，用于多种癌症，不仅通过调控细胞周期、破坏肿瘤细胞形态、诱导细胞凋亡等方式来抑制肿瘤细胞的增殖和迁移，还能减轻抗肿瘤药物的副作用和作用于肿瘤微环境。何老师将其广泛用于胃癌、食管癌、肝癌、肠癌等消化系统肿瘤，如抗肿瘤经验方"双蒲散（扶正抗化汤）"就以蒲公英为君，多用于治疗肠上皮化生、肠上皮异型增生等，防止疾病进一步发展成胃癌，并逆转肠上皮化生和异型增生的病理状态，疗效显著。

7. 利肝胆

叶天士《临证指南医案》说："肝为起病之源，胃为传病之所。"肝主疏泄，调畅脾胃气机；肝分泌胆汁，胆贮存和排泄胆汁，促进消化。若肝胆不利，必然影响脾胃的消化吸收功能。实验研究表明，蒲公英具有保肝和利胆作用，常用于肝炎、胆囊炎、黄疸等肝胆疾病。何老师常用蒲公英治疗胃食管反流病、胆汁反流性胃炎、术后胃十二指肠反流等疾病，还创经验方降逆调胃汤。方中蒲公英与黄芩同用，清热降逆、利肝胆，也是何老师临床常用药对。其中蒲公英多用 15 ～ 30g，黄芩多用 10g 左右，两者同用，加强清热、降泻肝胆火之功，同时蒲公英还可以健胃气，可谓是补泻兼顾的组合。

（七）莱菔子

莱菔子，又名萝卜子，味辛甘，性平，归脾、胃、肺、大肠经。可消食除胀，降气化痰。主治饮食停滞、脘腹胀痛、大便秘结、积滞泻痢、痰壅喘咳。《本草纲目》说其："下气定喘，治痰，消食，除胀。利大小便，止气痛，下痢后重，发疮疹。"《滇南本草》谓其："下气宽中，消膨胀，消痰涎，消宿食，消面积滞，降痰，定吼喘，攻肠胃积滞，治痞块、单腹痛。"莱菔子是何老师治疗脾胃病最常用的中药之一。

1. 虚证可用莱菔子

医者多认为莱菔子破气，如朱丹溪在《丹溪心法》中说"莱菔子治痰，有推墙倒壁之功"，《本草正》亦说"中气不足，切忌妄用"，故莱菔子多用于实证，不建议用于虚证。然而何老师则认为莱菔子药性平和，气味并不峻猛，因此不能拘泥于"冲墙倒壁"之说，临证时不但用莱菔子治疗食积、痰阻、湿滞等实证，也用于治疗不思饮食、食后胃脘胀闷的脾胃虚弱证；更多用于因虚致实老年性便秘、小儿便秘，所获疗效亦佳。如老年习惯性便秘，或年老体虚，脏腑功能衰退；或真阳亏损，温煦无权；或阴亏血燥、精血渐少，津液亏乏，最终导致大肠失于推动和濡润，传导失司而发为便秘。针对这种因虚致实的便秘，何老师常配伍炒莱菔子治疗：其一是炒莱菔子富含油脂，可润肠通便；其二是炒莱菔子有行气导滞之功，能条达气机，导滞通腑。再根据辨证加减治疗，气虚者加入黄芪、白术、党参、人参等，血虚者加入当归、首乌、熟地等；阴虚者加入生地、玄参、白芍等，阳虚者配伍肉苁蓉、核桃肉、补骨脂等。

莱菔子用于治疗虚证时，应掌握好用量，多在 10g 左右。同时配伍补虚药物，才能扬长避短，利大于弊，正如《医学衷中参西录》所言："此乃化气之品，非破气之品，而医者多谓其能破气，不宜多服、久服，殊非确当之论盖凡理气之药，单服久服，未有不伤气者……若用以除满开郁，而以参、芪、术诸药佐之，虽多服、久服，亦何至伤气分乎？"同时还要注意，莱菔子有泻下通便作用，对于泄泻病属虚证者，不用或少用之；嘈杂病烧心易饥者，亦不用或少用之，因其有消食助运之功。

2. 莱菔子可与人参同用

一般认为人参补气，莱菔子破气，两者同用恐莱菔子会减弱人参的补气效果，故大多数人认为用人参不能同时服食萝卜及莱菔子。也有人认为凡补益药均不宜与莱菔子、萝卜同用，如《得配本草》说："服补药者忌之。"国医大师朱良春先生认为："此庸浅之见，不可从。"实际上，若配伍适当，两者同用有益而少弊。《本草新编》曾说："或问萝卜子专解人参，一用萝卜子则人参无益矣，此只知萝卜子并不知人参者也。人参得萝卜子，其功更神，盖人参补气，骤服气必难受，非止喘胀之症也，得萝卜子以其行气，则气平而易受。"气虚引起的虚喘虚胀，在人参等补气药中少佐莱菔子，则补而不滞，不至于单用人参产生腹胀纳呆等气滞的表现，反能提高疗效。气滞胀满而体弱的患者，莱菔子可酌配人参等补气药，以防耗伤正气。何老师临证50余年，常将莱菔子和人参一起配伍运用，并从大量的临床实际病例中总结出，莱菔子可与人参同服，还可以与党参、西洋参、太子参等参类同用。何老师认为此二者为通补药对，可消补兼顾，补气与行气兼施，益脾与运脾同用，相反相成，通补结合，使补而不壅。这也是何老师"诸治不离行气"思想的体现。《素问·六微旨大论》曰："成败倚伏生乎动，动而不已，变化作矣。"何老师补脾益胃，倡导"运补"，即补气与行气兼施，益脾与运脾同用，人参和莱菔子配伍使用即是"运补"的代表药对。如何老师曾治疗数例胃黏膜脱垂患者，患者常苦于胃脘痞满，初以补中益气汤为主方进行治疗，疗效一直不明显，后加入莱菔子与红参同用后，效果奇佳，痞满很快就消除了。

3. 生熟莱菔子功效有不同

炮制不同则药效也有差异，莱菔子也不例外。《本草纲目》曰："莱菔子之功，长于利气。生能升，熟能降。升则吐风痰，散风寒，发疮疹；降则定痰喘咳嗽，调下痢后重，止内痛：皆是利气之效。"《医学衷中参西录》谓："其力能升能降，生用则升多于降，炒用则降多于升。取其升气化痰宜用生者，取其降气消食宜用炒者。"故临床上一般认为莱菔子生用性升，味辛较甚，故生擂汁水催吐作用较强，可涌吐风痰，用于治风痰上壅的痰厥，如《本草便读》一书就提到莱菔子催吐，"凡邪实上焦，或痰食气逆不通等证，皆可吐……莱菔子捣碎，温汤搅和，徐饮之，少顷即吐"。炒用性降，善于消食除胀，降气化痰，可用于治疗食积、腹满、便秘，饮食积滞之泄泻、痢疾，痰涎壅肺之喘咳等病症，如保和丸、何老师经验方顺气通便汤就是炒用性降的代表。炒莱菔子在加减配伍方面，消食化积常与陈皮、神曲、山楂等同用，降气化痰常与苏子、白芥子等同用，除胀消痞常与厚朴、大腹皮等同用，导滞通便常与白术、枳实等同用。有动物实验研究表明，在促进胃肠运动作用方面，炒莱菔子比生莱菔子效力更强。也有研究指出，炒莱菔子行气消食的作用与促进胃肠运动有关，其机理可能是促进胃泌素的分泌和作用于 M 受体有关。

4.莱菔子可祛黄褐斑

黄褐斑中医又称"薰黑斑""肝斑"。中医认为引起黄褐斑的病因很多，或因营卫气血郁滞，皮肤失润所致；或因忧思抑郁引起肝脾不和，进而导致气滞痰阻，污浊之气上熏于面所致；或因脾胃运化功能失常，致气血生化无源或不足、气血失于上荣而成。有研究表明，莱菔子可以治疗黄褐斑，其含有黄酮类物质，是一种自由基清除剂，能有效消除面部色素沉着，使面部皮肤滋润、柔嫩。《本草纲目》也有相关记载："莱菔子，散服及炮煮服食，大下气，消谷和中，去痰癖……理颜色；练五脏恶气，制面毒，行风气，去邪热气。令人白净肌肉细。"有不少临床报道，莱菔子祛黄褐斑之效果比较明显，它有调和脾胃、升降气机、消食化积之功，能通过"祛痰癖、制面毒、化积滞、散瘀血"而达到祛斑美颜效果。何老师治疗黄褐斑时常在处方中适当配伍莱菔子，确能增强疗效。

5.吃萝卜有益于胃肠健康

莱菔即萝卜，是根茎；莱菔子即萝卜的干燥成熟种子，是果实。两者属于同根生的关系。民间一直以来就有"冬食萝卜夏吃姜，不劳医生开处方"的谚语。萝卜是养生之佳品，还被喻为"小人参"，常吃萝卜有益健康，但民间还有"萝卜解药"之说，所以很多患者在服中药期间，不吃萝卜。实质上，这是错误的认识。所谓"萝卜解药"是指"解人参等参类药"，因人参补气，而萝卜破气消滞，同用则使人参补益之功降低。但是正如前面所说的，用人参时少量佐以莱菔子，反能使补而不滞，因而在服用人参等参类时大可不必"谈萝卜则色变"。至于其他中药，目前暂未发现与莱菔子、萝卜同用会有相反相畏的相关报道，因而影响其他中药疗效一说是不符合客观实际的，那么服中药不能吃萝卜一说自然也就不存在了。

实际上，萝卜具有消食下气之功，能通能降，符合胃肠"以降为顺""以通为补"的生理特性，能消食化滞，有利于胃肠消化与吸收。有研究表明，白萝卜含有淀粉酶、芥子油和粗纤维，可以加快胃肠蠕动，刺激消化酶分泌，促进消化，增强食欲，所以常食萝卜对胃肠健康有益。但是，吃人参之类的补药时，何老师建议还是尽量不吃或少吃萝卜，至于服普通的中药时吃萝卜则无大碍。但应注意的是，萝卜性偏寒凉，脾胃虚寒者不宜食用。萝卜能加快胃的排空，生吃可导致胃中作嘈，所以胃中嘈杂易饥者应慎食。

（八）虎杖

虎杖又名酸杖，其味酸微苦、性寒，生于河边溪旁、山坡田野，极为常见。虽然虎杖普通寻常，古方中很少应用，但其作用繁多，是何老师临床上常用的一味中草药。

1. 清热解毒

虎杖具有清热解毒之效。虎杖煎剂及主要成分大黄素、白藜芦醇苷对金黄色葡萄球菌、白色葡萄球菌、溶血性链球菌、卡他球菌、肺炎双球菌、大肠杆菌、变形杆菌、绿脓杆菌、痢疾杆菌都有抑制作用，对深红色发癣菌、趾间发癣菌、须发癣菌也有很强的抑制作用。虎杖还有明显的抗病毒作用，经病毒学研究，其对单纯疱疹病毒、流感病毒、腺病毒、乙型肝炎病毒等有一定的抑制作用。为此，临床上常用虎杖治疗疮疡肿毒、肺炎、咽喉炎、急慢性支气管炎、阑尾炎、真菌性阴道炎、急慢性肝炎等感染性疾病。

2. 清化湿热

《药性论》和《滇南本草》都说虎杖能"利小便"。虎杖具有清热利湿之功，凡由湿热引起的黄疸、痢疾、淋浊、尿石、带下等皆可用之。何老师常用虎杖治疗肝胆疾病所致的黄疸，包括新生儿黄疸，多与茵陈、山栀、大黄等配伍；治下焦湿热之热淋，常配车前子、滑石、半边莲等，以清热利尿通淋；如治带下黄浊，常配黄柏、萆薢、薏苡仁、车前草等，以清热祛湿化浊。

3. 利胆退黄

虎杖的主要成分大黄素、蒽醌等，可轻泻，故具有很好的利胆退黄作用。由于虎杖有清热利胆、活血散瘀、消炎止痛等多种功效，故是治疗胆囊炎、胆石症、胆囊息肉、胆汁反流等胆囊疾病的良药，常与郁金、金钱草、鸡内金等配伍。

4. 降压降脂

药理研究表明，虎杖有明显的降压降脂作用。其成分白藜芦醇苷和蒽醌对麻醉猫、兔均有明显的降压作用。用虎杖中的白藜芦醇苷和白藜芦醇喂过氧化玉米油的大鼠做降血脂实验，结果有很明显的降脂作用。临床研究也表明，虎杖片能降低甘油三酯和胆固醇，且无不良反应。由于虎杖有降脂、利胆、活血、消炎等多种作用，何老师常将其应用于脂肪肝、脂肪性肝炎、脂肪性肝纤维化和肝硬化，有一定的效果。

5. 生血升白

虎杖有很好的升白细胞和血小板的作用。有报道，虎杖蒽醌片临床应用于升白细胞，有效率达70%，升血小板有效率为90%，可对抗辐射引起的白细胞降低。何老师有一个经验方，方名叫"黄虎鸡合剂"，由黄芪、虎杖、鸡血藤3味药组成，有很好的升白细胞和血小板的作用。他曾亲手做过小鼠的药理实验，黄虎鸡合剂对抗肿瘤药环磷酰胺引起的白细胞减少有明显的升高作用，与对照组比较具有显著性差异。动物实验表明，虎杖中的大黄素灌服或皮下注射对小鼠肉瘤S180、小鼠乳腺癌、小鼠肝癌、小鼠艾氏腹水癌、小鼠淋巴肉瘤、小鼠黑色瘤及大鼠瓦克癌等7种瘤株具有抑制作用，所以虎杖用于癌症化疗、放疗后白细胞、血小板减少症最为适宜。

6. 化痰止咳

从临床到实验研究都表明，虎杖有很好的镇咳和平喘作用。用恒压氨雾引咳法实验发现，每只小鼠腹腔注射白藜芦醇苷粗品（1%）及精制品（0.5%）0.3mL，均有镇咳作用；电刺激麻醉猫喉上神经镇咳法也表明大黄素及白藜芦醇苷有镇咳作用。虎杖煎剂（7.5%）在离体豚鼠气管实验中，能对抗组织胺引起的气管收缩，故有一定的平喘作用。因虎杖既能清热解毒，又能止咳平喘，故可用于急、慢性支气管炎和肺炎的治疗，常与黄芩、鱼腥草、金荞麦等同用。

7. 活血通络

虎杖能活血散瘀，祛风通络。常用于跌打损伤、风湿痹痛、癥瘕积聚和妇人经闭、痛经、产后恶露不下等病的治疗，是伤科和妇科的重要用药。因为虎杖既能活血、通络、祛风、止痛，又能清热、消炎、解毒，故能治疗各类型关节炎。何老师常将虎杖用于热痹或寒痹兼热者，配伍忍冬藤、徐长卿等。

8. 内外止血

虎杖主要成分为大黄素、大黄素甲醚、大黄酚和蒽醌等，具有止血作用。虎杖煎剂对外伤有明显的止血作用，内服对上消化道出血也有止血作用。有临床报道，用虎杖粉内服，每次4g，每日3～4次，治疗29例胃出血，有效率达100%。止血最短时间为1天，最长4天，平均2天。何老师治疗消化道出血也常加入虎杖，确实有效。

9. 治疗烧伤

虎杖是一味很好的烧烫伤药，对烧伤、烫伤创面有收敛、止血、防止感染、消炎和镇痛作用，其成分白藜芦醇苷可使白毛家兔烧伤后收缩型血管转变为扩张型，从而减少血栓形成。民间常用虎杖研末以麻油或凡士林调敷创面治疗烫烧伤，现代制剂如烧伤灵、虎胆散、复方虎杖液等被广泛应用于烧伤、烫伤的治疗，疗效肯定。

（九）垂盆草

垂盆草味甘、淡、微酸，性凉，归肝、肺、大肠经。其功能是清热利湿、解毒消肿，主治湿热黄疸、淋病、泻痢，肺痈、肠痈、疮疖肿毒、蛇虫咬伤，水火烫伤、咽喉肿痛、口腔溃疡，带状疱疹等。现代药理研究表明，垂盆草具有增强免疫作用和护肝作用。垂盆草苷使小鼠外周血中白细胞和中性粒细胞比例增高，骨髓中T淋巴细胞比例显著升高。用垂盆草苷给小鼠灌胃，发现对四氯化碳性肝损伤有明显的保护作用。何老师常用垂盆草治疗下面几种病毒性疾病。

1. 病毒性肝炎

垂盆草是中医治疗病毒性肝炎最常用的药物之一。有报道用垂盆草煎剂治疗急性肝炎及慢性活动性肝炎1000例，每日用鲜品250g或干品30g，水煎分3次服，疗程2周，结果有较好的降低ALT作用。垂盆草片、垂盆草冲剂治疗急性肝炎及迁延性肝炎降酶作用明显。何老师治疗病毒性肝炎在辨证论治的基础上，常加用大剂量的垂盆草，治疗甲型、乙型肝炎，能使肝功能较快好转，且对乙型肝炎病毒有一定的抑制作用。何老师曾治疗多例久治不愈的乙型肝炎患者，患者拒绝西药抗病毒治疗，谷丙、谷草转氨酶都很高，但通过半年左右治疗都恢复正常了，且多年未复发。垂盆草又是一种价廉物美的野菜，因此何老师常让患者在家中种植垂盆草，经常煮吃，效果很好。何老师在家中的院子里种植了一些垂盆草，无偿为患者提供药苗。

2. 带状疱疹

带状疱疹是由水痘 - 带状疱疹病毒引起的急性感染性皮肤病。病毒经呼吸道黏膜进入血液形成病毒血症，长期潜伏在脊髓后根神经节或颅神经感觉神经节内，当机体受到某种刺激导致机体抵抗力下降时而发病，受累神经发生炎症、坏死，产生神经痛，所支配的皮肤出现簇集成群的水疱。患者疼痛剧烈，药物效果也不太理想。江西民间常用鲜垂盆草洗净捣烂，外敷疱疹处，能明显减轻疼痛，缩短愈合时间。何老师常在临床应用此单方，效果确切。

3. 疣

疣是由人乳头瘤病毒引起的表皮良性赘生物，临床常见的有寻常疣、扁平疣、跖疣及尖锐湿疣等。垂盆草具有很好的抗疣作用，何老师临床上应用治疗寻常疣、扁平疣等，常能取得意想不到的效果。曾有一位 10 岁女孩，头皮、手足生长了数十个寻常疣，因影响美观，家长带她到多家医院皮肤科治疗均无效。何老师根据民间验方，用鲜垂盆草捣碎后与酒糟拌匀外敷在最早出现的母疣上，1 日 2 次，1 周后疣体萎缩结痂脱落了，其他部位的疣也相继枯萎脱落了，且不留痕迹，至今 8 年未复发。

根据上述垂盆草抗病毒的经验，其他一些病毒性疾病，如病毒性感冒、病毒性肠炎等，何老师也加用垂盆草，确能提高疗效。可见垂盆草是一味广谱抗病毒药，值得进一步深入研究。

二、香药应用经验

香药是指具有芳香气味的中药，古称"芳草""香木"等。香药多性温，味苦、辛、甘，主要有醒脾化湿、防疫辟秽、理气解郁、醒脑开窍、疏散发表、温里散寒、祛腐消肿、活血通经等作用，广泛应用于临床各科。《素问·奇病论》提出湿热脾瘅"治之以兰，除陈气也"，是香药治疗脾胃病的最早记载。何老师根据脾胃的生理特点，巧妙地运用香药，积累了丰富经验。

（一）香药的临证运用

何老师运用香药治疗脾胃病的频率较高，因其主入脾胃经，可以从辛温发散、芳香化湿、辛开苦降、调畅气机等多方面恢复脾胃气机升降，与"衡法"治疗理念非常契合。

1. 脾升胃降，调畅气机

《素问·六微旨大论》曰："升降出入，无器不有。"《脾胃论》说："升已而降，降已而升，如环无端，运化万物，其实一气也。"升降运动，存在于一切物体之中，并不断循环。人体亦有气机升降，脾升胃降是人体气机升降之枢纽。脾主升清，胃主降浊，清阳自脾而升，浊阴自胃而降。脾宜升则健，胃宜降则和。若脾胃失调，清气不升，浊气不降，清浊相干，则气血逆行而乱。脾胃受损，气机升降失调，则会出现"久不能升"和"升而不降"两种病变。"久不能升"，则"清气不生""胃气下溜""谷气下流"，出现纳食不化、肠鸣腹泻、脘腹痞满及形体消瘦、头晕神疲、四肢无力、内脏下垂等症状。"升而不降"，则胃气上逆，出现嗳气、吐酸、恶心、呕吐、呃逆、反胃、噎膈、腹胀、便秘等。因此治疗中焦之病，重点在于恢复脾升胃降之功能。芳香药辛升苦降，升脾阳。何老师遵东垣之法，常以"辛甘温之剂，补其中升其阳"，常用柴胡、升麻、白术、党参、当归等香药健脾胃，助纳运，升中阳；降胃浊，何老师循胃肠"以通为用，以降为顺"之特性，常用大黄、枳实、厚朴等香药泄胃实，降胃气。

2. 脾阳胃阴，润燥相宜

《临证指南医案》中曰："太阴湿土，得阳始运，阳明燥土，得阴自安，以脾喜刚燥，胃喜柔润故也。"脾主运化而升清，以阳气用事，体阴而用阳，故喜燥恶湿；胃主受纳而降浊，以阴津为养，体阳而用阴，故喜润恶燥。湿为阴凝之邪，最易伤脾，脾失健运，又可湿从内生，湿从阴化则为寒湿，湿从阳化则为湿热。湿邪困脾，当燥湿运脾。何老师常用苍术、厚朴、砂仁、白术等香药燥湿运脾。《血证论》曰："脾不制水固宜燥，脾不生津则宜滋，气分不可留水邪，气分亦不可无水津。"虽脾喜燥，但何老师认为不宜太过辛燥，少用草果、豆蔻、花椒、茴香等辛温燥烈之品，恐耗气伤津，且使用温燥芳香药常配伍凉润之品。燥为阳热之邪，易犯于胃，燥热犯于阳明灼伤胃阴而出现胃阴不足，又可由胃阴不足而生内燥。胃喜润恶燥，治疗胃燥证宜滋阴凉润，但不可一概予滋养胃阴的药，否则滋腻碍胃。善补阴者，必于阳中求阴。治疗胃阴虚证，何老师常在益胃汤、沙参麦冬汤等加少许香药助运脾胃，如木香、枳壳、厚朴、陈皮等。虽湿能滋养于胃，当胃湿有余，亦当泻湿之太过，此时也可用芳香燥湿法，如平胃散等。

3. 平调寒热，寒热并用

寒者热之，热者寒之，寒热错杂则平调寒热。何老师认为脾胃病病机复杂，常寒热虚实错杂。辛开苦降、寒热平调法是历代医家治疗脾胃病的重要法则。芳香药多苦辛温，对于寒热错杂之痞证，当温凉并用，平调寒热。何老师治疗寒热错杂的脾胃病证，常用仲景半夏泻心汤加减，辛开苦降，寒热同治。方中有对半夏 - 黄芩、干姜 - 黄连两组寒热配伍药对，一升一降，一散一收，辛开苦降，相反相成，共调寒热与升降；再配以党参、甘草、大枣甘温补中，补虚泻实，则中焦痞消。左金丸亦是何老师常用方剂，主要治疗肝胃郁热、肝火犯胃证，由黄连配伍芳香药吴茱萸而成。黄连苦寒主降，能清热泻火，但寒凉收敛，有郁结气机之虞，配伍香药吴茱萸辛热宣散，能使肝气条达，郁结得开，且吴茱萸还能制约黄连之寒，使其清热泻火又无凉遏之弊。何老师常用的含芳香药寒热药对还有黄芩 - 生姜、知母 - 桂枝、大黄 - 附子等。他认为寒热并用，既可以平调寒热，还可以反佐互制，以制约一方药性偏颇。

4. 疏肝理气，肝脾（胃）同调

肝为起病之源，脾胃为传病之所。肝、胆、胃、脾同居于中，生理上相互为用。病理上相互影响。脾胃运化，赖于肝气疏达。肝主疏泄，调畅气机，促进脾胃消化功能。肝疏泄太过不及均能影响脾胃功能，运化失司，升降失常，气机不畅，而致中焦痞塞不通。木能克土，制木必先安土，恐防久克难复，故治疗此类脾胃病，除疏肝外，还当健脾和胃，增强脾胃功能。肝又主调畅情志，与精神情志关系密切。何老师认为胃肠是情绪之镜，"治胃先治神"，治疗脾胃病，首先要重视对患者情志的调节。除心理开导和情志疗法外，常予四逆散、柴胡疏肝散、逍遥散等疏肝理气解郁。这些方子包含不少的香药。何老师的经验方"疏肝调胃汤"则为肝气郁滞、肝胃不和者而设。方由柴胡、白芍、白术、当归、茯苓、枳壳、党参、半夏、木香、蒲公英、海螵蛸、首乌藤、麦芽、莱菔子组成，其中有柴胡、白术、当归、枳壳、党参、木香等六味香药。何老师除喜用柴胡、枳壳、枳实等芳香理气药外，还善用玫瑰花、绿萼梅、合欢花、代代花等花类芳香药以疏肝理气解郁。

5. 喜用香药，芳香不燥

芳香之气助脾胃，香药能运脾开胃，在治疗脾胃病上运用十分广泛。通过数据挖掘1126张何老师治疗脾胃病的处方，发现香药占35.85%。香药多辛温发散，能燥湿健脾，行气行血。脾体阴而用阳，喜燥恶湿，故芳香药适宜治疗脾病。然脾胃互为表里，相互影响，常脾胃同病。胃为阳明燥土，喜润恶燥，故需兼顾脾胃之性，权衡润燥，燥而不烈，润而不腻。何老师很少用辛温燥烈之品，如白豆蔻、草豆蔻、草果、花椒、茴香之属，恐耗伤胃阴。他喜用芳香柔润之品，如白术、当归、麦冬、枳壳、八月札等。香药多温燥易伤胃阴，何老师在使用芳香温燥药时，特别强调以下三点：①寒热润燥配伍，如桂枝配伍白芍，干姜配伍黄连，吴茱萸配伍黄连，苍术配伍芦根；②剂量宜小，如干姜、吴茱萸、砂仁等辛温之品，常用量为3～5g；③中病即止，木香、川芎、青皮、苍术、砂仁等芳香温燥药，不宜长期使用，应中病即止，以防久用温燥助热，耗气伤津。

（二）常用香药

通过数据挖掘何老师治疗脾胃病的1126张门诊处方，发现使用频率较高的香药有白术、厚朴、枳壳、木香、党参、当归、干姜、吴茱萸、枳实、莪术、柴胡、麦冬、陈皮、山楂等。

1. 白术

白术气清香，味甘、苦，性温，归脾、胃经，为补气药。白术挥发油成分主要为苍术酮。明代李中梓《本草通玄》认为白术："得中宫冲和之气，故补脾胃之药更无出其右者。土旺则能健运，故不能食者、食停滞者，有痞积者，皆用之也。土旺则能胜湿，故患痰饮者、肿满者、湿痹者，皆赖之也。"白术为健脾补脾第一要药，能健脾、运脾、化湿。对于痞满的治疗，何老师创双枳术丸，即在李东垣枳术丸的基础加上苍术、枳壳而成，以增强健脾运湿、理气消痞之力；脾胃虚弱之痞满，则以四君子汤加理气药，健脾益气，理气除痞。何老师认为白术能双向调节肠道运动功能，既是一味重要的健脾止泻药，又是一味运脾通便药。他指出白术治疗便秘有三个要点：一是用生白术；二是剂量要大，常用至30～60g；三是配伍用药，气滞配枳实，气虚配黄芪，血虚配当归，阴虚配生地，阳虚配肉苁蓉。

2. 厚朴

厚朴气香，味辛辣、微苦。《长沙药解》云："厚朴苦辛下气，善破壅阻而消胀满……消宿食停水，调泄秽吞酸，止肠胃雷鸣……下冲消滞之物也。"厚朴能下气除痞，消积导滞，燥湿行气。何老师治疗脾胃病，常用厚朴化湿、行气、消痞。寒湿痞满用平胃散发散寒湿，湿热痞满用连朴饮清利湿热，腑气不通则用承气汤类通腑下气。现代研究发现厚朴含有 β-桉叶醇、厚朴酚、四氢厚朴酚及异厚朴酚等化学成分，有中枢性肌肉松弛作用和防治胃溃疡作用。

3. 枳壳、枳实

枳壳、枳实气清香，味苦、微酸。两者都是芸香科植物酸橙的果实，其成熟度不一，枳实是幼果，枳壳是成熟的果实。枳实、枳壳中主要化学成分含有黄酮类、挥发油及生物碱。《本草辑要》记载："枳实、枳壳，辛、苦、平，力皆能破气。气行则痰行喘止，痞胀消。所主略同，但枳实利胸膈，枳壳宽肠胃，枳实力猛，枳壳力缓为少异。"枳实、枳壳主治部位不同，枳实主利胸膈，枳壳主宽肠胃，枳实行气力量较枳壳强。何师创制的双枳术丸，枳壳、枳实同用，使行气除痞力量更强。

4. 木香

木香气香特异，味微苦。内酯类成分是木香的主要有效成分。《本草发挥》记载"木香味苦辛，纯阳，治腹中气不转运，助脾""辛温，升降滞气"。木香苦辛温，气香特异，其辛香流窜，主动，既能上行，又能下行，故能升降阻滞之气，将痞积滞气通行、消散。因此，何老师常用木香治疗胃痛胃胀、腹痛腹胀，痢疾、腹泻等，因其温燥，中病则止，不宜久用。

5. 党参

党参味甘，性平，归脾、肺经，有特殊香气。实验发现党参含有醇类、醛类等多种具有芳香气味的挥发性成分，其中正己醛是党参特殊香气的主要成分。《本草正义》记载党参："能补脾胃，润肺生津，健运中气……健脾运而不燥，滋胃阴而不滞……是禀坤土中正之气、柔顺之德，而无偏无害者。"且党参气味芳香却不辛燥，质柔润而不滋腻，是健脾益气之佳品。何老师治疗脾胃虚弱之证，常用四君子汤、香砂六君子汤等。何老师使用党参补气健脾时常配伍莱菔子，补气与行气同用，通补结合，补而不滞。

6. 当归

当归有浓郁的香气，味甘辛微苦。当归挥发油成分主要有藁本内酯类、川芎内酯类、亚丁基苯酞等，能够调节胃肠功能。《神农本草经百种录》云："当归辛香而润，香而走脾，故能透入中焦营气之分，而为补营之圣药。"当归油脂多而润，因其芳香之性故能入脾，故能润肠通便，补益脾营。气能生血，血能养气。何老师依据气血互生的原理，治疗脾胃虚弱证时常在四君子汤中加入当归，以增强健脾益气之效。何老师常用的以当归为君药的方剂有四物汤、当归补血汤、当归芍药汤、当归六黄汤、当归四逆散等。

7. 干姜

干姜气香、特异，味辛辣。干姜挥发油中主要致香成分为桧烯、莰烯、桉叶油醇、龙脑等。《本草发挥》记载："干姜，味苦辛，温，纯阳。主温中，治霍乱，腹冷痛，除冷气，治寒嗽，温经破血，去风……主发散寒邪。如多用，则耗散元气。盖辛以散之，则壮火食气故也，须以生甘草缓之"。干姜辛温大热，能温中散寒，祛除寒邪，但其味辛大热，多用则耗气，需少量使用并配伍甘草甘缓，少火生气。何老师用干姜常用剂量为3～6g。中焦虚寒证，以黄芪建中汤加减治疗，生姜改为干姜，温中补虚散寒。何老师治疗寒热错杂痞满证常予半夏泻心汤加减，黄连、黄芩配伍干姜、半夏平调寒热，辛开苦降，再佐以党参、甘草顾护中土，扶正祛邪。

8. 吴茱萸

吴茱萸气芳香浓郁，味辛辣而苦。实验研究发现吴茱萸主要含单萜烃类、单萜醇类、倍半萜烯类和酯类等化合物。《神农本草经》载云："吴茱萸，味辛，温。主温中，下气，止痛，咳逆，寒热，除湿、血痹，逐风邪，开腠理。"吴茱萸为大温大热之品，临床用量较小，3～5g，常以少量黄连配伍，即左金丸，清泻肝胃之火。左金丸中黄连、吴茱萸之比为6∶1。何老师认为根据寒热程度不同，两者剂量可调整：热重，黄连用量大于吴茱萸，名寒左金；寒重，吴茱萸用量大于黄连，名温左金；两者剂量相同，名平左金。

9. 莪术

莪术气微香，味微苦而辛。现代药理研究莪术主要含莪术醇 β - 榄香烯等挥发油成分。《雷公炮制药性解》记载莪术："开胃消食，破积聚，行瘀血，疗心疼，除腹痛。利月经，主奔豚，定霍乱，下小儿食积。"莪术具有开胃消食、理气消痞功效。何老师常用白术、苍术、莪术三术配伍，治疗肥胖所致的脘腹胀满，其中白术健脾益气助运，苍术运脾燥湿祛痰，莪术行气活血消积，健与运共施，消与补同用，气与血兼理，正契合病机，故临床疗效满意。莪术又可逐瘀、消癥、抗癌。何老师常用莪术、鸡内金、炮山甲、刺猬皮、石见穿、菝葜等药治疗肠上皮化生、上皮内瘤变、萎缩性胃炎等癌前病变，具有逆转病理病变的作用。

10. 柴胡

柴胡气微香，辛苦微寒，归肝、胆、肺经。柴胡的挥发油主要为 α - 蒎烯、对伞花烃和萜品油烯。《神农本草经》云柴胡："主心腹，去肠胃中结气，饮食积聚，寒热邪气，推陈致新。"《本草发明》中记载柴胡："惟能上行而顺阳道，故本草主心腹肠胃结气，胸中邪逆、饮食积聚、痰热结实、大肠停积、水胀、脏间游气，皆能消而推陈出新也。"柴胡性轻清，主升散，能升阳，阳升则阴自降，气机调畅，故能治心腹肠胃结气。自古以来，柴胡是和解少阳、疏泄肝胆、调理脾胃最重要的药物之一，如《神农本草经百种录》称之为"肠胃之药"，也是何老师"衡法"的代表药。何老师应用柴胡的范围很广。他总结柴胡的适应证包括柴胡人、柴胡域、柴胡症、柴胡证、柴胡病等，是几十年临床经验的总结，值得学习与借鉴（详见脾胃用药经验）。

11. 麦冬

麦冬气微香，味甘、微苦。《神农本草经》曰："麦门冬，味甘，平。主心腹结气，伤中、伤饱，胃络脉绝，羸瘦短气。"麦冬芳香质润不辛燥，为补阴药，能滋养心肝胃阴，如麦门冬汤、沙参麦冬汤、一贯煎等。胃体阳而用阴，喜润而恶燥，麦冬质润能养胃阴，气香能益胃气，故最适宜于胃病的调养。何老师治胃经验方润中调胃汤等，就是以麦冬、北沙参为主药，用于治疗慢性萎缩性胃炎、慢性浅表性胃炎、功能性消化不良等属胃阴亏虚证者，屡用屡验。

12. 陈皮

陈皮气香，味辛、苦，性温。陈皮的香气来源于烯烃类成分，并鉴定出8种烯烃类挥发性香味成分。《本草约言》说："陈皮……阳中之阴，可升可降。留白者补胃和中，去白者消痰泄气。"陈皮，陈久者良，留白者为陈皮，主入足阳明胃经、足太阴脾经，去白者为橘红，入手太阴肺经。陈皮具有理气健脾、燥湿化痰的作用。何老师认为"百病生于气"，主张"诸治不离行气"，所以几乎所有的处方中都会加入一两味理气药以调畅气机，调协诸药。陈皮芳香行气，随升则升，随降则降，随补则补，随泻则泻，是协调气机的最佳药选，故临床最为多用。

13. 山楂

山楂气微清香，味酸、甘，性微温。有研究利用气相色谱 - 质谱联用分析鲜山楂果皮、果肉和果浆中的挥发性成分，共鉴定出58种香气成分。《本草辑要》记载山楂能"健脾行气，消瘀化痰，消食磨积"。山楂既能消食化积，主消油腻腥膻之积，还能活血化瘀，祛除血中瘀滞。现代药理学研究山楂还具有降血脂的作用。山楂是何老师使用频率较高的药物之一，其味酸能消食开胃，常用于小儿老人厌食、食积之症。其有消食、化积、活血之效，能减肥、降脂，常用于肥胖、高脂血症、脂肪肝、动脉硬化、痛风等代谢性疾病。何老师近几年探索顽固性胃食管反流病"以酸制酸"的新方法，即大剂量酸味山楂与大剂量碱性海螵蛸同用，酸碱兼施，常常取得意外好效果。

三、膏方用药经验

膏方，是中医传统的丸、散、膏、丹、酒、露、汤、锭八种剂型之一，又称膏滋、膏剂。膏方临床运用历史悠久，膏方具有补虚强体、调养体质、病后康复、益智增长、抗衰延年、美容养颜等功效，非常适用于慢性疾病的调治和虚弱体质的调养。目前随着人们生活水平提高，健康意识增强，膏方更加受到青睐和需求。近十年来，何老师在临床中学习膏方，运用膏方，研究膏方，积累了不少好经验。他认为一副好的膏方具有五个"精"：辨识精准，立方精密，药材精良，工艺精湛，疗效精确。

（一）衡阴阳，平温凉

《素问·生气通天论》言："阴平阳秘，精神乃治；阴阳离决，精气乃绝。"人体阴阳失衡是疾病发生的根本原因。膏方有用药数量多，服药时间长，一人一方，因人定制等优点，所以最有利于调整人体内的阴阳平衡。膏方针对的人群以虚损性疾病为主，补益药是膏方的主体，所以平衡膏方中的补阴药与补阳药，是膏方配伍的首要任务。何老师针对患者的阴阳盛衰，选择不同的主方给予扩充变化。阳虚者，选用金匮肾气丸、右归丸等方剂温煦阳气；阴虚者，选用二至丸、六味地黄丸、左归丸等方剂滋养阴液；阴阳两虚者，选用龟鹿二仙胶、二仙汤等方剂阴阳并补；气阴两虚者，选用生脉饮、参苓白术散等方剂益气养阴。《景岳全书·新方八略引》曰："善补阳者，必于阴中求阳，则阳得阴助而生化无穷；善补阴者，必于阳中求阴，则阴得阳升而泉源不竭。"所以在辨别患者阴阳盛衰的主次之后，可于大队补阳药中，稍佐补阴之药；或于大队补阴药中，稍佐补阳之药，以期阴阳互化。何老师常用阿胶与鹿角胶相互配伍，阴虚明显者阿胶用量略大于鹿角胶，阳虚明显者鹿角胶用量略大于阿胶。

服用膏方的患者病情多缠绵难愈，常阳损及阴，阴损及阳，疾病寒热夹杂最为常见，故组方遣药常温凉并用。其中最常用的就是西洋参与红参的配伍，两药均是补气药，一凉一温，一养阴，一温阳，根据患者寒热可灵活调整两者用量比例。由于人体内的阴阳并非静态，而是时刻处于一种动态平衡。若见阳虚，一味投以辛咸甘温补阳之品，则易使相火妄动，助火伤阴；若见阴虚，一味投以寒凉甘润之品，则易克伐脾胃，损伤正气。常在补阳药中，适当增加生地、牡丹皮等寒凉药物，以监制其辛热燥烈；在补阴药中，少量反佐肉桂、干姜等温热药物，以防止损伤脾阳，以达到膏方中温凉药性的平衡。

《素问·宝命全形论》云："人以天地之气生，四时之法成。"《脾胃论》也说："天地四时之阴阳，人之十二脏应之。"一年四季的气候变化，有温热凉寒的阴阳消长变化，人体有脏腑阴阳气血与之相通应，亦发生着相应的变化。所以膏方也要遵循"天人相应"的自然规律，"以时调之"，因时施治。冬季主闭藏，最宜进补，是吃膏方最佳季节，但其他季节也同样可以用膏滋，但应因时制宜。第一，依据春生、夏长、秋收、冬藏的季节特点，不同季节施以不同的膏滋，如春季用桑椹膏，秋季用琼玉膏，冬天用滋补膏。第二，根据四季气候特点在膏方中加配一些时药，如春天阴雨之季，可选用佩兰、藿香、砂仁、白豆蔻等芳香化湿药以醒脾助运；夏日炎暑之季，可选用荷叶、莲子心、竹叶等清热祛暑药以清泄暑热；秋天温燥之季，可选用桑叶、北沙参、百合等生津润燥药以祛燥养阴；冬日寒冷之季，可选用桂枝、干姜、生姜、蜀椒等辛温祛寒药以温中散寒。第三，注意四季用药"时禁"，即"用寒远寒，用热远热"，如《脾胃论》所说："凡治病服药，必知时禁。冬不用白虎，夏不用麻黄。"

（二）守中州，护胃气

《素问·太阴阳明论》言："脾者土也，治中央，常以四时长四脏。"《脾胃论》说："脾胃为气血阴阳之根蒂也。"脾胃为后天之本、脏腑之根、气血之源，脾胃强则脏腑强，脾胃旺则气血旺。何老师崇尚脾胃学说，防治疾病常以脾胃为重心，开膏方也十分重视顾脾胃、护胃气。他顾护脾胃多从健脾运、益脾营、助胃纳、保胃气四方面入手。脾运与胃纳并用，临床喜用四君子汤加陈皮、枳壳、山楂、麦芽为基础方健脾运、助胃纳。"脾藏营"，脾与水谷精微等营养物质关系密切，故在膏方用药时多选用莲子肉、薏苡仁、芡实、山药、葛根、枸杞、大枣等药食同源之品，既能健脾益气，又能补充营养。

"得胃者昌，失胃者亡"，何老师开膏方，特别注意保护胃气，避免对胃腑的伤害。首先是重视"开路方"的使用。凡体内有湿阻、瘀血、痰浊、食积、气滞等实邪留滞或有新感外邪，都可通过先服用"开路方"以清除内外实邪，疏通气机，防止补益壅滞及闭门留寇之患。对于脾胃功能不好的患者要采用健脾、益胃、理气、消食等方法先调理胃肠功能，然后才能进食膏方，这样有利于膏方的吸收。其次是注重在膏方中加入消食、护胃、理气、消滞之品。如补气常用太子参、党参等平和缓补之药，滋养胃阴多用北沙参、麦冬等清淡生津之品，又常以山楂、麦芽、谷芽等消食健脾，兼用陈皮等理气药以防止滋补之品壅滞脾胃。为了避免对胃的损害，不用气味腥臭浓烈的药物，慎用大苦大辛的药物，尽力使膏方味道宜口宜胃宜人，老少患者乐于接受。

（三）固肾本，调五脏

肾为先天之本，如《脉诀汇辨·脉论》所言："肾为脏腑之本，十二脉之根，呼吸之本，三焦之源，而人资之以为始者也。"肾藏精，藏元气，藏命火命水，小儿生长发育、成人抗病防疫、老人虚弱衰老、女人经带胎产等均与肾精盈亏息息相关。肾精肾气亏虚、肾阴肾阳不足，均可导致五脏不振、身体虚弱，故补虚扶弱，必须以补益肾脏为着力点。何老师开膏方常选用鹿角胶、鳖甲胶、熟地、枸杞子、桑椹子、黄精、山茱萸、金樱子等补益肾精，用龟板胶、女贞子、生地、天冬、旱莲草等滋补肾阴；用菟丝子、淫羊藿、仙茅、肉苁蓉、巴戟天、海龙、海马、杜仲、益智仁、覆盆子等温补肾阳。根据阴阳互生的机理，何老师常用补阴补阳药配伍使用，如女贞子与菟丝子、黄精与山茱萸、金樱子与覆盆子等，以阴中求阳，阳中求阴。

五脏一体，人体五脏六腑之间存在着相互促进又相互制约的对立统一关系。膏方的辨证多以脏腑辨证为主，全面调理五脏六腑的阴阳气血及其脏腑之间关系，亦是膏方配伍的一大特色。何老师以脏腑辨证为论治的核心，根据五脏的生理病理特点，五脏虚实用药各有侧重。心为君主之官，主明则下安。心阴虚时常以麦冬、葛根养心阴，桂枝、川芎温心阳，人参、五味子益心气，阿胶、当归补心血，酸枣仁、百合安心神，丹参、三七通心络，檀香、枳壳宽心气。肝藏血主疏泄，调畅一身之气机，"百病生于气"，"肝为起病之源"，调肝方能理气。何老师常说"诸治不离行气"，膏方中必辅以疏肝理气药，如玫瑰花、三七花、代代花、陈皮、麦芽等药，使补而不滞；肝木赖于肝血涵养，加当归、芍药、旱莲草养肝血以涵肝气。肝气条达，则气血通畅，脏腑康健。

（四）扶正气，兼祛邪

《素问·刺法论》言："正气存内，邪不可干。"《灵枢·百病始生》曰："两虚相得，乃客其形。"正气强盛，尽管有外邪侵犯，机体也能免于发病，即使发病也能快速康复，预后良好。膏方的调理人群以虚证或虚实夹杂者居多，故仍以扶正为首要。何老师认为临床单纯的虚证少见，虚证者易感外邪，或因虚邪恋，又易因虚生内邪，故常见的是虚实夹杂之证。膏方不应单纯理解为补剂，如果全方纯以补益之品叠加，未能兼顾祛除体内之邪，则闭门留寇，助长邪气，再损正气，则补益无功反成药害。所以要辨明虚实，分清主次，攻补兼施，标本同治，以补益正气为主体，辅以祛除邪气，寓攻于补，以达到正胜则邪自去，邪去则正自安的目的。《温疫论》云："设遇既虚且实者，补泻间用，当详孰先孰后，从少从多，可缓可急，随其证而调之。"由于膏方的收补之性与稠腻质地，对于尚存表证未解或湿热痰浊等实邪的患者，一般多先给予解表、化痰等祛邪的开路方治疗，等待适宜进膏滋补益时，再采用膏方治疗。

癌症患者体质虚弱，正衰邪实，非常适宜于膏方治疗。人体正气虚弱是贯穿癌症发生、发展和预后的最关键因素。膏方治疗胃癌不能只将目光盯着癌细胞上面，要更注意癌细胞得以发生和增长的机体，把人与病、全身与局部、治标与治本结合起来，把"弘扬正气"作为膏方治癌的第一要务，以增强机体抵抗肿瘤能力，达到抑制肿瘤生长，控制肿瘤扩散，防止肿瘤复发的目的。何老师治癌经验是"三保三抗一弘扬"：三保就是扶正，即保胃气，保阴精，保血髓；三抗就是祛邪，即抗热毒、抗瘀血、抗痰浊。治癌膏方总原则是以扶正为主体，扶正以健脾护胃为核心，因为脾胃为正气之本，再因人而异给予补阴、补阳、补气、补血。用抗肿瘤药，何老师的膏方多用性味较为平和的清热解毒药，少用毒性大、味腥臭的虫类药，以防损伤胃气和肝肾；用抗瘀血药，多用养血活血化瘀药，少用破血逐瘀药，以防伤正扩散，保护患者的生生之气。

（五）除病症，调体质

何老师常说："要想疗效好，辨证论治是法宝。"精准的辨证论治同样是膏方获取好效果的保证。但是只有辨证论治还不行，还要与辨病、辨体、辨时四者相结合用药，才能取得更满意的疗效。辨病用药就是根据患者当前所患主要疾病来选择相关药物，如高血压病加杜仲、牛膝、夏枯草、罗布麻等，高脂血症加决明子、生山楂、荷叶、决明子等，糖尿病加葛根、天花粉、乌梅等，乙型肝炎转氨酶升高加五味子、垂盆草、叶下珠等，病证结合治疗针对性更强，效果更好。患者就诊时，一定会有很多不适症状，尤其是刻下最痛苦、最希望消除的症状。膏方用药时要在治病、治证的基础上增加一些治症的药物，以较快消除这些症状，即"对症下药"，如失眠加酸枣仁、百合、首乌藤等，便秘加火麻仁、地黄等，便血加仙鹤草、地榆、槐花等，疼痛加延胡索、徐长卿等，腰痛加牛膝、杜仲、桑寄生等，颈项不利加葛根、姜黄等，面部黄褐斑加白芷、僵蚕、玫瑰花等。症状的消除，既能解除患者痛苦，又能增强患者治疗信心。

调养体质是膏方的一大优势，既适宜于偏颇体质的纠正，也适用于老年人体衰的改善和小儿体弱的增强。膏方用药数目多，作用范围广，为医生多靶点、多脏腑调理体质提供了条件。何老师开膏时把患者体质作为处方的基调，先辨阴体和阳体，阴体者整个处方以温为主体，阳体者整个处方以凉为主体。再辨九种体质之类型，兼顾体质而因人施药。

（六）药平和，慎金石

膏方服用时间较长，每料约需一个半月，不少患者连续服用数料，故何老师临床配伍膏方时多选用药性和缓之品，少用和慎用大寒、大热、大苦、大毒之药。《医学启蒙汇编》说："汗吐下三法，张子和用之，取效甚捷，但施用壮健之人则可，若虚弱者则不可轻用也。"如使用清热解毒药，慎用龙胆草、黄连、苦参、穿心莲等大苦大寒之药，喜用蒲公英、菊花、金银花、芦根、竹叶等性凉味淡之药。陶弘景曰："下品药性，专注攻击，毒烈之气，倾损中和，不可常服，疾愈即止。"膏方选药远离毒性药物，容易导致肝肾损伤的药物尽可能不用，如雷公藤、苍耳子、木通、防己、使君子、山慈菇、黄药子、山豆根等，对半夏、川楝子、何首乌、土茯苓、千里光等有可能会损伤肝肾药物要注意炮制、剂量和配伍，以防药害发生。

金石类药物过用久用可能伤胃伤肝伤肾，故也要慎重使用。《本草衍义补遗》云："药则气之偏，可用于暂而不可久，夫石药又偏之甚者也。"金石药如果配伍得当，亦能取效快捷，如经典方剂中的旋覆代赭汤、白虎汤、龙骨牡蛎汤等皆配金石之药。在配伍膏方时，金石之药亦可酌情选用，但因服药时间长，要注意以下三点：一是避免选用性悍烈、味难闻的金石之药，如朱砂、石膏、代赭石等；二是药味宜少，根据患者主病机，选取一至两味即可，如心神不宁导致的心悸失眠可选用龙骨、龙齿，肝阳上亢导致的高血压可选用牡蛎、石决明；三是要顾护脾胃，在运用金石之药的同时配伍茯苓、山药、大枣、甘草等护脾保胃之药。

《灵枢·邪气脏腑病形》云："诸小者，阴阳形气俱不足，勿取以针，而调以甘药也。"补虚诸药其味多甘美滑腻。膏方服用时间较长，选择口感适宜的药物，尽量避免如乌梢蛇、代赭石、鱼腥草、鸡矢藤等具特殊气味的药物，有益于患者坚持依疗程服药，尤其是小儿膏方，更应注意口味的调配。可以根据患者不同的体质，在膏方中配伍不同的辅料以矫味，如阳虚患者辅以红糖，阴虚患者辅以冰糖，脾虚患者辅以饴糖，大便秘结患者辅以蜂蜜，糖尿病患者则改用木糖醇。

第三节　核心方药

在长期的脾胃病临床实践中，何老师通过经验提炼，去粗存精，不断摸索，勇于创新，在《内经》"以平为期""以致中和"治疗思想下，以"衡法"为宗，创制了调胃十方、理脾五方、治肠四方、治胆三方、抗肿瘤方等系列核心方药，在临床运用中得心应手，疗效明显，学生也容易学习掌握，重复性好。

一、调胃十方

1. 和中调胃汤

组成：半夏，黄连，干姜，党参，黄芩，白术，茯苓，白芍，丹参，枳壳，吴茱萸，蒲公英，海螵蛸，莱菔子。

功效：和胃健脾，平调中焦。

主治：慢性胃炎、胃十二指肠溃疡等属寒热虚实夹杂者。症见胃脘疼痛，饥时嘈杂，食后脘胀，烧心，嗳气吐酸，纳少或易饥，大便不调。舌苔白或黄，脉细弦或缓。

方解：本方由半夏泻心汤、四君子汤、戊己丸等合方而成。方中半夏、干姜、黄芩、黄连辛开苦降以复其升降，寒热同调以和其阴阳。其病本虚标实，根据脾胃为本虚之基，以党参、白术、茯苓健脾益气，脾旺得健，运化自复，湿食俱除，既可使得气血生化有源，又可制约黄芩、黄连之苦寒，半夏、干姜之温燥。戊己丸中白芍柔肝敛肝，缓急止痛，与吴茱萸、黄连共奏疏肝和脾、清热降逆之功，体现肝脾同理、木土兼顾的治疗原则；枳壳、莱菔子宽胸下气、消食行滞；蒲公英清热解毒，健胃利湿；海螵蛸制酸止痛，和胃护膜；丹参活血养血，功同四物。本方以"衡"为法，寒热并用，通补兼施，气血同调，湿食同理，平调中焦脾胃阴阳、气血、寒热、虚实、升降、润燥，是何老师"衡法"的代表方。

运用：本方为平衡中焦之方，若胃脘痛明显者，加木香、延胡索；脘腹胀闷甚者，加厚朴、大腹皮；胃脘冷痛者，加桂枝、制附子；大便干结者，加大黄、虎杖；大便溏薄者，加山药、白扁豆；反酸明显者，加瓦楞子、浙贝母；嗳气明显者，加旋覆花、代赭石。

2. 温中调胃汤

组成：黄芪，桂枝，白芍，半夏，干姜，党参，白术，茯苓，木香，黄连，淫羊藿，丹参，海螵蛸，炙甘草。

功效：温中和胃，健脾益气。

主治：胃十二指肠溃疡、慢性胃炎等属中焦虚寒者。症见脘腹疼痛，饥时痛作，得食可缓，喜温喜按，泛吐清水，大便溏薄，消瘦倦怠。舌淡苔白，脉虚而缓。

方解：本方由经方黄芪建中汤合香砂六君子汤加减而成。方中以黄芪为主药，并佐桂枝、干姜，使脾气健而虚寒却。何老师认为，肾乃一身元阴元阳之根本，脾土虚寒者必赖肾火不能温煦，故温脾助阳者必要兼顾肾中阳气，常以淫羊藿补肾阳以添脾火。白芍柔肝敛肝，一则滋养营阴，二则缓急止痛，使不致有温热太过伤津之虞。以党参、白术、茯苓、木香为佐，可助脾气健运，又可使其补不壅滞。并反佐以黄连，温中寓凉，升中宅降。丹参活血生新，海螵蛸制酸护膜，以促进溃疡的愈合。全方温为主兼以寒，补为主兼以通，刚为主制以柔，胃为主顾及肾，温中以健脾，和中以安胃，体现何老师治胃以"衡"的核心思想。

运用：本方适应于中焦虚寒之证，胃热和阴虚者不宜。胃寒严重者，加制附子；若兼血虚者，加当归；疼痛剧烈者，加延胡索、五灵脂、蒲黄；吐酸重者，加瓦楞子、浙贝母；脘腹胀闷者，加枳壳、厚朴；纳呆者，加谷芽、麦芽。同时要注意饮食的生活调节，忌食生冷，注意保暖。

3. 清中调胃汤

组成：黄连，黄芩，大黄，蒲公英，半夏，吴茱萸，白芍，牡丹皮，北沙参，海螵蛸，枳壳，莱菔子。

功效：清胃泄热，和胃安中。

主治：急性胃炎、慢性糜烂性胃炎、上消化道出血等属胃火炽盛者。症见胃脘灼痛，脘腹胀满，呕吐酸水，口苦口臭，大便干结或下利不畅或便血如漆。舌红苔黄，脉滑数。

方解：本方由经方大黄黄连泻心汤合戊己丸化裁而成，用于胃火炽盛证者。胃为中焦燥土，胃有炽热，必及心肝，故治胃不离心、肝。方中黄连、黄芩、大黄三黄味苦性寒，功长清热解毒，取苦寒直折火势之功；佐蒲公英、牡丹皮泄胃热，养胃膜，兼以清心、肝之火；又恐诸药燥烈伤阴，配北沙参、白芍酸甘柔润，既可润养肝胃以缓其急，又能制约诸药燥烈之弊。胃者属中焦，何老师宗吴鞠通"治中焦如衡，非平不安"之旨，拟以升降相依、寒温并用，故佐半夏、吴茱萸以辛开苦降，开郁降逆。一则以温药反佐，防诸药苦寒败胃；二则可降逆和胃，以缓解呕吐、反酸等症。何老师认为诸治不离行气，当佐行气药以使药力行而不滞，故佐枳壳、莱菔子行气导滞以助通降；海螵蛸收涩和胃以制酸。全方寒温相伍，升降相成，刚柔相济，苦寒而不碍阳，燥烈而不伤阴，临床用于胃火炽盛者有直折火势而无苦寒败胃之虞的特点。

运用：本方为苦寒之剂，非胃热甚者不宜用。因苦寒易伤脾胃，故不宜久服。药后大便溏泄者，大黄减量或去除；灼热甚者，加用锡类散；疼痛甚者，加川楝子、延胡索；口干甚者，加石斛、生地；反酸严重者，加瓦楞子；胃有出血者，加白及、仙鹤草、侧柏叶、云南白药等。忌进食辛热及炸烤之品。

4. 润中调胃汤

组成：麦冬，太子参，半夏，北沙参，玉竹，石斛，桑寄生，白芍，山楂，白术，茯苓，蒲公英，枳壳，生甘草。

功效：养阴润燥，益胃和中。

主治：慢性萎缩性胃炎、慢性浅表性胃炎、功能性消化不良等属胃阴亏虚者。症见胃脘隐痛灼热，饥不欲食，口干咽燥，大便干结，消瘦。舌红少苔，脉细数。

方解：本方由经方麦门冬汤合益胃汤加味而成，为胃阴亏虚证而设。方中以麦冬、北沙参、玉竹、石斛等药清补生津，以养胃阴；白芍、山楂、甘草以酸甘化阴，且山楂还能开胃消食，以助胃运化；太子参、白术、茯苓健脾益气，振奋胃气以助运；肾为元阴之根本，少佐桑寄生补肝益肾，以下焦助中焦，以资阴液之本；阴虚则内热生，何老师认为佐蒲公英可强胃气、泄胃热、护胃膜。诸药虽味清质柔，但均为寒凉之品，必凝滞气机，损伤胃阳，当以辛温之半夏辛温反佐，既可防寒凉碍胃，又可降气而除满。补药之余当不离行气药；枳壳行气消滞调中。全方滋而不腻，补而不滞，润中寓燥，柔中掺刚，临床反复应用，疗效确切。

运用：气虚明显者，加黄芪；因阴虚而致火旺者，加知母、牡丹皮；食少口干者，加乌梅、谷麦芽；胃痛甚者，加川楝子、延胡索；寐差者，加首乌藤、百合。胃为阳土，喜润恶燥，故不仅以药物养胃，更要注意饮食调养，多进润凉之品，如百合、银耳、木耳、山药、葛粉、莲子等，忌食辛热食物和炸烤食品。

5.疏肝调胃汤

组成：柴胡，白芍，白术，当归，茯苓，枳壳，党参，半夏，木香，蒲公英，海螵蛸，首乌藤，麦芽，莱菔子。

功效：疏肝扶脾，理气和胃。

主治：慢性胃炎、胃十二指肠溃疡、神经性呕吐、神经性胃痛、嗳气症等属肝郁气滞、肝胃不和者。症见胃脘胀痛，痛引两胁，嗳气吞酸，肠鸣窜痛，咽喉不利，大便不调，情志不舒，夜寐不安。舌淡，苔薄，脉弦细。

方解：仲景言"见肝之病，知肝传脾，当先实脾"，治脾胃不离治肝，故何老师创制本方用以治疗肝胃不和证。该方由经方四逆散合逍遥散、六君子汤三方化裁而成。方中柴胡、枳壳疏肝解郁，理气消滞；白芍柔肝缓急，当归养肝之体以缓肝用。本病起之源乃木旺乘土，故当强脾以抑肝，乃合肝病实脾之妙，以四君子健脾扶土，佐麦芽疏肝开郁、健胃消食。气郁生滞证以痞闷、呕吐者多见，用半夏降逆消痞，木香、莱菔子理气消胀除满；佐海螵蛸制酸和胃止痛，蒲公英清泄胃热。本证多有夜寐不安，用首乌藤养血安神。全方抑扶相合，升降相因，刚柔相制，收散相参，通补相伍，气血同调，肝脾胃心四脏同治，冀脏腑和谐，气血和畅，脾胃和平。

运用：肝胃不和证与情志不遂密切相关，故首先要进行情志的调节。热象明显者，加黄连、黄芩；阴虚者，加生地、北沙参；气虚明显者，加黄芪；血虚明显者，加熟地、何首乌；寐差者，加酸枣仁、百合等。

6.降逆调胃汤

组成：柴胡，白芍，枳实，半夏，干姜，黄连，黄芩，大黄，吴茱萸，厚朴，蒲公英，钩藤，海螵蛸，桔梗，莱菔子。

功效：疏肝泄热，和胃降逆。

主治：胃食管反流病、胆汁反流性胃炎、术后胃十二指肠反流等属肝（胆）胃不和，浊气上逆者。症见烧心，胃脘或胸骨后灼痛，吐酸，口苦，嗳气反流，喉头梗阻不利，上腹胀满，大便干结或不畅。舌红苔黄或腻，脉弦数。

方解：本方由经方四逆散、泻心汤合左金丸加减变化而成。何老师认为消化道中食管降气、降酸、降食，胃气以降为顺，肝气以畅为顺，胆则以阳（气）升阴（胆汁）降为用，共同完成消化道传化食物、糟粕，以降为顺的生理特征。若热蕴于中，肝胆胃不和，则肝气不舒，胆汁上犯，胃浊上逆而为病。本方四逆散疏肝解郁，理气消滞；钩藤平肝制阳以镇其逆；

芩连合蒲公英清热降逆；大黄通泄腑气使气得降；左金清泻肝火以制酸；半夏辛温除痞以助降浊；厚朴、莱菔子导气以降其逆；海螵蛸止酸和胃；反佐少许桔梗，降中寓升，载药上行。全方以泄热降逆为主，佐以辛温，佐以升散，佐以平肝，燮理肝胃，协调胃胆。

运用：反酸明显者，加代赭石、旋覆花；大便溏者，去大黄，加茯苓；气虚者，加党参、黄芪；疼痛明显者，加木香、延胡索；口苦甚者，加龙胆草；寐差者，加首乌藤、龙骨、牡蛎。

7. 清化调胃汤

组成：黄连，厚朴，半夏，黄芩，芦根，石菖蒲，苍术，白术，茯苓，茵陈，田基黄，砂仁，莱菔子。

功效：清热化湿，醒脾开胃。

主治：慢性胃炎、胃溃疡、食管炎、胃手术后等属脾胃湿热者。症见脘腹痞满，口苦口腻口臭，恶心欲吐，食少纳呆，身困体倦，大便欠爽，小便短黄。舌质红，苔黄腻，脉滑或数。

方解：本方由连朴饮、平胃散化裁而成，主治湿热困中、脾失运化、胃失通降之证。方中以黄连、黄芩苦寒清热燥湿；茵陈、芦根、田基黄利尿导热渗湿治其湿热内蕴之标；苍术、白术、茯苓健脾助中运湿治其湿热内生之本；又恐苦寒太过败胃伤阳，佐以半夏一可辛温反佐苦寒，二可燥湿化痰降逆；湿易阻滞气机，当行气以助湿化，佐厚朴、砂仁行气芳香醒脾化湿，莱菔子通降气机，消滞开胃。全方以苦燥湿，以辛祛湿，以淡渗湿，以芳化湿，温凉相伍，寒热并调，上、中、下三焦同治，使热清湿去，脾健胃安。

运用：热重于湿，大便干结者加大黄；湿重于热，加车前子、薏苡仁；纳呆食少者，加谷芽、麦芽；寐差者，加酸枣仁、首乌藤；兼阴虚者，加北沙参、天花粉；兼阳虚者，加干姜、桂枝。因甘能生湿，故患者少食甘甜肥腻之物。

8. 逐瘀调胃汤

组成：柴胡，赤芍，枳壳，当归，丹参，紫参，五灵脂，蒲黄，黄芪，三七，鸡内金，刺猬皮，蒲公英，莱菔子。

功效：理气活血，逐瘀散结。

主治：胃息肉、胃肠上皮化生、胃上皮异型增生、疣状胃炎、顽固性胃溃疡等属胃络瘀阻者。症见胃脘刺痛，痛处不移，久痛难解，夜间痛甚，或呕血便血。舌质紫黯或有瘀点瘀斑，脉涩。

方解：本方由血府逐瘀汤化裁变化而成。气与血在生理上相互化生、相互滋养，功能相辅相成，然一旦为病亦常相兼为害，血瘀不离气滞，气滞则必兼血瘀。本方中针对血瘀，以当归、五灵脂、蒲黄、三七活血化瘀散结；血瘀者常有瘀热，以赤芍、丹参、紫参、蒲公英既能散瘀又能除热；治瘀不离治气，用柴胡、枳壳、莱菔子理气破气以助散瘀；佐黄芪补气使气行有力，气行则血行，气畅则血畅；佐刺猬皮、鸡内金、土茯苓通络软坚散结，为抗肠化之专药，散瘀化结尤强。全方血与气同疏，攻与补同施，瘀与热同清，气行血行，热清瘀清。

运用：气虚明显者，加党参；血虚明显者，加鸡血藤、何首乌；阴虚明显者，加天花粉、北沙参；阳虚者，加桂枝、干姜；疼痛剧烈者，加延胡索、九香虫；食少者，加山楂、麦芽；寐差者，加首乌藤、合欢花。本方证病理变化为慢性过程故治疗时间也较长，必须坚持治疗，可先服煎剂，后服散剂或丸剂。

9. 六和汤

组成：黄连，吴茱萸，半夏，生姜，高良姜，香附，川楝子，延胡索，五灵脂，蒲黄，海螵蛸，浙贝母。

功效：平调中焦，和胃止痛。

主治：急慢性胃炎、胃十二指肠溃疡等久治不愈，疼痛不解者。症见胃脘疼痛，持续不解，或窜痛，或刺痛，或胀痛，或灼痛，证候特征不明显。

方解：此方由左金丸、小半夏汤、良附丸、金铃子散、失笑散、乌贝散6个经典方剂和合而成，具和胃止痛之功，故名六和汤。方中左金丸辛开苦降，平调寒热；小半夏汤温中化痰，和胃降逆；良附丸疏肝行气，祛寒止痛；金铃子散行气泄热，活血止痛；失笑散活血祛瘀，散结止痛；乌贝散制酸护膜，和胃止痛。全方12味药，能清热结，散寒凝，行滞气，祛瘀血，化痰浊，制胃酸，而达和胃止痛之功。本方集治理寒、热、气、血、痰、瘀于一体，合升降、虚实、脏腑、阴阳于一方，平调平治，止痛力强，临床疗效显著，是应用"衡"法治疗胃病的又一张代表方。

运用：胃脘疼痛是胃病最常见症状，止痛也是治疗胃病的第一要务，有些患者胃痛十分顽固，持续难解。本方标本兼治，气血同理，止痛效果明显，常可取得意外的疗效。应用本方要点有三：①本方多适用于久痛不解、屡治无效者；②本方重点是祛邪，故适用于疼痛之实证；③权衡患者证候的寒热虚实气血状况，决定各药剂量的大小。

10. 胃康茶

组成：蒲公英，荷叶，葛花，甘草。

功效：清胃养胃，醒脾护肝。

主治：慢性浅表性胃炎症状轻微，或醉酒后胃中不适者。症见初发胃脘隐痛，胀闷不适，灼热嘈杂，症状轻微；或酒后胃中烧灼疼痛，恶心呕吐，不思饮食，头晕头痛等。

方解：何老师认为中药不同剂型各有所长、各有所短，临床不能死守汤剂，可根据患者不同情况而选择适宜剂型。对于症状轻微者，可使用泡茶饮方作为日常调护之品。胃康茶为何老师创制的代表茶饮方。本方主药蒲公英味苦甘、性寒，具有清热、解毒、养胃、健中、清肠等多种功效，是护胃治胃的一味良药，已被临床广泛应用；荷叶味苦、性平，能开胃消食，清暑利湿，升清降浊而清头目；葛花味甘、性凉，解酒醒酒，醒脾保肝；甘草味甘、性平，和中护肝，具有明显的保护胃黏膜和抗溃疡作用，还有减少酒精对肝脏的毒害作用。全方药少量轻，养胃护肝，醒脾化浊，达调养中焦之功。

运用：此方为保养胃气的经验方，组成简单，价格低廉，使用方便，用于胃病的日常保养。可将上述 4 味药研粗末制成袋装剂，随时可用开水泡服；也可用饮片直接开水泡饮。该方曾作为附属医院院内制剂，受到广大患者青睐。

二、理脾五方

1. 健脾益营汤

组成：太子参，茯苓，白术，山药，薏苡仁，白扁豆，山楂，葛根，百合，陈皮，谷芽，麦芽，大枣，甘草。

功效：健脾助运，补中益营。

主治：慢性虚损性疾病，以营养不良和消化不良为临床表现者，常见消化道慢性疾病、营养不良性疾病、寄生虫病、恶性肿瘤等慢性消耗性疾病属脾弱营虚者。症见腹泻缠绵不愈，稍进油腻饮食腹泻即发，粪质清稀，日行数次；腹中绵绵而痛，纳少，面色萎黄，消瘦，神疲乏力。舌胖苔白或腻，脉弱无力。

方解：《灵枢·营卫生会》曰："人受气于谷……其清者为营，浊者为卫，营在脉中，卫在脉外。"《灵枢·本神》曰："凡刺之法，先必本于神……脾藏营，营舍意。"营出中焦，藏于脾，如摄入不足、运化失司则逐渐致脾不藏营、营气虚弱，最终致全身虚损。本方是在参苓白术散的基础上结合《内经》"脾藏营"理论及何老师临证经验所创制，以脾弱营虚为基本病机要点，以消化不良、营养不良、机体失养为临床特征。方中太子参、百合、大枣补气健脾，养阴益营；白术、茯苓、山药、莲子肉、薏苡仁、白扁豆、葛根健脾助运止泻；鸡内金、山楂、谷芽、麦芽消食化滞止泻；陈皮理气和中，使补而不滞。全方14味药中山药、莲子肉、薏苡仁、白扁豆、葛根、百合、茯苓、谷芽、麦芽、大枣等10味具有亦药亦食的特点，既有健脾之功，又富有营养，药食两用，是健脾益营之佳品。本方药食相配，平素清淡，营养丰富，补而不燥，滋而不腻，注重于以药食相合恢复脾胃正常的运化功能，是补营气、助营运的代表方，是何老师"脾藏营"理论的具体临床运用。

运用：脾弱营虚证是由多种消化系统疾病和消耗性疾病所引起，临床特点是既有消化不良，又有营养不良。该方能健脾助运，又能补中益营，如能坚持服用，疗效确切。应用时要注意四点：①注意原发病的治疗；②坚持较长的疗程；③注意饮食的调节；④临床应用时应随症加减。营属阴，营虚可发展为脾阴虚，如出现内热、内燥之症，可加养阴清热药物。

2. 健脾清化汤

组成：太子参，茯苓，白术，苍术，黄连，黄芩，地锦草，苦参，木香，赤芍，葛根，陈皮，莱菔子。

功效：健脾助运，清热化湿。

主治：慢性结肠炎、溃疡性结肠炎、慢性痢疾属脾虚湿热者。症见腹痛腹胀，大便稀薄，夹有黏冻，或黄或白或赤，反复发作，肛门灼热，里急后重，食少纳差，消瘦，神疲。舌质红，苔黄或腻，脉细弦或细滑。

方解：本方由经方葛根芩连汤合四君子汤变化而成。何老师认为本方证的矛盾中心为湿热久蕴于肠，气血瘀阻，脾气虚损，故当以清热燥湿、健脾益气、调气活血为治疗要点。方中黄连、黄芩、地锦草、苦参清热燥湿以除湿热困阻之标，其中地锦草为治痢专药；太子参、茯苓、白术、苍术健脾益气燥湿以除湿热化生之源，其中苍术燥湿力尤强，对于大便夹有黏冻者可达立竿见影的治疗效果；木香、赤芍调气行血、缓急止痛，取芍药汤"行血则便脓自愈，调气则后重自除"之意。何老师遵《内经》之意，认为清气在下，则生飧泄，故以大剂量葛根升清阳、止泻痢；湿阻则气郁，治湿不治气则湿气胶结难除，以陈皮、莱菔子理气助运。全方虚实兼理，标本兼顾，气血兼治，升降兼调，润燥兼伍，共奏清热燥湿、健脾益中、调气行血、化滞止痢之功，是以"衡"治肠止痢的有效验方。

运用：脾气虚明显者，去太子参，加党参、黄芪；血虚者，加当归、何首乌；腹胀明显者，加厚朴、枳壳；腹痛明显者，加木香、乌药；食少者，加山楂、谷麦芽；寐差者，加酸枣仁、合欢皮。在药物治疗的同时，要特别注意饮食的调节。

3. 健脾止泻汤

组成：党参，白术，苍术，茯苓，山药，五味子，葛根，木香，黄连，藿香，山楂，干姜，补骨脂，陈皮。

功效：健脾益胃，固肠止泻。

主治：慢性肠炎属脾虚不运者。症见腹泻日久，便溏清稀，遇寒或饮食不节则发，腹痛绵绵，肠鸣腹胀，食少，消瘦，神疲乏力。舌淡体胖，脉细弱缓。

方解：何老师认为脾虚久泻者病机复杂，常为虚实寒热错杂之证，故在七味白术散上加减化裁而成本方。方中以党参、白术、苍术、茯苓、山药健脾益气、利湿止泻，契合本证脾气虚弱、运化失司之本；考虑久泻伤气损阳，以干姜温脾阳，补骨脂助肾阳，阳气鼓舞则脾气振奋；湿邪久羁易从阳化热，故少佐苦寒黄连，清湿热，健脾胃；并以五味子、山楂收涩固肠止泻，葛根升阳益阴止泻，木香、陈皮行气祛滞止泻，藿香芳香化浊止泻。全方补中有通，温中有清，升中寓降，涩中寓散，脾肾胃肠兼理，阴阳虚实并治。如辨证确切，坚持用药，必有佳效。

运用：气虚明显者，加黄芪；阳虚明显者，加制附子、淫羊藿；久泻不止者，加赤石脂、肉豆蔻；肛门下脱者，加升麻、黄芪；腹胀者，加厚朴、枳壳；食少者，加谷芽、麦芽。要注意饮食的调节，少食油腻和不易消化的食物。

4. 健脾息风汤

组成：党参，茯苓，白术，柴胡，白芍，枳壳，防风，陈皮，八月札，葛根，黄连，钩藤，首乌藤，麦芽。

功效：健脾柔肝，息风止泻。

主治：肠易激综合征、慢性肠炎属肝郁脾虚者。症见腹痛即泻，泻后痛减。发作与情绪相关，两胁胀满，心烦易怒，食少泛恶。舌胖色淡，脉弦细。

方解：本方由四君子汤、四逆散合痛泻要方三方组成。忧甚则肝郁，思过则脾伤，肝气乘脾，肝脾失和，生风扰肠，发为痛泻。本方中以疏肝、健脾为两个主要抓手，以党参、茯苓、白术健脾益气以固本；柴胡、八月札疏肝解郁；防风、钩藤平肝息风；佐枳壳、陈皮理气化滞；葛根、白芍、麦芽柔肝，肝平脾旺则风息肠安；肝亢能生风，血虚能生风，再佐黄连清热泻火息风，首乌藤养血安神息风，风止则泻停。全方协调肝脾，协调心身，协调气血，以达肝疏、脾健、心宁、肠安之效。

运用：本方证多由情志所伤，故要特别重视精神情志的调治，同时也要注意生活起居的调节。应用本方时临床应随证加减，大便解之不畅者，去枳壳加枳实；大便夹黏液者，加苍术、薏苡仁；腹痛严重者，加木香、乌药；腹胀明显者，加厚朴、大腹皮；失眠严重者，加龙骨、牡蛎。

5. 运脾化浊汤

组成：白术，苍术，茯苓，薏苡仁，半夏，泽泻，山楂，决明子，丹参，三七，葛根，荷叶。

功效：运脾散营，化浊消脂。

主治：脾虚不运、痰浊内蕴所致的肥胖、脂肪肝、高脂血症等病症。

方解：本方由六君子汤合平胃散化裁而成。何老师认为脾胃乃营气化生转输之枢纽，若脾虚化生不及则脾营不足，若无力转输则脾营蕴积，酿生脂浊，故创本方，重在恢复脾胃运营的正常功能，佐以化浊消脂而达到治疗目的。方中以白术、苍术、茯苓、薏苡仁健脾益中以助运，且此四药均可燥湿利湿，可除膏脂之标；半夏燥湿化痰散结；泽泻、荷叶、葛根、山楂、决明子相伍可化浊降脂，消食健胃，升清醒脾，脾健则水谷能运，脾营能散，精微能化；丹参、三七可活血散积，除血中瘀滞。诸药共奏运脾散营消脂之效，本方为何老师脾藏营理论的又一代表方剂。

运用：气虚明显者，可加党参、黄芪等；脘腹胀满者，加大腹皮、厚朴等；血脂高者，加何首乌；尿酸高者，加萆薢、土茯苓；血糖高者，加卫茅等；高血压者，加钩藤、牛膝等。为了服药方便，可以制成丸剂。

三、治肠四方

1. 润肠通便汤

组成：生地，火麻仁，桃仁，当归，何首乌，白术，白芍，枳实，蒲公英，肉苁蓉，莱菔子。

功效：滋阴养血，润肠通便。

主治：阴虚便秘，血虚便秘，如老年阴虚便秘，产后血虚便秘。症见大便干燥，便如栗状，艰涩难解。

方解：大肠为传导之官，主大便的排泄，若素体阴亏，或年老津少，或产后血伤，均可导致津枯肠燥，大便燥硬，故大便艰难，成阴血虚便秘之证。

因而其治首当润肠增液通便，故方中以生地、肉苁蓉、火麻仁、桃仁润燥滑肠，当归、何首乌、白芍养血润肠，以促进大便排出，佐以白术通便。何老师认为大剂量白术可达健脾益气通便之功，故虚证或老年便秘者常用之。枳实通降腑气，莱菔子行气消滞，二药合用可通大肠气滞以促进排便；大便秘结者常兼郁热，佐蒲公英清泄肠热。诸药合用，润肠滑肠清肠同用，行气降气益气同施，通寓于补，阴寓于阳，标本兼治，缓急兼顾，故临床用之既能迅速显效，又能使疗效巩固。

运用：本方围绕润肠滑肠通便，气血阴阳兼顾，运用时可随证加减变化。若便秘严重者，暂时加用大黄，以缓其急。习惯性便秘要注意调节饮食，改变生活习惯和排便习惯。

2. 益气通便汤

组成：黄芪，白术，当归，火麻仁，肉苁蓉，升麻，枳实，莱菔子。

功效：益气助运，润肠通便。

主治：气虚便秘。症见便软难解，努挣无力，神疲倦怠，自汗气短。舌淡胖，脉虚弱。

方解：何老师认为肠中粪便的运行有赖于肠气的推动，若气虚推动无力，则大便运行艰涩，亦可发为便秘。方中黄芪擅补益脾肺之气，被称为"补气之长"，为君药；大剂白术健脾气以通便，为臣药；佐当归、火麻仁、肉苁蓉润燥滑肠助大便排出；枳壳、莱菔子降浊下气以导滞，为佐使；中气下陷，常伴肛门脱出，故佐升麻轻宣升阳，为佐使。全方以益气通便为主导，气血同补，升降相助，寓通于补，寄降于升，为气虚便秘的临床效方。

运用：气虚甚者，加人参，莱菔子减量；阳虚者，加锁阳、补骨脂，肉苁蓉加大剂量至30g；气虚下陷脱肛者，加人参、柴胡、葛根以协助黄芪益气升陷；腰膝酸软者，加杜仲、牛膝等。

3. 顺气通便汤

组成：枳实，白术，厚朴，槟榔，白芍，当归，大黄，葛根，莱菔子。

功效：顺气宽中，导滞通便。

主治：气滞便秘。症见排便困难，大便干结，腹胁胀痛，矢气不畅，嗳气频繁。

方解：大肠以通降为用，若大肠气机阻滞，通降功能失司，则大肠腑气不通，粪便停滞肠道不下，发为便秘，故治气秘宜通宜降，注重于气机的条达。本方是在小承气汤、枳术丸基础上扩充所成。方中首重调畅腑气，以枳实、厚朴、槟榔、莱菔子宽肠理气，导滞通便；大黄泻下攻积以祛其实；大剂量白术健脾益气通便；白芍、当归养血敛阴、润肠通便，寓通于补，使行气不伤正、泻下不伤津；佐葛根升清以反佐诸药，寓降于升，使清升浊降。全方以导滞下气为主，佐以养阴润肠，邪正兼顾，气血兼理，升降兼用，下不伤阴，攻不伤正。

运用：本证多与情志不遂相关，故应注意情志的调节。兼阴虚者，加生地、玄参；兼气虚者，加黄芪、党参；腹胀痛者，加木香；寐差者，加首乌藤、合欢皮等。大黄性寒力猛，不可久用。

4. 双枳术丸

组成：白术，苍术，枳壳，枳实。

功效：健脾运湿，理气消痞。

主治：慢性胃炎、慢性肠炎、胃下垂、功能性消化不良等属脾虚湿困气滞者。症见脘腹痞满，不思饮食，大便结溏不调，或大便有黏液，嗳气矢气，舌苔腻等。

方解：双枳术丸是何老师效法仲景、东垣，在《金匮要略》枳术汤、《脾胃论》枳术丸的基础上进行化裁创制而成。本方由枳实、枳壳、白术、苍术四药组成。方中白术、苍术二术健脾助运，使积消湿除，其中白术健脾以助化，苍术运脾以祛湿；枳实、枳壳二枳理气消痞除满，其中枳实下气以行滞，枳壳理气以宽中。四药同用，纳运相助，补消相兼，升降相宜，共奏健脾、行气、除湿、导滞之功。

运用：本方源于古方枳术丸，苍、白二术，燥运相助，是健运脾胃的绝佳药对；实、壳二枳，行消相济，是理气消痞的有效配伍。二术二枳合用，则消补同施，最宜于脾虚湿阻气滞痞满之证。运用时根据症状加减，脾虚甚者，加党参、茯苓、山药等；寒湿者，加厚朴、半夏、干姜等；湿热者，加黄连、黄芩等；大便干结者，加大黄；脘腹疼痛者，加木香、乌药；食积者，加莱菔子、山楂、谷麦芽等。

四、治胆三方

1. 疏胆降逆和胃汤

组成：柴胡，白芍，枳实，半夏，干姜，黄连，黄芩，大黄，吴茱萸，旋覆花，厚朴，蒲公英，海螵蛸，莱菔子。

功效：疏泄肝胆，降逆和胃。

主治：胆囊炎、胆石症、胆息肉和胆囊手术后所导致胆胃不和之胆汁反流性胃炎，症见烧心、脘胀、泛吐酸苦水、口苦、纳差等。

方解：本方是由大柴胡汤、半夏厚朴汤合左金丸等方化裁而成。何老师认为凡吐酸，均属肝木曲直作酸也。本病发生发展与肝胆密切相关，肝失疏泄、胆汁上溢为其主要病机，治拟疏肝利胆为大法。本方中以柴胡疏利肝胆气机；以白芍柔肝缓急；黄连、黄芩、大黄三药味苦而降利胆汁；旋覆花、半夏降逆气；佐吴茱萸、干姜辛开胆郁，以合胆气宜升、胆汁宜降之生理特性；枳实、厚朴、莱菔子为佐使以疏导气机；蒲公英养胃护膜；海螵蛸制酸止痛。全方升降并用，胆胃同治，以恢复肝胆气机为主要抓手，临床屡有验效。

运用：中气虚弱者，加党参、黄芪等；脾虚泄泻者，加白术、苍术、茯苓等；大便干结者，重用大黄、蒲公英，加虎杖；吐酸明显者，加瓦楞子、煅牡蛎等；纳差者，加鸡内金、神曲、山楂等。

2. 疏胆泄热化积汤

组成：柴胡，黄芩，大黄，枳实，茵陈，虎杖，金钱草，郁金，鸡内金，蒲公英，莪术，石见穿，莱菔子。

功效：疏肝清胆，散结化积。

主治：胆囊和胆道结石，胆囊炎、胆囊息肉、胆道蛔虫症等属肝胆不疏、湿热蕴结者。

方解：何老师认为胆有"阳升阴降"的生理特性，阳升者乃胆气宜升，阴降者乃胆汁宜降，若湿热等困阻肝胆，导致胆气不升，胆汁不降，日久则易化为胆结石、胆囊息肉等病，据此创制疏胆泄热化积汤。本方由大柴胡汤加减化裁而成，以柴胡、枳实、莱菔子疏肝解郁、理气导滞，三药合用以疏理肝胆气机；茵陈、虎杖清利湿热以除蕴结于肝胆之湿热；佐黄芩、大黄苦降利胆，佐助胆汁之排泄；金钱草、郁金、鸡内金乃何老师治疗胆结石常用的"三金"药组，有疏利肝胆、清热利湿、软坚化石之功，配伍以蒲公英、莪术、石见穿活血软坚散结。全方升阳降阴，以去除病理产物为目的，恢复胆的生理特性为主要抓手，是体现何老师对胆"阳升阴降"生理特性认识的代表方剂。

运用：气血不足者，加当归、黄芪、党参；阴虚明显者，加北沙参、麦冬等；右胁疼痛者，加木香、川楝子、延胡索等；大便溏薄者，去大黄，加苍术、白术、茯苓等；纳呆食少者，加山楂、神曲、谷芽、麦芽等。

3. 清温宁胆安神汤

组成：黄连，半夏，陈皮，枳实，竹茹，生姜，石菖蒲，茯神，酸枣仁，钩藤，首乌藤。

功效：清温并用，宁胆安神。

主治：失眠、惊悸、夜游、癫狂等属胆郁痰热扰心者。

方解：本方由黄连温胆汤加减变化而成。何老师认为胆为中清之腑，喜静谧而恶烦扰，若胆为痰热所扰，则失其静谧，胆气郁阻发为本病，其治当以清痰热、宁神志为要。方中半夏燥湿化痰，降逆安神；黄连、竹茹与半夏相伍可清化痰热，清胆和胃；佐陈皮、枳实理气降逆，乃治痰先治气，气行则痰化之理；伍以平肝养心、开窍醒神之品，如茯神、酸枣仁、首乌藤、石菖蒲、钩藤；生姜和中培土，使痰无生化之源。全方寒热同用，升降并施，共奏宁胆安神之功。

运用：本方适用于因痰热扰胆致心神失宁之失眠、惊悸、夜游、癫狂等病症。主要病位在胆和心，主要病因是痰热内扰，主要病机胆郁神乱，主要症状是心神不宁。惊悸严重者，加龙骨、牡蛎等重镇安神药；癫痫抽搐者，可加胆星、全蝎等以息风止痉；口燥舌干者，加麦冬、百合、天花粉等养阴润燥。

五、抗肿瘤方

1. 扶正抗化汤（双蒲散）

组成：蒲公英，蒲黄，太子参，黄芪，石斛，凤凰衣，黄连，白花蛇舌草，石见穿，土茯苓，五灵脂，王不留行，穿山甲，刺猬皮，鸡内金，枳壳。

功效：清化热毒，益气养胃，抗化防癌。

主治：肠上皮化生、肠上皮异型增生等癌前病变，常见于慢性萎缩性胃炎、胃息肉、疣状胃炎等。

方解：肠上皮化生和异型增生是胃癌的前期变化，幽门螺杆菌是其发生的罪魁祸首之一。何老师认为 Hp 是革兰氏阴性杆菌，属中医湿热疫毒。湿热邪毒蕴胃日久，热伤胃体则阴亏膜损，腺体萎缩；湿聚胃腑则内生痰浊，气血凝结。故气阴亏虚、湿热蕴结、胃络瘀阻是本病的病机特点，热毒 - 痰凝 - 血瘀 - 癌变是本病的病理进展途径。本方以此病理进展链为主要抓手，以断链阻癌为目的，具有清热解毒、逐瘀散结、养胃护膜的功效。本方中蒲公英、蒲黄为君，故又名为"双蒲散"。蒲公英清热解毒，现代药理研究表明其具有抑杀幽门螺杆菌（Hp）及良好的胃黏膜保护作用；蒲黄活血化瘀止痛，抗炎，止血，针对此病气阴两虚的病机，配伍以黄芪、太子参、石斛健脾益气养阴；穿山甲、五灵脂、莪术、王不留行活血通络散瘀；刺猬皮、鸡内金、土茯苓软坚散结抗化；白花蛇舌草、黄连、石见穿清化热毒。全方益气、滋阴、养胃以扶正，清热、解毒、活血、化痰、逐瘀、散结以抗邪，冀逆转胃黏膜之病理，阻断癌症发生。

运用：本方可为散剂，上药研细末过筛，用温开水调成稀糊状吞服，1日2次，1次3g。或用颗粒剂替代。服药时间以空腹或睡前为佳，药后半小时内不能饮水和进食，以便药物充分与胃黏膜接触而更好发挥药效。由于肠化的发生和逆转都是慢性过程，故疗程较长，一般为3～6个月。

2. 扶正抑癌汤

组成：黄芪，当归，肉苁蓉，黄精，太子参，白术，茯苓，薏苡仁，白花蛇舌草，白英，半枝莲，蚤休，石见穿，龙葵，莪术，谷芽，麦芽。

功效：扶正固本，祛邪抗癌。

主治：食管癌、胃癌、结肠癌等消化道恶性肿瘤。晚期或高龄恶性肿瘤不能手术者，恶性肿瘤手术切除后复发者，中晚期恶性肿瘤手术后不能化疗和无法坚持化疗者。

方解：何老师认为恶性肿瘤的发病与人体正气的强盛息息相关，正气盛则邪气却，正气虚则邪气盛，而正气以脾胃为本，故恶性肿瘤的治疗当以扶助正气、培补胃气为本，冀正气强而压制邪气，达到人与癌细胞和平相处的目的，切不可大攻大伐，以防胃气绝而生机寂灭。本方要旨在于扶正以祛邪，以大剂量黄芪补气，当归补血，黄精补阴，肉苁蓉补阳，阴阳气血相互滋生以培补其本。脾胃为阴阳气血之源，得胃气者则生，方中太子参、茯苓、白术、薏苡仁健脾气养胃阴，谷芽、麦芽消食和胃，脾胃健则正气存。癌组织为热、毒、痰、瘀互结，用白花蛇舌草、半枝莲、蚤休、石见穿、白英、龙葵清热解毒，散结抗癌。前三味为广谱抗癌药，后三味为胃肠抗癌药，配合应用，相辅相成。莪术既能抗癌，又能活血散结，合石见穿、蚤休等以抗癌散结。全方以保正气、保胃气为核心，扶正祛邪兼施，阴阳气血并调。

运用：辨证论治、因人制宜仍是中医治疗肿瘤的优势所在，应用本方应根据患者的体质、病期的早晚、肿瘤的部位和病理特点等来决定药物的剂量和加减变化，对体质较好的早中期患者以攻邪为主，扶正为辅；对体质较差的晚期患者以扶正为主，攻邪为辅。食管癌，选用急性子、威灵仙、冬凌草、黄药子等抗癌药；胃癌，选用蒲公英、土茯苓、山慈菇等抗癌药；结肠癌，选用苦参、菝葜、地榆、地锦草、仙鹤草等抗癌药；息肉型癌变，选用海藻、昆布、半夏、夏枯草、天南星、山慈菇、黄药子等具软坚散结作用的抗癌药；溃疡型病变，选用蟾皮、天龙、蜂房、五灵脂等具解毒祛腐作用的抗癌药。

第四章　验案评析

何老师学验俱丰，临床经验丰富，治愈病例不可胜计。在临床中，何老师特别注重医案验案的收集整理，一丝不苟。在医案中充分体现了他的学术思想与诊疗特色。何老师之所以重视医案的记录和整理，一是为了总结经验，提高疗效；二是汲取临床不足，以臻完善有待提高的病例证治；三是通过整理分析，有益后学登堂入室。

一、唇口病

1. 唇糜

病案：唇糜（脾胃热炽证）

陈某，男，9 岁。2016 年 3 月 30 日初诊。

主诉：口唇红肿溃烂及口腔溃疡反复发作 8 年余。

现病史：患儿自从 1 岁始，口唇溃烂及口腔溃疡反复发作，迁延不愈，长期求治多个城市十几家医院均未治愈。

刻下症：口唇红肿外翻，伴疱疹、渗液，干燥，时裂开渗血。口舌多个溃疡，灼热疼痛，咽喉肿痛。口干，喜冷饮。夜间盗汗，头背部汗多。大便质干，每日一行。小便略黄。平时每月均有感冒高热 1 ～ 2 次。舌尖边红，苔黄根部厚，脉细数。

西医诊断：口腔溃疡。

中医诊断：唇糜（脾胃热炽证）。

治则治法：泻脾清胃，养阴清热。

处方：泻黄散合增液汤加减。

生石膏 15g，生山栀 10g，防风 10g，藿香 10g，生甘草 3g，生地 10g，玄参 10g，丹参 10g，黄连 3g，黄芪 10g，白术 10g，绞股蓝 6g，升麻 6g。7 剂。

二诊（2016 年 4 月 7 日）：服药后患儿口唇红肿稍退，未见干裂。口舌溃疡已愈，无新发口疮，纳增，盗汗已止，大便成形，每日1次，小便不黄，口不干。舌质尖稍红，苔薄黄，脉细稍数。守前方，加山药10g。

三诊（2016年5月15日）：服药1.5个月，口唇红肿已完全消除，口腔溃疡基本痊愈，进热性食品则偶有1个小溃疡发生。大便正常，不盗汗，纳佳，未出现感冒发热。舌质边略红，苔薄黄，脉细。守前方，去石膏、防风、藿香，加知母10g，麦冬10g，黄芪改15g。14剂。

随访：随访1年，除偶有口舌溃疡外，唇无异常。

评析：患儿唇糜、口疮反复发作，迁延日久，屡治不愈。何老师调治2月获得佳效，其治疗经验值得借鉴。唇为脾胃之华，口为脾胃之窍。患儿口唇糜烂、口舌溃疡、咽喉肿痛，因于脾胃热炽上炎口窍所致。此热有三个特点：一是湿热，湿热蕴中，症见舌苔黄腻、口唇疱疹渗液等；二是伏火，脾恶湿，热伏于湿，致热郁脾困，症见病久反复，纳呆腹胀，时发高热；三是虚热，小儿稚阳之体，久热伤脾阴，正气亏损，症见口干、唇裂、便干、尿黄、盗汗等。何老师抓住了此案脾热三个特点进行诊治：一是遵循《内经》"火郁发之"之旨，以泻黄汤清泻脾胃伏火，在清利湿热同时予防风、藿香、升麻等辛香之风药升达气机，透发伏火；二是在治疗时不仅注意到脾胃热炽的方面，还要考虑到热邪日久必然灼伤阴液，即"阳胜则阴病"，治当"阳病治阴"，故用生地、玄参、麦冬以养阴清热，以制阳光；三是以"正气为本"，患儿口、唇、咽病缠绵不愈，是正不胜邪所致，故在清热祛邪的同时兼予健脾益气，如方中加黄芪、白术、山药、绞股蓝等药扶正祛邪。因有理有法，故能除顽症、愈痼疾。

2. 口疮

病案：口疮（虚火上炎证）

李某，男，30岁。1992年9月27日初诊。

主诉：口腔黏膜溃烂1周。

现病史：患者因连日过度疲劳，1周前开始整个口腔黏膜溃烂，灼热疼痛，口腔科诊断为"急性口腔炎"，采用多种西医治疗方法未效，又服导赤散之类中药，症状有增无减。

刻下症：上腭剧痛如灼，语言及进食困难，日不能食，夜不能眠，痛苦难忍。口腔上腭及两峡黏膜糜烂成片，覆盖黄色膜状物，但胃脘隐痛，喜热饮，大便溏薄，1日2～3次，怕冷肢凉，面色淡白。舌质偏红，苔黄根腻，脉沉细而缓。

西医诊断：急性口腔炎。

中医诊断：口疮（虚火上炎证）。

治则治法：温中健脾，调和寒热。

处方：理中汤加味。

党参 12g，干姜 6g，白术 10g，炙甘草 5g，法半夏 10g，肉桂 3g，黄连 4g，栀子 10g，薏苡仁 20g，藿香 10g。2 剂。

二诊（1992 年 9 月 30 日）：服药 2 剂后，口腔疼痛大减，黏膜溃烂大部分已愈，可以进食与睡眠，胃脘痛已止，大便亦转实。守前方，去栀子，加陈皮 6g。2 剂。

后续治疗：服药后，口疮痊愈，饮食如常，嘱服成药香砂六君子丸善后。

评析：急性口腔炎多为热证，常规为西医抗炎，中医清热，但本案患者经上述治疗后，病情不减反剧。如《伤寒论》言："病人身大热，反欲得衣者，热在皮肤，寒在骨髓也。"本案亦然，虽见口腔糜烂成片，舌红苔黄腻等一派热象，但又见大便溏薄，畏寒肢冷等虚寒之症状。四诊合参，可知其本质为脾胃虚弱，中阳不足，阴火内生，上炎于口，上热中寒，上热是假，中寒是真。因而从者反治，热因热用，予温中健脾之理中汤加味治疗，疗效显著。整体观念和辨证论治是中医学两大特点，临床诊疗疾病当综合四诊全面分析，抓住病变本质，切不可人云亦云，犯虚虚实实之戒。治病求本，是本案获取神效的关键。

二、食管病

1. 噎膈

病案 1：重度糜烂性食管炎（湿热蕴结，毒积血瘀证）

陈某，男，56 岁。2006 年 4 月 13 日初诊。

主诉：胃痛、烧心、反酸 1 个月。

现病史：患者因中晚期胃窦癌于 3 个月前行部分胃切除术，术后拒绝化疗放疗。近 1 月胃痛、胃灼热严重，复查胃镜为"残胃炎，食管下端 1cm×1.2cm 赘状物，食管癌？"病理切片诊断为"食管黏膜慢性炎症，部分区域鳞状上皮增生"。

刻下症：胃脘和胸骨后灼热，反酸嗳气，吞咽时有阻塞感，上腹痞塞，时胀痛难忍，口苦口臭，大便黏滞，头晕，神疲乏力。舌质暗红，苔黄厚腻，脉细涩。

西医诊断：食管炎，残胃炎。

中医诊断：噎膈，胃痛（湿热蕴结，毒积血瘀证）。

治则治法：清化湿热，和胃消痞。

处方：清化调胃汤加减。

黄连 5g，厚朴 10g，姜半夏 10g，黄芩 10g，芦根 30g，白术 15g，茯苓 20g，蒲公英 20g，制大黄 2g，太子参 20g，枳壳 12g，海螵蛸 15g，瓦楞子 15g，莱菔子 12g。7 剂。

锡类散 7 支，早晚吞服 1/2 支，1 日 2 次。

医嘱：告之患者饮食注意事项，向患者解释病情，以增加治疗信心。

二诊（2006 年 4 月 20 日）：服药 7 剂后诸症明显缓解，灼热已止，吞咽困难好转，不吐酸，舌苔黄腻见少。守前方，蒲公英改为 30g，制大黄改 3g，枳壳改 15g。14 剂。

三诊（2006 年 5 月 4 日）：诸症基本缓解，纳增，精神好转，但舌苔仍有黄腻。守前方，去锡类散，加茵陈、肿节风、夏枯草、白花蛇舌草等。

四诊（2006 年 6 月 13 日）：共治疗 2 个月后，已无不适症状，吞咽无障碍，舌苔黄腻已净，脉细稍滑。改用散剂，益气扶正，清热祛毒，逐瘀散结。处方：西洋参 50g，太子参 100g，黄芪 100g，蒲公英 200g，蒲黄 60g，石见穿 100g，丹参 100g，蜈蚣 5 条，穿山甲 40g，刺猬皮 80g，瓦楞子 150g，浙贝母 100g，木蝴蝶 50g，生甘草 40g。研末过筛封存，温开水调服，1 日 3 次，每次 3g。

后续治疗：服上方共 4 个月，体重增加，精神振作，已恢复工作，复查胃镜为"残胃炎，食管赘生物消失"。再以上方加减变化，隔日服药，维持近 2 年。2012 年 3 月 4 日再次复查胃镜，提示"残胃炎，局部点状糜烂，食管无异常"，嘱再吞服锡类散 2 周。

评析：本案患者因胃癌部分胃切除后伴有重度食管炎前来就诊，就诊时症状较为明显，以减轻患者痛苦为先，拟清热化湿药与锡类散同时使用；后期则标本兼顾，巩固疗效，以西洋参、太子参、黄芪等益气扶正，用石见穿、丹参、蜈蚣、穿山甲、刺猬皮、瓦楞子、浙贝母等活血化瘀，软坚散癥。锡类散吞服后可直接作用在食管、胃黏膜以清热化毒，祛腐生肌，修复黏膜损伤。何老师在治疗食管和胃黏膜糜烂、溃疡时，常叮嘱患者服药后平卧 15 分钟以延长药液与胃黏膜接触时间，可提高其治疗效果。同时，何老师强调"治胃先治神"。本例患者因胃癌术后胃镜检查发现食管赘状物，怀疑食管癌而前来就诊，心理负担大，故在药物治疗前要疏导患者的忧愁恐惧的心理，从而达到事半功倍的效果。

病案 2：食管失弛缓症（肝胃不和，胃气上逆证）

滕某，男，51 岁。2021 年 6 月 10 日初诊。

主诉：进食困难 20 余年。

现病史：患者诊断为"食管失弛缓症"已 20 多年，曾到四川各大医院治疗效果不显。

刻下症：进食障碍，食后梗阻不顺畅，进食时间长，每顿饭约需半小时。胸骨后胀闷如有重物压迫，胃脘无明显不适，口中和，二便正常，寐安。舌质淡红，边有齿痕，苔薄白，脉细稍弦。

西医诊断：食管失弛缓症。

中医诊断：噎膈（肝胃不和，胃气上逆证）。

治则治法：疏肝降逆，理气和胃。

处方：降逆调胃汤加减。

柴胡 10g，白芍 30g，枳实 15g，姜半夏 10g，厚朴 12g，茯苓 20g，紫苏梗 15g，太子参 15g，威灵仙 20g，急性子 6g，白术 15g，蒲公英 15g，海螵蛸 15g，钩藤 15g。14 剂（饮片剂 10 天，颗粒剂 4 天）。

二诊（2021 年 6 月 24 日）：药后吞咽困难明显缓解，进食已无障碍，进食量增加，大便正常，寐安。舌质淡胖，尖稍红。守前方，去紫苏梗，加北沙参 12g。14 剂。

三诊（2021 年 7 月 8 日）：进食如常，食量增加，余症均除，舌象如前。效不更方。中药改隔日 1 剂，14 剂。

随访：2 月后视频回访，病已痊愈。

评析：本案患者以吞咽食物梗阻不顺为主要特点，属于中医"噎膈"范畴。噎膈虽病变部位在食管，但与胃的关系密切，胃气和降则食管健运，胃气不降则可导致噎膈的发生，故治疗当以降逆和胃为主要抓手。肝为起病之源，胃为传病之所，治胃重在调和肝胃。方中以四逆散疏肝理气，半夏厚朴汤降逆化痰，六君子汤理中和胃。何老师认为食管的生理特性是以降为顺（气宜降，酸宜降），以空为用，以柔为喜，以衡为健，故当以宣通、润养食道为基本原则。宣通食管常从调气、化痰、祛瘀三者着手，以厚朴、苏梗、枳实行气降逆，半夏、茯苓消痰和中，威灵仙、急性子活血祛瘀、宣通食管。然理气药多香燥，而食管性喜柔润，故用太子参、白芍、北沙参、蒲公英阴柔清养，以滋润食管，助其通降。由于辨证精准，理法契合，故 20 年之顽疾，药到病除。

2. 吐酸

病案 1：反流性食管炎，非萎缩性胃炎伴糜烂（胆胃不和，胃气上逆证）

陈某，男，61 岁。2019 年 1 月 7 日初诊。

主诉：反酸 4 年余，胸骨后段烧灼感 2 年余。

现病史：患者素有慢性胃炎、反流性食管炎。既往胃部寒冷，艾灸后可缓解。4 年来反酸吐酸，且日益加重。2 年前出现胸骨后灼痛如焚，伴咳嗽、咽喉灼痛、痰多，近半年夜间加甚，伴有哮喘。在深圳某医院住院检查治疗，胃镜示非萎缩性胃炎伴糜烂、反流性食管炎。胸部 CT 无异常，诊断为哮喘，但服用多种哮喘药无效，服抑酸护胃药（每天早晚服 1 粒艾司奥美拉唑）可缓解。

刻下症：吞酸、吐酸时作，胸骨后灼热，胃偶有灼痛，胃胀，口苦，口干，喜冷饮，纳可，时发口疮，大便欠实，矢气多。夜寐欠安，咳嗽、哮喘时作，侧卧稍舒，早醒。舌质淡红，苔薄黄，根部稍腻，脉细缓，重按弦紧。

西医诊断：反流性食管炎，非萎缩性胃炎伴糜烂，哮喘。

中医诊断：吐酸（胆胃不和，胃气上逆证）。

治则治法：疏肝利胆，降逆和胃。

处方：降逆调胃汤加减。

柴胡 10g，枳实 15g，炒白芍 12g，姜半夏 10g，干姜 4g，黄连 4g，黄芩 10g，吴茱萸 4g，姜厚朴 15g，蒲公英 20g，钩藤 20g，海螵蛸 30g，莱菔子 12g，紫苏子 10g，煅牡蛎 30g，熟大黄 4g。7 剂。

艾司奥美拉唑 14 粒，每天早晚各服 1 粒。

二诊（2019 年 1 月 14 日）：药后无反酸，昨日上午食腊八粥、红薯后再次出现反酸、烧心，继服中药后好转，痰减少明显，无咳嗽，哮喘已少。守前方，14 剂，每天减少 1 粒艾司奥美拉唑。

三诊（2019 年 1 月 28 日）：因天气突变，近 1 周时反酸，稍有气喘，时嗳气，大便稍干，舌质淡红，苔薄黄，脉弦稍紧。守前方，加党参 12g，熟大黄改生大黄 5g，莱菔子改 15g。21 剂。

四诊（2019 年 4 月 8 日）：服药 3 个月后，反酸烧心偶作，咳少，哮喘未作，喉头时有黏痰，大便正常，夜寐已安。舌质淡红，苔薄白。改方：姜半夏 10g，厚朴 20g，紫苏子 10g，茯苓 20g，党参 10g，白术 10g，黄连 3g，吴茱萸 4g，蒲公英 20g，大黄 4g，黄芩 10g，海螵蛸 20g，煅牡蛎 30g，莱菔子 10g，白芍 10g。14 剂，隔日服。隔日服 1 粒艾司奥美拉唑。

五诊（2019 年 5 月 12 日）：胃脘及胸骨后灼热已经消失，不吐酸，不咳嗽，痰已少，夜寐已安，晚上偶有轻微哮喘。纳可，大便正常。舌质淡红，苔薄黄，脉略弦。改方：姜半夏 10g，北沙参 10g，太子参 15g，黄连 3g，吴茱萸 3g，蒲公英 20g，竹茹 10g，厚朴 12g，枳壳 12g，煅牡蛎 40g，海螵蛸 20g，莱菔子 10g，茯苓 20g，钩藤 10g。14 剂。嘱停服奥美拉唑，3 天服用 1 剂中药以巩固疗效。

随访：半年后随访，病情稳定，无明显不适症状。

评析：本例患者为胃食管反流重症，烧心、吐酸并伴有咳嗽、哮喘，久治不愈。综合四诊分析，其疯根在胃，治疗当以胃为主。何老师以"衡"为大法，采用经验方降逆调胃汤加减治疗。全方肝胃同治，寒热并用，升降共理，虚实并治，共奏降胃肺之气、调中焦失衡之效。此案提示三条治疗经验。其一，上病治下，是本案治疗特色之一。虽见大便欠实，仍用大黄和莱菔子、蒲公英、紫苏子等通降腑气。盖食管、胃、大肠皆属阳明，在结构上相连，生理上相通，病理上相系，食管气机上逆，可通过上病下治之法，以通在下的大肠腑气而降在上的食管逆气。临床使用大黄时可根据患者大便及反酸情况来掌控剂量和剂型，大便干结者用生大黄，用量 4 ～ 6g；大便不实者用熟大黄，用量 2 ～ 4g。其二，患者长期依赖艾司奥美拉唑控制症状，故不可突然停药，以防病情反跳，应中西药并用一段时间再逐渐减量，直至停用。其三，患者经治疗后症状大有改善，但又常因饮食不节而病情出现反复，胃病"三分治疗七分养"，节制饮食十分重要，故要重视对患者健康饮食习惯的宣教。

病案 2：胃食管反流病，糜烂性胃炎（胃热蕴热，胃浊上逆证）

万某，男，67 岁。2020 年 12 月 10 日初诊。

主诉：反酸、烧心 3 年，加重 1 年。

现病史：患者慢性胃病迁延 3 年，发作则胃脘隐痛，时有烧心，反酸。近 1 年症状加重，烧心频作，常常灼热如焚，饭后则反酸，故严格控制饮食。已就诊于南昌多家医院，多次行胃镜检查，均诊断为糜烂性胃炎，轻度肠上皮化生。服用奥美拉唑、泮托拉唑等西药 1 年，服药稍缓解，停药则发作。曾求治多位中医效果不显。

刻下症：反酸、烧心，进食后则吐酸，每晚 4 ～ 5 点都因反酸而醒。平时胃痛胃胀，肠鸣，心烦，寐差，头汗，时有牙痛，痔疮频发。大便不实，每日 1 ～ 2 次。舌质红，苔薄黄，脉弦稍紧。

西医诊断：胃食管反流病，糜烂性胃炎。

中医诊断：吐酸（胃热蕴热，胃浊上逆证）。

治则治法：和胃降浊，制酸止逆。

处方：和中调胃汤加减。

姜半夏 10g，黄连 4g，黄芩 10g，干姜 4g，北沙参 15g，太子参 12g，枳壳 15g，白术 15g，白芍 12g，蒲公英 20g，茯苓 20g，三七 2g，厚朴 15g，海螵蛸 20g，煅牡蛎 20g，莪术 10g，丹参 12g，鸡内金 10g。14 剂。

二诊（2021 年 1 月 10 日）：以上方加减治疗 1 个月后，疼痛已缓解，胃胀少，大便正常。但反酸和烧心不减，夜间及饭后明显，严重影响工作与休息。舌质淡红，苔薄黄，脉弦。改方：姜半夏 10g，黄连 4g，吴茱萸 3g，党参 12g，炒白术 15g，炒白芍 12g，蒲公英 20g，茯苓 20g，厚朴 15g，海螵蛸 30g，煅牡蛎 30g，焦山楂 30g，钩藤 15g。7 剂。

后续治疗：服药 1 剂后溏泄 5 次，脐部隐隐作痛，第 2 天大便正常，腹不痛。反酸明显减少，烧心已轻。在前方基础上加减变化，山楂 30g 连续服用，反酸及烧心逐渐减少，逐步减少至停止服用质子泵抑制剂，隔 1 日、隔 2 日、隔 3 日逐渐减少中药，坚持半年后，症状完全消失。随访半年未复发。

评析：吐酸多因于肝热内扰、胃气不和所致，常见证型有胃热、胃寒之别，热证用左金丸扩充，寒证用六君子汤加减。在临床治疗反酸症，常使用碱性药如瓦楞子、海螵蛸、煅牡蛎等，以碱制酸，改善症状效果明显。本案为寒热错杂之证，用常规治疗效果不显。何老师另辟蹊径采用"以酸制酸"的反治法，用大剂量的酸性药山楂与大剂量碱性药海螵蛸、煅牡蛎相配伍，取得满意的止酸效果。其经验值得借鉴，其机理有待深入探讨。吐酸或是胃酸分泌过多，或胃酸排泄障碍而上泛，系中焦阴阳、升降、纳运、酸碱平衡失调，导致胃失和降，浊气上逆。何老师宗"治中焦如衡"，多采用平调平治脾胃升降、纳运、寒热、虚实，积累了丰富的治疗经验。他也在不断摸索"酸碱兼治"的平衡酸碱之法，如用大剂量酸味山楂配伍海螵蛸、煅牡蛎等碱性药治疗吐酸症，又用海螵蛸、瓦楞子等碱性药配伍白芍、山楂、乌梅等酸性药治疗胃酸减少的萎缩性胃炎，颇有疗效。如此相反相成，经验独特。

3. 嗳气

病案：非萎缩性胃炎，食管炎（肝胃气滞，胃失和降，兼有脾虚食滞证）

李某，女，43 岁。2018 年 7 月 5 日初诊。

主诉：频繁嗳气 10 年余。

现病史：自诉近 10 年以来，嗳气频作，每日十余次，起初并未在意，未予治疗，后渐进性加重，每日发作次数增多，频频嗳气，严重影响工作与生活。遂至当地医院诊治，行胃镜检查示非萎缩性胃炎，食管炎。服用奥美拉唑、阿莫西林、达立通颗粒等症状可缓解，但常常复发。

刻下症：嗳气频作，声响而时长，伴有酸腐味，反酸、偶有恶心，食后更甚，情绪激动时加重。咽中时有异物梗阻感，纳食较少，胃脘胀满不适，进食后加重，矢气频繁，大便溏，夜寐易醒，心烦不安。追问病史，患者夫妻不和，时常在家中吵架，心情郁闷；平时喜食红薯、土豆、芋头等食物。舌质暗红，苔薄黄，脉细弦偏数。月经周期紊乱，轻微痛经，经前乳胀。

西医诊断：非萎缩性胃炎，食管炎。

中医诊断：嗳气（肝胃气滞，胃失和降，兼有脾虚食滞证）。

治则治法：疏肝理气，和胃降逆，兼以健脾消食。

处方：疏肝调胃汤加减。

柴胡 10g，炒白芍 12g，枳壳 15g，姜半夏 10g，陈皮 8g，旋覆花 10g（包煎），厚朴 15g，茯苓 15g，党参 15g，炒白术 12g，当归 10g，蒲公英 15g，海螵蛸 20g，酸枣仁 15g，钩藤 20g（后下），莱菔子 10g。10 剂。

医嘱：心理疏导解除思想顾虑，保持家庭和睦、心情舒畅，少食红薯、土豆、芋头等容易产气胀气的食物。

二诊（2018 年 7 月 26 日）：患者服上方 10 剂后，嗳气减少近半，脘腹胀满也有所缓解，因家中农事耽搁且症状不重，故未及时复诊，已停药 10 天。现嗳气较前减轻，仍有酸腐味，伴轻微反酸、食纳欠佳、夜寐差、大便不畅，1～3 日 1 行。舌质淡红，苔薄黄，脉细弦略数。守前方，去党参、陈皮；蒲公英改为 20g，枳壳改为 20g，莱菔子改为 15g；加太子参 15g，大腹皮 15g。14 剂。

三诊（2018 年 8 月 30 日）：嗳气、反酸偶有发作。食纳好转，饮食注意后，脘腹胀满未再发，矢气畅，大便转畅，1 日 1～2 次，成形。咽喉仍有梗阻感，睡眠改善。舌质淡红，苔薄黄，脉细稍弦。患者诸症得到明显改善后，治疗信心倍增，心情也较前愉快。守前方，加玄参 10g，木蝴蝶 8g。7 剂。

四诊（2018 年 9 月 7 日）：服上方后，咽喉异物感明显改善，嗳气、反酸、腹胀基本消除，大便正常，睡眠改善，精神好转。舌质淡红，苔薄白，脉稍细略弦。以二诊方稍作调整，继服 14 天。

随访：3 个月后随访，患者诉诸症基本消除，嗳气未作。遵医嘱注意饮食和调畅情志后，诸症未再发。

评析：嗳气，古称噫气，应注意与呃逆相鉴别，二者病机皆属"胃气上逆"。但嗳气的声音沉闷而长，间隔时间较长，气从胃和食管而出；而呃逆以难以自制为突出特点，其声音急促而频，气从喉间而出。本案患者因长期情志不畅，又素喜食红薯、芋头等易产气胀气、不易消化的食物，由肝气郁结伤及脾胃，脾胃失于运化，胃肠失于通降，故出现嗳气酸腐、咽喉不适、脘腹胀满、矢气频、大便溏等症。在治法上应顺循脏腑的生理特性，从肝胃论治食管病：宣通食管，使食管空柔以通降饮食物；条达肝气，使之不郁而行正常之疏泄功能；和降胃气，使胃气不逆而行正常之受纳腐熟功能；使肠道通利而行传导糟粕之功能。整体论治，"以衡为健"，顺循食管生理特性治疗，体现了中医"顺而已"的治疗思想。

4. 呃逆

病案1：便秘，慢性支气管炎（肺脾肾虚，气阴两亏，热蕴腑结，胃气上逆证）

瞿某，男，82岁。1998年3月27日初诊。

主诉：呃逆及下腹胀痛7天，大便秘结20年。

现病史：患者患有慢性支气管炎30多年，并发肺气肿、肺心病10余年。咳嗽咳痰反复发作，冬季则甚。大便干结已有20多年，排便艰难，着力努挣，常常满头大汗，故常用开塞露排便。半月前因咳喘复发住院，经抗感染化痰平喘治疗后咳喘缓解。1周来呃逆频频，日夜不休，声音响亮，甚时震动病床，下腹阵阵疼痛。大便已8天未解，粪便阻于直肠不能排出，烦躁不宁，辗转不安，用开塞露等通便不效，其老伴用手指抠出些栗状大便后稍能缓解。西医主治医生特请中医会诊。

刻下症：呃声不断，形体消瘦，面黄虚肿，少咳气促，神疲怠倦，胸闷心悸，纳呆食少，口干思冷饮，下腹疼痛胀满，按之硬实，频频矢气，大便8日未解，质硬。近2日烦躁不安，彻夜不能眠。舌暗红，苔黄厚干糙，脉两寸沉弱，右关大略滑，两尺沉涩。

西医诊断：便秘，慢性支气管炎。

中医诊断：呃逆，便秘（肺脾肾虚，气阴两亏，热蕴腑结，胃气上逆证）。

治则治法：滋阴益气，泄热通便。

处方：新加黄龙汤加减。

生地30g，玄参15g，麦冬12g，西洋参6g，当归12g，大黄6g（后下），厚朴15g，枳实15g，黄芪40g，白术30g，肉苁蓉10g，全瓜蒌20g，柿蒂15g，莱菔子20g。2剂。

二诊（1998年3月29日）：服药1剂后，腹中鸣响，矢气频作，解出少量粒状大便，腹痛减轻，呃逆大减，进食增加，精神好转。服药2剂后，解出大量粪便，腹部胀满顿消，呃逆停止，诸症均明显好转。守前方，去大黄。

7 剂。

后续治疗：服药 7 剂后症状基本缓解而出院。嘱服成药参苓白术散和六味地黄丸健脾益气，补肾滋阴。

随访：3 个月后随访，大便基本通畅。

评析：本案患者罹患便秘 20 年。何老师认为大便的排泄顺畅与否，主要取决于三脏，脾主生气以助肠动，肺主肃降以助肠降，肾主后阴以助肠运。患者肺病日久，伤脾伤肾，肺脾肾三脏亏虚，阳气虚大肠推动无力，阴气虚大肠失于润泽，故大便艰难、腹胀作痛。胃肠以通降为用，腑气不通，则浊气上犯，干扰胃腑，故胃气上逆则呃逆不止。中医以整体观念为治疗指导思想，本病肺脾肾虚是本，致腑气不通，再致呃逆，呃逆是标。治疗从整体出发，标本兼顾，补虚祛实，肺脾肾三脏同治，以新加黄龙汤滋阴益气，泄热通便，降逆止呃，2 剂取效，效如桴鼓。

病案 2：膈肌痉挛（胃热气逆证）

梦某，女，5 岁。2021 年 5 月 2 日初诊。

主诉：食后呃逆 3 周。

现病史：患儿 3 周前出现进食后呃逆发作，在浙江当地经中西医治疗无效果。经亲戚介绍网上诊治。

刻下症：进食后呃逆，声音响亮，不能自制，必持续二十多分钟后方能停止，因惧怕进食而食少。不呕吐，腹不痛，口臭明显，大便正常，睡眠安定。发育正常，平时身体健康。舌质红，苔黄厚。

西医诊断：膈肌痉挛。

中医诊断：呃逆（胃热气逆证）。

治则治法：清热和胃，降逆止呃。

处方：橘皮竹茹汤合丁香柿蒂汤加减。

竹茹 10g，陈皮 3g，太子参 10g，丁香 3g，柿蒂 6g，蒲公英 12g，姜半夏 5g，砂仁 2g，茯苓 10g，海螵蛸 12g，钩藤 10g，枳壳 8g，莱菔子 5g。7 剂（颗粒剂）。

二诊（2021 年 5 月 9 日）：服药 1 剂后呃逆好转，7 剂后基本缓解，食后呃逆只有 1 分钟左右，强度也减轻，能正常进食，口气仍重，大便正常。小孩上托儿所而未舌诊。守前方，加黄芩 4g。再进 3 剂，以巩固疗效。

随访：1 周后来电话告之，呃逆已瘥，饮食等如常。

评析：呃逆之症有寒热虚实之异，临床当审慎精详。本患儿伴有口臭、舌红、苔黄厚，可知其呃逆属胃热内扰，胃气上逆所致。故以竹茹、蒲公英清胃热，以陈皮、半夏、砂仁、枳壳、海螵蛸和胃气，以丁香、柿蒂、莱菔子降逆气，以太子参、茯苓护胃气。诸药共奏清热和胃、降气止呃之功。钩藤能镇静平逆，何老师常用于呃逆、嗳气、呕吐等胃气上逆之症。莱菔子，通常认为不可与参同用，其实不然，莱菔子与太子参同用可使补而不滞，消而不伤，且莱菔子能运气导滞消食，可达标本同治之目的。本案辨证准确，施药精当，因此1剂见效，7剂缓解，10剂病瘥。

三、胃病

1. 胃脘痛

病案1：胃巨大溃疡（脾虚血瘀湿阻，寒热虚实夹杂证）

饶某，男，57岁。2002年1月8日初诊。

主诉：胃痛、胃胀3个月，加剧10天。

现病史：自年轻时嗜好烟酒，胃脘时常不适。3个月来胃脘疼痛频作，10天前因天气骤寒外出着凉，诱发疼痛加剧，到县人民医院胃镜检查发现胃体部有一个5cm×4cm巨大溃疡，Hp阳性，高度怀疑为恶性溃疡，决定采用手术治疗。患者身体虚弱，上手术台后因恐惧而虚脱昏迷，经抢救苏醒后拒绝手术，因而求治于中医。

刻下症：胃脘疼痛如灼如刺，嘈杂难忍，得温饮稍缓，不思食，食后则胀满，时吐酸嗳气，口苦，大便色暗黑，一日一行。面黄消瘦，神疲乏力，四肢不温。舌质淡暗，苔黄稍腻，脉细按之稍弦。

西医诊断：胃体巨大溃疡。

中医诊断：胃痛。

中医辨证：脾虚血瘀湿阻，寒热虚实夹杂证。

体质辨识：湿热兼气虚质。

治则治法：和中调胃，寒热虚实气血并治。

处方：和胃调中汤合失笑散加减。

姜半夏10g，党参15g，干姜5g，黄连5g，吴茱萸3g，白芍15g，五灵脂10g，蒲黄10g，蒲公英15g，白及15g，海螵蛸15g，瓦楞子15g，茯苓15g，枳壳15g。7剂。

奥美拉唑20mg×14粒，1次1粒，1日2次，早晚空腹服。

二诊（2002年1月15日）：服药2剂后，疼痛减轻，7剂后胃脘痛消失，纳食增加，精神好转，黄腻苔已少。守前方，加三七粉3g。14剂。

　　三诊（2002 年 1 月 29 日）：胃部已无不适。请原医生复查胃镜，原 5cm×4cm 溃疡已缩小为 1cm×0.8cm 大小，恶性溃疡已可排除。守前方，加丹参 15g，黄芪 20g，黄连改 4g。21 剂。奥美拉唑改为 1 日 1 次。

　　四诊（2002 年 2 月 19 日）：精神已振，体重增加，纳食恢复正常，无不适症状，舌质淡红，苔白稍滑，脉细有力。再次复查胃镜，胃体溃疡全部愈合，留有一个 0.3cm×0.3cm 大小瘢痕，Hp 阴性。病已痊愈，以六君子汤合当归补血汤加减，健脾和胃，补益气血，2 日 1 剂。并告之生活饮食调节，戒烟限酒，以防复发。

　　随访：5 年后患者因久咳不愈前来求治，得知近 5 年胃无不适，身体健康。

　　评析：患者患巨大溃疡，因不能耐受手术而接受中医治疗，起效迅速，效果显著，2 个月巨大溃疡完全愈合，5 年无复发，总花费不到千元。辨病、辨证、辨体、辨时四者相结合，是本案诊疗的基本思路，现代胃镜和实验技术为本案治疗提供了病理学的依据，从而对本病可能发生的病理变化如恶变、出血、穿孔等做到心中有数，未病先防。现代中药药理知识又为组方遣药提供了参考，如应用蒲公英、黄连等药抗幽门螺杆菌，消除溃疡炎症反应；应用白及、瓦楞子、五灵脂、蒲黄等中和胃酸，保护胃黏膜，促进溃疡愈合；应用三七、丹参改善胃黏膜血液循环，提高溃疡愈合质量。质子泵抑制剂具有强大的制酸作用，治疗初始应用奥美拉唑辅助中药，加强抑酸作用，以迅速控制病情。患者临床症状复杂，寒热虚实夹杂，阴阳气血俱病，所以紧紧抓住其证候特点，以"衡"为治疗大法，把平衡阴阳气血、寒热虚实贯穿于治疗的全过程，所用的调中和胃汤、左金丸、失笑散、当归补血汤等均为平调阴阳、气血、寒热、升降、虚实之剂。患者嗜好烟酒，生湿生热，日久必伤脾胃，中气化生不足，故患者为湿热兼气虚体质，治疗中以黄连清热燥湿、半夏辛温燥湿以祛湿热，以党参、茯苓、白术健脾助运以益中气。患者素有中寒，又值严冬之季，因感受寒邪而病情加重。方中以干姜、吴茱萸为时药，内温中阳，外祛寒邪。辨病、辨证、辨体、辨时四者的结合，为本例重症患者诊疗提供了更开阔的诊断视野和更缜密的治疗思路。

　　病案 2：萎缩性胃炎、肠上皮化生、异型增生（脾胃阴虚，血瘀阻滞证）

　　贺某，男，59 岁。2008 年 11 月 6 日初诊。

　　主诉：胃痛胃胀 30 余年，胃脘刺痛、灼热、嘈杂半年余。

　　现病史：嗜好烟酒 30 余年，时有胃脘胀痛。半年来胃脘刺痛、灼热、嘈杂，在当地多家医院治疗不效，前往北京某医院（其女儿进修的医院）诊治。胃镜诊断为"Barrett 食管、慢性萎缩性胃炎"，病理诊断为"食管炎、食管上皮柱状化生；胃窦及胃角中重度慢性萎缩性炎，结肠型肠上皮化生及部分腺管上皮轻度异型增生"；Hp 阴性。因西医无特殊治疗方法，则建议中医药治疗，遂回江西求治。

刻下症：胃脘灼痛，日夜不休，时疼痛如锥，嘈杂易饥，稍食则胀。纳食不馨，口干，二便调，寐欠安定，疲乏无力，不能参加田间劳动。面青灰暗，舌质暗紫，两侧可见 3 块黄豆大小的瘀斑，舌下络脉青紫粗张，苔薄黄少津，脉弦带滑。

西医诊断：萎缩性胃炎、肠上皮化生和异型增生。

中医诊断：辨病为胃痛；辨证为脾胃阴虚，血瘀阻滞证；辨体为湿热兼血瘀质；辨时为初冬气凉。

治则治法：健脾养胃，清化湿热，逐瘀抗化。

处方：扶正抗化汤加减。

太子参 20g，北沙参 15g，茯苓 20g，薏苡仁 30g，丹参 15g，赤芍 15g，莪术 10g，刺猬皮 10g，穿山甲 3g（冲），鸡内金 10g，姜半夏 8g，瓦楞子 15g，蒲公英 20g，白花蛇舌草 15g，大黄 2g，枳壳 12g。14 剂。

二诊（2008 年 11 月 20 日）：服药 2 周，诸症见缓解，胃脘灼热及嘈杂明显好转，纳增，时有嗳气。大便溏，舌脉如前。守前方，去大黄，加三七 3g（冲），土茯苓 30g。21 剂。

三诊（2008 年 12 月 11 日）：病情进一步好转，灼热已轻，体力有增，面黄转好，近日因饮食不节，胃脘时疼痛胀闷，大便已实，夜寐好转。舌暗紫见轻，脉细弦。守前方，去穿山甲，加干姜 4g，太子参改 30g。28 剂。

四诊（2009 年 1 月 8 日）：时有胃脘灼热，纳食佳，睡眠安，精神已充，能下地劳动，舌紫变淡，两侧紫斑缩小。守前方，莪术改 15g。28 剂。

五诊（2009 年 2 月 5 日）：服药近百剂，除偶有胃部灼热外，其他症状均消失，完全恢复劳动能力。面色已红润，舌色已基本正常，左侧紫斑已消失，右侧紫斑缩小且色浅，脉细弦稍滑。复查胃镜，诊断为"Barrett 食管，萎缩性胃炎伴胃窦轻度糜烂"，病理诊断为"轻-中度萎缩性胃炎，轻度肠上皮化生，未见异型增生"。患者临床症状已基本消除，胃镜及病理切片也明显好转，仍以健脾益气养阴、清热逐瘀散结之法治疗。处方：太子参 20g，黄芪 15g，石斛 15g，丹参 15g，姜半夏 10g，赤芍 15g，莪术 15g，枳壳 15g，土茯苓 20g，石见穿 15g，黄连 4g，白花蛇舌草 20g，蒲公英 15g，刺猬皮 8g，田七粉 3g（冲），鸡内金 10g。28 剂。

后续治疗：以上方为基本方加减变化又治疗 5 个月，前 2 个月每日 1 剂，后 3 个月隔日 1 剂。病情日益转佳，胃部无不适，体重增加了 11kg。2009 年 8 月 6 日于南昌某医院复查胃镜，诊断为"非萎缩性胃炎，Barrett 食管"，病理切片提示"中度慢性浅表性胃炎，轻度肠上皮化生，未见结肠型肠上皮化生和异型增生现象"。继以前方加减治疗 3 个月，隔日 1 剂。之后服猴菇菌片、六味地黄丸巩固疗效，防止 Barrett 食管变化。

随访：2 年后回访，患者一切如常，食管无变化。

评析：本案为中重度萎缩性胃炎、结肠型肠上皮化生、异型增生，是典型的胃癌前病变，经过中医药近 9 个月的治疗，终于化险为夷，得以基本痊愈。在治疗过程中，病理学的疾病诊断是本病论治的先导，其有三个方面的意义：①全面把握了疾病的整体演变过程，以逆转癌前病变为治疗主线；②针对癌前病变有的放矢，自始至终选用了对肠上皮化生具有良好作用的药物如土茯苓、白花蛇舌草、刺猬皮、石见穿、鸡内金等；③以病理切片为疗效评判依据，以细胞病理学改善为最终目的。辨证论治是获取疗效的保证。本案始终以中医辨证论治为核心，以整体观念为指导，祛邪为主佐以扶正，逐瘀为重兼以行气，虚实兼顾，标本同治，脾胃共理，阴阳并调。舌诊是中医诊察疾病独特的手段，"舌为胃之镜"，最能反映脾胃的生理和病理状况，通过舌象的观察可以较确切地推测胃病的病性和病势。本例患者全舌紫暗，舌边紫斑，舌下络脉青紫粗张，准确地反映了胃络瘀阻的病理状态，治疗过程中始终把舌象变化作为观察疾病进退的客观指标，舌象改善与病理好转几乎同步出现，最终舌象恢复正常，胃黏膜萎缩、结肠型上皮化生、异型增生也基本消失。中医宏观舌象观察与西医微观病理检查取长补短，大大丰富了脾胃病的诊断手段。

病案 3：疣状胃炎、结肠息肉（胃肠血脉瘀阻证）

廖某，女，64 岁。2010 年 3 月 10 日初诊。

主诉：胃脘刺痛、胸闷不适 2 年。

现病史：患者性格内向，忧虑多愁。近 4 年来，经省级医院检查陆续发现有"脑垂体瘤""甲状腺囊肿""子宫颈息肉""结肠多发性息肉""疣状胃炎（病理：糜烂性胃炎，中度肠上皮化生，Hp 阳性）"。每年 CT 检查脑垂体瘤有不断增大趋势，结肠息肉年年在内镜下摘除，年年复查又有多个新的息肉生长。疣状胃炎屡经西医和中医治疗无效，胃体黏膜痘疹样隆起日益增多。自春节以来症状加重，经朋友介绍来国医堂诊治。

刻下症：形体消瘦，面色苍黄，胃脘胀闷，左胁刺痛，胸闷，嗳气频繁，肠鸣，腹部时聚包块，情绪忧郁，愁眉苦脸，喜叹气，大便时溏，纳少，夜寐不宁。舌质暗红,舌下络脉曲张,苔薄黄,脉细稍弦。

西医诊断:疣状胃炎、结肠息肉。

中医诊断:辨病为胃痛;辨证为胃肠血脉瘀阻证;辨体为气郁、血瘀质;辨时为春季风旺。

治则治法:疏肝理气,活血化瘀。

处方:血府逐瘀汤加减。

柴胡10g,白芍12g,枳壳15g,红花6g,当归10g,川芎8g,赤芍12g,石见穿15g,三七3g,刺猬皮10g,五灵脂10g,蒲黄10g,姜半夏10g,黄芪15g,郁金10g,鸡内金10g。7剂。

医嘱:对患者解释疾病情况及情志疏导,解除患者沉重的心理负担。

二诊(2010年3月20日):胃胀、胁痛好转,纳稍增,寐差,神疲。守前方,去川芎,加首乌藤30g,酸枣仁15g。14剂。

三诊(2010年2月13日):脘腹胀痛已减轻,但时有烧心、心烦,手心热。舌质暗见好转,脉细弦数。守前方,去黄芪、半夏,加丹皮10g,山栀8g,北沙参15g。14剂。

四诊(2010年2月27日):胃热、心烦、手心热缓解,寐好转,精神见好,大便溏,一日数次,时头晕头痛,嗳气仍频。守前方,去五灵脂、蒲黄,加茯苓20g,延胡索15g。14剂。

后续治疗一:以上方为基本方随症状变化而加减治疗4.5个月,症状逐渐减轻。7月28日回原医院复查脑CT及肠镜,脑垂体瘤未见增大,结肠未见有息肉生长。患者兴奋不已,精神振作,治疗信心大增,仍要坚持治疗。因被单位返聘工作,煎药不便,改服中药颗粒剂。处方:黄芪15g,太子参10g,当归10g,赤芍10g,丹参10g,石见穿15g,蒲公英15g,刺猬皮6g,王不留行10g,首乌藤15g,土茯苓15g,半夏10g。

后续治疗二:在前方基础上加减变化治疗4个月,症状基本消失,纳佳,寐安,便调,体重增加3.5kg。12月29日复查胃镜,结果为"非萎缩性胃炎,胃体疣状物消失,胃窦黏膜光滑,Hp阴性",病理切片诊断为"浅表性胃炎,轻度肠上皮化生"。病已基本痊愈,为了防止复发,再嘱服用2个月逍遥丸、猴菇菌片,并隔日服三七粉2g。

评析:体质是形成"证"的生理病理土壤,体质常常决定疾病的证候类型。患者全身多处有血瘀阻滞,且反复发生,由此可见患者体质为"血瘀质"。血的运行有赖于气的推动,气行则血行,气滞则血滞,患者素来性格内向,情绪忧郁,好愁易悲,以致肝气郁结,气机不展,故时常胸闷喜叹、嗳气频繁、肠鸣不休、腹聚包块等，依此又可以判断其为"气郁质"体质。患者由气郁致血瘀，形成了"气郁兼血瘀"体质，并且成为所患全身多处增生性病变的生理病理基础。所以治疗的全过程，始终紧紧抓住气滞血瘀这一主要病机，在疏肝解郁的基础上或活血散瘀，或破血逐瘀，或软坚化瘀，经过 10 个月的治疗，终于获得气行瘀除的良好效果。俗话说"江山易改，本性难移"，体质的纠正是长期的、艰难的，所以在疾病基本治愈后，仍要求患者坚持服用逍遥丸、三七粉等行气活血药，并嘱精神及生活调摄，以防复发。

病案 4：嗜酸细胞性胃肠炎（脾虚气滞，化热伤阴证）

胡某，女，74 岁。2019 年 2 月 12 日初诊。

主诉：胃脘疼痛 5 个月。

现病史：患者 5 个月前因胃脘疼痛先后于南昌、北京数家医院治疗不效。胃镜示非萎缩性胃炎，反流性食管炎。病理提示：嗜酸细胞性胃肠炎，局限性肠上皮化生阳性。血常规示白细胞总数 11.5×10^9/L，嗜酸性粒细胞占比 25%，予激素及质子泵抑制剂治疗数月，稍有好转，但反复不愈。

刻下症：胃脘疼痛，烧心，伴嗳气、反酸。神疲，消瘦，不思饮食，食后脘胀，大便一日 1～2 次，不成形，挂厕。舌质暗红，苔黄较厚，脉细弱，按之无力。

西医诊断：嗜酸细胞性胃肠炎。

中医诊断：胃痛（脾虚气滞，化热伤阴证）。

治则治法：健脾益气，滋阴清热，和胃止痛。

处方：玉屏风散合参苓白术散化裁。

黄芪 30g，炒白术 15g，太子参 15g，茯苓 30g，山药 15g，北沙参 12g，蒲公英 15g，赤芍 12g，丹参 10g，姜半夏 10g，浙贝母 10g，乌梅 12g，炒枳壳 15g，焦山楂 12g，莱菔子 10g，甘草 6g。14 剂。

二诊（2019 年 3 月 23 日）：以上方加减治疗 38 天，胃无明显不适，纳增，大便细而干结，精神好转，体重稍增加。血常规：白细胞 6.9×10^9/L，嗜酸性粒细胞占比 12.6%。改方：黄芪 30g，白术 15g，防风 12g，太子参 15g，茯苓 30g，山药 15g，薏苡仁 20g，芡实 12g，乌梅 15g，白芍 12g，当归 10g，炒枳壳 12g，焦山楂 15g，甘草 10g。

后续治疗：以上方加减治疗 1.5 个月，胃无明显不适，饮食恢复正常，大便如常，体重增加 3kg。2019 年 5 月 23 日复查复查胃镜：非萎缩性胃炎。血常规示白细胞 5.7×10^9/L，嗜酸性粒细胞占比 7.3%。

随访：3 年未见复发。

评析：嗜酸细胞性胃肠炎是以胃肠道组织中嗜酸性粒细胞异常浸润为特征的罕见的胃肠道疾病，病因不明，可能与过敏反应、免疫功能障碍有关，西医治疗以糖皮质激素为主，中医治疗报道较少。何老师遵守病证结合的诊疗思路，认为正气不足、脾胃虚弱是病之本，气滞热郁是病之标，使用大剂量黄芪及参苓白术散健脾益气扶其正，通过提高人体免疫力来降低异常升高的嗜酸性粒细胞。用蒲公英、赤芍、丹参清瘀热，用枳壳、莱菔子行其气，半夏、浙贝母和其胃。嗜酸细胞性胃肠炎属于过敏性疾病，故加入经现代药理研究证明具有抗过敏作用的乌梅、防风、甘草、山楂等，辨病与辨证相结合，治本与治标相兼顾。诸药合用，使脾气得健，胃阴得复，瘀热得清，气滞得行，瘤疾得瘥。

2. 胃痞

病案 1：萎缩性胃炎伴中度肠上皮化生、异型增生（瘀热阻胃证）

陈某，女，60 岁。2018 年 12 月 12 日初诊。

主诉：胃脘胀闷、刺痛 1 年。

现病史：胃病日久，2015 年 9 月曾在抚州某医院行胃镜检查：胃窦、胃角多发性扁平隆起，大小 0.2 ～ 0.4cm，表面糜烂。病理：胃窦胃角部分腺体肠化增生，胃体腺体增生。2017 年 8 月因家庭重大变故，悲痛忧愁，身体日益虚弱。胃脘隐隐刺痛，胀闷，食后加剧，饥时胃脘灼热。寐差，甚至彻夜不眠。纳尚可，二便正常。2018 年 9 月 24 日在北京某医院复查胃镜，诊断：萎缩性胃炎，胃窦糜烂。病理：胃角部分肠化，胃窦部分肠化增生，胃体部分肠化，局部腺体呈中度不典型增生。用西药治疗 1.5 个月，痛略减但胀闷加重。于 2018 年 11 月 29 日在北京某医院再次复查胃镜，诊断：胃黏膜粗糙，早癌？病理：胃窦慢性萎缩性胃炎，部分肠化增生。胃体慢性萎缩性胃炎，局灶中度不典型增生。转求中医治疗。

刻下症：胃脘胀闷，刺痛明显，食后不适，纳少，面黄晦暗，焦虑烦躁，易悲伤，寐差，神疲乏力，大便不畅，体型偏胖。舌质暗红，苔薄黄，脉弦稍缓按之尚有力。

西医诊断：萎缩性胃炎伴中度肠上皮化生、异型增生。

中医诊断：胃脘痛、胃痞（瘀热阻胃证）。

治则治法：清热化瘀，扶正抗化。

处方：双蒲散加减。

蒲公英 30g，蒲黄 10g，五灵脂 10g，丹参 15g，黄连 4g，石见穿 15g，刺猬皮 8g，黄芪 20g，石斛 15g，太子参 15g，炮山甲 6g，莪术 10g，菝葜

15g，土茯苓 20g，鸡内金 10g。28 剂。

二诊（2019 年 1 月 9 日）：服药后刺痛止，胃胀减，右胁下时作痛，纳差，寐差，入睡艰难。舌质淡红，苔薄黄，脉细弦。守前方，加当归 10g，首乌藤 30g。28 剂。

三诊（2019 年 2 月 27 日）：胃刺痛已少，胃胀减轻，大便不畅，1 周来时有反酸，心烦焦虑，夜寐不安。舌质稍暗，苔薄黄，脉弦略涩。处方：蒲公英 30g，蒲黄 10g，百合 20g，太子参 15g，丹参 12g，石见穿 15g，黄连 4g，炮山甲 5g，刺猬皮 8g，莪荗 15g，土茯苓 20g，酸枣仁 15g，首乌藤 20g，麦芽 15g，鸡内金 10g。14 剂。

四诊（2019 年 3 月 29 日）：寐好转，纳佳，易饥，时有胃脘刺痛，不胀，偶有反酸，时头痛，时心烦，大便正常。舌质稍红，苔薄黄，脉细稍涩。守前方，去蒲黄，加海螵蛸 20g，葛根 20g。14 剂。

五诊（2019 年 4 月 29 日）：北京某医院复查胃镜示慢性非萎缩性胃炎。病理示慢性萎缩性胃炎，部分肠化，增生显著，个别腺体轻度非典型增生。经 3 个多月的治疗，胃镜及病理有明显改善。目前胃不胀，饮食不当时胃脘稍有刺痛，纳食恢复正常，口无异味，睡眠安定，精神好转，面色转好，大便正常。舌质淡红，舌下稍暗，苔薄黄，脉沉细略弦。处方：蒲公英 30g，蒲黄 10g，五灵脂 10g，丹参 15g，石见穿 15g，刺猬皮 8g，太子参 10g，鸡内金 10g，酸枣仁 15g，百合 15g，枳壳 12g。21 剂。

六诊（2019 年 12 月 20 日）：上方加减间歇性服药半年。2019 年 11 月 12 日再到北京某医院复查：胃镜示慢性胃炎、局部肠化；病理示贲门柱状上皮黏膜慢性炎，小弯慢性炎伴轻度急性炎，部分腺体肠化增生，胃体轻度急性炎，部分腺体肠化增生，未见不典型增生。胃脘疼痛少，寐已安定，纳可，精神好，时有乏力，舌质淡红，苔薄黄，脉沉细稍弦。处方：黄芪 20g，当归 12g，太子参 15g，丹参 12g，枸杞 12g，石斛 12g，石见穿 15g，炮山甲 4g，刺猬皮 8g，莪术 10g，莪荗 15g，黄连 4g，蒲公英 30g，鸡内金 10g，海螵蛸 15g，半枝莲 15g，白花蛇舌草 15g。30 剂。隔日 1 剂。

七诊（2020 年 2 月 9 日）：网诊，春节及疫情期间，时有心烦，时有睡眠不安。舌淡红，苔薄黄。守前方，去海螵蛸，加瓦楞子 12g，百合 15g，枸杞改 10g。14 剂。隔日 1 剂。

八诊（2020 年 3 月 15 日）：胃无不适，纳可便调，时有寐差。处方：太子参 15g，黄芪 20g，当归 12g，白术 12g，赤芍 10g，丹参 15g，蒲公英 20g，黄连 3g，三七 2g，枸杞 10g，石见穿 15g，土茯苓 15g，刺猬皮 6g，鸡内金 10g，莪术 10g，半枝莲 15g，白花蛇舌草 15g，夏枯草 10g，酸枣仁

12g，瓦楞子 10g。14 剂。3 日 1 剂。

随访：2021 年 7 月 8 日北京某医院复查胃镜示慢性胃炎［食管无异常，贲门正常，胃体小弯及胃角黏膜稍粗糙，充血放大内镜窄带成像术（NBI）观察结构规整。胃窦少许颗粒状增生及片状充血，NBI 观察未见异常］。病理示胃体（后壁）黏膜慢性炎，部分腺体肠化、增生；胃窦（小弯）表浅黏膜慢性炎，部分腺体肠化、增生。2022 年 9 月 7 日北京某医院复查胃镜：慢性非萎缩胃炎伴糜烂。病理示胃体黏膜慢性炎，轻度腺体肠化、增生；胃角轻度腺体肠化增生，胃窦幽门黏膜轻度肠化。

评析：此案患者多次行胃镜检查显示慢性萎缩性胃炎伴中度异型增生，且染色胃镜显示早癌，其诊断是明确的，转变成胃癌的风险极高。西医内科缺乏有效的治疗方法，经 4 年纯中医药的治疗和调养，萎缩性胃炎治愈，中度异型增生消除，肠上皮化生减轻，传统"不可逆转"的论断被否认，显示出中医药治疗慢性萎缩性胃炎的独特优势。何老师认为萎缩性胃炎发病机制复杂，属本虚标实，其中气阴亏虚、湿热蕴胃、胃络瘀阻是本病的三大基本病机，并针对其基本病机创制了治疗本病的专方——双蒲散。在本案治疗前期，以双蒲散作为基本方贯彻治疗始终，方中以蒲公英、蒲黄为治疗主药。何老师认为蒲公英为胃病之佳品，具有清胃火、愈胃疡、灭胃菌、抗胃癌等多重功效；蒲黄为活血散瘀之品；并佐以补益气阴、逐瘀散结、清热燥湿之品。诸药共奏清热化瘀、扶正抗化之效。后期以益气养胃、活血消癥等扶正祛邪的调养方法为主。本案辨证准确，处方中西医理论互参互用，病证结合针对性强，故而逆转顽疾，疗效显著。

病案 2：重度萎缩性胃炎伴中度肠上皮化生（脾胃虚弱，湿热中阻，胃络瘀阻证）

邱某，男，69 岁。2010 年 6 月 9 日初诊。

主诉：胃脘胀满疼痛 20 余年。

现病史：青中年时在部队工作，患胃病史 20 多年，10 年前病情加重，经胃镜诊断为"慢性萎缩性胃炎"，长期中西医治疗反复不愈。1 年来胃胀胃痛加重，脘腹痞满，不思饮食，曾到南昌、北京、广东多家知名医院治疗，效果欠佳。近期住院治疗 1 个月，胃镜复查和病理诊断为"重度萎缩性胃炎，中度肠上皮化生""慢性结肠炎""贫血"等。经中西医结合治疗症状仍不减，经朋友介绍来国医堂治疗。

刻下症：形体瘦长，面色萎黄，神疲乏力，不思饮食，胃脘胀闷，如有物压，少食则舒，稍多食则胀，得嗳可缓。伴灼热嘈杂，口苦，喜温饮，大便尚可，夜寐欠安。舌质暗红，舌下络脉曲张，苔黄根部腻，脉细弦略滑。

西医诊断：重度萎缩性胃炎伴中度肠上皮化生。

中医诊断：胃痞（脾胃虚弱，湿热中阻，胃络瘀阻证）。

治则治法：清化湿热，理气活血，健脾和胃。

处方：连朴饮、四君子合失笑散加减。

黄连 4g，厚朴 10g，姜半夏 10g，太子参 15g，白术 12g，茯苓 20g，五灵脂 10g，蒲黄 10g，木香 10g，延胡索 10g，赤芍 12g，枳壳 12g，刺猬皮 10g，石见穿 12g，鸡内金 12g。10 剂。

二诊（2010 年 6 月 19 日）：患者服药 10 剂后，诸症明显改善，胀痛、灼热和嘈杂均有缓解，纳食增进，舌苔变薄。守前方继续治疗。

三诊（2010 年 8 月 20 日）：以上方加减变化治疗 1.5 个月后，除偶有胃脘隐痛外，其他症状明显缓解。舌质偏暗，苔黄较厚略腻，脉弦稍滑。8 月 11 日复查胃镜及病理切片，为"中度萎缩性胃炎伴糜烂，局限性肠上皮化生"。血生化检查直接、间接黄疸指数偏高，血常规检查提示"轻度贫血"。患者临床症状基本缓解，但中焦湿热未尽。辨证论治与辨病论治结合，清化中焦湿热以治证，逐瘀抗化以治病。处方：姜半夏 10g，黄连 4g，厚朴 12g，茵陈 15g，蒲公英 20g，太子参 15g，黄芪 20g，茯苓 20g，赤芍 15g，莪术 12g，刺猬皮 8g，五灵脂 10g，蒲黄 10g，鸡内金 10g，石见穿 15g。

四诊（2010 年 10 月 6 日）：在此方基础上加减变化治疗 1.5 个月，症状消失，胃无所苦，纳食增进，体重增加 3kg，面色好转，精神转佳，舌质略暗，苔薄黄，舌下络脉稍粗，脉细弦稍数。此时患者已无不适症状，无证可辨，根据 CAG 脾虚热瘀基本病机，以经验方扶正抗化汤治疗，为服用方便改颗粒剂。

随访：服药 3 个月后胃镜复查为"非萎缩性胃炎"，病理报告肠上皮化生消失，血常规和肝功能均正常。2016 年患者来访，体重增加 10kg，精神饱满，面色红润。告之 5 年中每年复查 1 次胃镜，均为"非萎缩性胃炎"。

评析：患者胃病日久，屡治无效。何老师根据临床心得将 CAG 分三步论治。初诊时症状严重，痞、满、痛、灼、嘈、嗳明显，此时当以辨证除症为目的，辨证为脾胃虚弱、湿热中阻、胃络瘀阻，以连朴饮、失笑散、四君子合方稍佐活血消癥抗化等药以清化湿热、理气活血、健脾和胃，病证得到迅速缓解，从而坚定患者治疗信念。第二阶段该患者症状得到明显缓解后，以病证结合为治疗原则，辨证以清化中焦湿热为主，以巩固前阶段治疗效果，辨病以逐瘀抗化为主，以消除病理变化。第三阶段症状完全消除，中医处于无证可辨的阶段，此项则根据 CAG 气阴两虚、湿热内蕴、胃络瘀阻的基本病机，以经验方扶正抗化汤清化湿热，健脾益胃，抗化防变，效果良好，顽症痼疾得到完全治愈。以三步法治疗 CAG 是何老师长期临床经验的总结。此法取中西医学之长，得病证结合之妙，临床屡用屡验。

病案 3：重度萎缩性胃炎伴重度肠上皮化生（脾胃虚弱，气阴两亏证）

詹某，女，43 岁。2013 年 11 月 9 日初诊。

主诉：胃脘痞满、不思饮食 2 个月余。

现病史：近 2 个月来胃脘胀闷痞满，经县、省两家医院胃镜检查，诊断为"慢性萎缩性胃炎（重度）"，病理报告均为"重度萎缩胃炎伴重度肠上皮化生"，慕名前来寻求中医治疗。

刻下症：胃脘胀闷，如有压物，食后尤甚；伴有隐痛、烧灼感，纳呆食少，口干，喜温饮，时有嗳气，不吐酸，胸闷心慌，心烦易怒，面色萎黄，神疲乏力，畏寒，四肢不温，头晕，眼花耳鸣，腰酸，两足麻木，寐差多梦，二便调。月经提前，经色暗有血块。舌淡，苔薄黄干，脉细弱缓。

西医诊断：重度萎缩胃炎伴重度肠上皮化生。

中医诊断：胃痞（脾胃虚弱，气阴两亏证）。

治则治法：健脾助运，养胃和中。

处方：润中调胃汤加减。

北沙参 15g，石斛 15g，太子参 15g，白术 15g，茯苓 20g，姜半夏 8g，黄芪 20g，当归 10g，黄连 4g，蒲公英 20g，枳壳 20g，谷芽 15g，麦芽 15g，山楂 12g，莱菔子 10g，甘草 6g。7 剂。

二诊（2013 年 11 月 16 日）：患者服药 7 剂后，症状有所缓解，胃脘胀闷见轻，纳食略增，但两胁时有隐痛，口干，大便干，数日 1 次。守前方，加生地 15g。14 剂。

三诊（2013 年 11 月 30 日）：诸症均有好转，平时胃不胀不痛，饮食不节则胃部不适，饮食增进，大便 2 天 1 次，口干好转，精神渐佳，寐安，舌淡红，苔薄黄，脉细稍弦。守前方，去莱菔子、茯苓、甘草、谷麦芽，加五灵脂 10g，蒲黄 10g，石见穿 15g，土茯苓 30g。

四诊（2014 年 2 月 28 日）：此方加减变化治疗 2 个月后，除胃部偶有嘈杂、口稍干、时有疲倦外，其他症状均消除。2014 年 2 月 21 日复查胃镜，诊断为"非萎缩性胃炎"，未做活检。再以润中调胃汤加减：北沙参 15g，麦冬 10g，石斛 12g，黄芪 15g，姜半夏 6g，白芍 15g，黄连 3g，蒲公英 20g，枳壳 15g，石见穿 15g，鸡内金 10g，土茯苓 20g，桑寄生 12g，刺猬皮 10g（配方颗粒剂）。

五诊（2014 年 3 月 31 日）：服药 30 剂后，已无不适症状，纳佳，便调，寐安，体重增加，嘱服扶正抗化丸和猴头菇片 1 个月巩固疗效。

随访：2014 年 6 月 6 日和 2015 年 12 月 12 日两次复查胃镜诊断为"慢性非萎缩性胃炎"，病理检查均为"轻度萎缩性胃炎、轻度肠上皮化生"。5 年后随访病情稳定，胃无不适。

评析：此案为重度萎缩性胃炎和重度肠上皮化生，有癌变风险，西医通常认为难以逆转。何老师以胃镜和病理报告为参考，以中医辨证论治为核心，对该患者进行了有系统、有步骤的中医药治疗。患者胃脘胀闷、烧灼感明显，且伴见口干舌干，可辨为脾胃虚弱，气血两亏，阴阳两损证。脾为阴阳气血之源，故以健脾益胃为先，培补中气，中土得健，生化有源，正能御邪，病有转机，予经验方润中调胃汤加减。经治疗后患者症状大减，此时可进入下一阶段的治疗，兼顾病与证、整体与局部，予滋阴清热，化瘀抗化法，病况得以逐渐好转。患者坚持治疗半年，转为"轻度萎缩性胃炎、轻度肠上皮化生"，随访 5 年疗效巩固，表明中医治疗此病疗效是确切的。

3. 胃缓

病案：胃黏膜脱垂（中气下陷，胃浊不降证）

徐某，女，66 岁。2011 年 8 月 3 日初诊。

主诉：胃脘胀闷隐痛 10 个月。

现病史：患者近 10 个月来，胃脘疼痛胀闷，且不断加重，中西医屡治不效。胃镜示胃窦黏膜脱垂（幽门阻塞），慢性浅表性胃窦炎伴糜烂。

刻下症：胃脘疼痛，饥时嘈杂，稍食胀闷欲吐，轻按则舒，重按则痛甚。嗳气味腐，清晨口苦口臭，尿频，大便如常，形体消瘦，面色萎黄，神疲力乏，舌体胖齿痕明显，色暗红，苔厚白腻，脉沉细无力。

西医诊断：胃黏膜脱垂（幽门梗阻）。

中医诊断：胃缓（中气下陷，胃浊不降证）。

治则治法：平调寒热，和胃降浊。

处方：和中调胃汤加减。

姜半夏 10g，黄连 5g，黄芩 10g，干姜 3g，赤芍 12g，白术 12g，蒲公英 20g，五灵脂 10g，蒲黄 10g，白及 10g，大黄 3g，木香 10g，厚朴 12g，枳壳 15g，海螵蛸 15g。10 剂。

二诊（2011 年 8 月 13 日）：服药 10 剂后痛减，嗳气已少，口苦、口臭见减，纳增，大便溏，1 日 2 次，尿频好转，舌苔厚腻减少。守前方，去白及，加延胡索 15g。14 剂。

三诊（2011年8月27日）：病情明显好转，胃脘时有胀痛不适，胃中有振水声，神疲倦怠，舌苔已净，脉弱无力。处方：黄芪30g，党参12g，白术15g，茯苓20g，当归10g，升麻5g，黄连4g，蒲公英15g，大黄3g，三七2g（冲），枳壳30g，北沙参15g，海螵蛸15g，莱菔子10g。14剂。

后续治疗：上方加减再治疗1月后，诸症基本消失，纳食正常，精神好转。10月12日在原医院复查胃镜为"浅表性胃炎，胃黏膜脱垂消失"。继续进上方14剂后，改服补中益气丸1月以巩固疗效。

评析：本案为胃窦黏膜脱垂导致的幽门不完全梗阻，其标为浊气阻胃，胃失和降；其本为脾胃虚弱，中气下陷。脾胃为后天之本，气血生化之源，脾胃虚弱则运化无权，中气虚弱升举无力，而致胃黏膜脱垂，梗阻幽门。幽门不利导致胃气不得通降，胃浊上逆则胃胀胃痛、嗳气味腐、口臭口苦。脾虚气陷是本，胃胀嗳腐是标。初诊时患者症状明显，遵循急则治标，缓则治本的原则，其治疗大致可分为二步。首先以和中调胃汤平调中焦，化浊降逆以解其胀闷疼痛，待蕴热得解，浊气得化后，续予补中益气汤补中益气，升清举陷，以固其本。因辨证论治精准，疗效明显，疑难病证得到治愈。

4. 烧心

病案1：重度胆汁反流性胃炎（胆胃不和，热蕴气逆证）

胡某，女，42岁。2018年8月19日初诊。

主诉：胃痛胃胀10年，胃脘灼热、疼痛加重半年余。

现病史：患者有胃炎病史10年余，时有胃胀，偶有胃痛，因症状较轻微，故一直未予系统治疗。近半年来病情加重，胃脘灼热、胃痛明显，饥饿时、情绪激动时、进食辛辣食物后症状明显加重。夜间烧心如焚，严重影响睡眠。曾至当地某医院诊治，胃镜示非萎缩性胃炎伴胃窦糜烂，重度胆汁反流。半年内换用数种西药（拉唑类、达喜、莫沙必利等）治疗，未见明显改善，遂来求治于中医。

刻下症：胃脘灼热疼痛，脘腹胀满，口苦口干，嗳气反酸，纳差，大便干结不畅，1日1次。睡眠差，神疲，消瘦。平时月经不规则，痛经，乳胀。舌尖红，苔薄黄，脉细弦数。

西医诊断：重度胆汁反流性胃炎。

中医诊断：胃痛、烧心（胆胃不和，热蕴气逆证）。

治则治法：疏肝利胆，和胃降逆。

处方：疏胆降逆和胃汤加减。

柴胡 10g，白芍 15g，枳实 12g，姜半夏 10g，黄芩 10g，黄连 4g，吴茱萸 3g，木香 10g，厚朴 12g，白术 15g，蒲公英 20g，大黄 3g，海螵蛸 20g，莱菔子 15g，鸡内金 15g。14 剂。

医嘱：调畅情志，培养乐观情绪；忌食辛辣炙烤温燥刺激食物；少熬夜。

二诊（2018 年 9 月 2 日）：服药后，诸症明显缓解，近日因饮食不慎，胃又灼热疼痛，时有口苦；纳增，稍胃胀；大便仍干结不畅；前额头痛，颈项不利。舌质边红，苔黄稍腻，脉细稍弦。守前方，加大腹皮 12g，葛根 20g，川芎 10g，大黄改 5g。14 剂。

三诊（2018 年 9 月 16 日）：诸症基本消除，偶有轻微嘈杂感，已无胃脘灼热疼痛，无口苦，大便转畅，每日 1～2 次；烧心除后，睡眠已恢复正常。头痛、颈强改善。舌质边红，苔黄白相兼，脉细弦。以上方加减治疗 1 个月后，诸症完全消除。复查胃镜示慢性非萎缩性胃炎。

随访：半年患者病情稳定，未再复发。

评析：胆贮藏胆汁，胆汁性寒味苦，若胆汁不降，上逆于口，则出现口苦；胃主受纳腐熟，分泌胃酸，若胃失和降，胃酸上泛，上逆至食管、口腔则出胃痛、烧心、嗳气、反酸、口酸诸症。胆胃不和，热蕴气逆则上述诸症皆可出现。治当以《内经》"为治之道，顺而已矣"思想指导，顺循胆、胃的生理特性来整体辨治。胆的生理特性为"阳升阴降"，胃的生理特性"以通降为顺"。何老师治胆法则是"升阳降阴"，"升阳"即升发疏散胆阳胆气，"降阴"即清利通降胆阴胆液。选用经验方疏胆降逆和胃汤化裁。方中柴胡疏散升发肝胆之气，吴茱萸辛热疏散升阳，二者可条达疏畅肝胆之气，使胆液循行胆道排泄畅通；大黄、黄连、黄芩、蒲公英等皆苦寒通泄，可清热降逆；厚朴、枳实、莱菔子、鸡内金合用可降逆下气，消食除胀等。全方谨遵"顺而已"治疗思想，顺循胆之生理特性组方用药，肝胆胃同治，升降相宜，故能取得良效。

病案 2：重度胃食管反流病（肝胃热蕴，胃浊上犯证）

王某，男，52 岁。2017 年 10 月 25 日初诊。

主诉：胃脘及胸骨后灼热痛 7 年余，加重 3 月。

现病史：患者素有胃炎病史 7 年余，胃脘、胸骨后时有灼热疼痛，伴有反酸、口苦口干。曾至多家医院诊治，长期服用西药（兰索拉唑、泮托拉唑、莫沙必利等）治疗，服药后可缓，但停药则复发。近 3 个月来，诸症加重，胃脘及胸骨后灼热难忍，伴有嘈杂烧心疼痛。至医院复查胃镜示胃食管反流病，慢性非萎缩性胃炎。服西药治疗未能控制，配合中药治疗也未见明显效果。

刻下症：胃脘、胸骨后灼热疼痛，伴有反酸、口干口苦，平时嘈杂易饥，进食后稍缓，但稍多食即易脘腹胀满。小便偏黄，大便偏干。精神压抑，烦躁易怒，夜寐易醒，多梦。怕热，易汗出。平素饮酒吸烟，形体较瘦，愁容满面。舌质红，苔黄腻较厚，脉细稍数，两关脉弦。

西医诊断：重度胃食管反流病。

中医诊断：胃灼热（肝胃热蕴，胃浊上犯证）。

治则治法：疏肝泄热，和胃降逆。

处方：左金丸合半夏泻心汤加减。

黄连 6g，吴茱萸 3g，姜半夏 10g，黄芩 10g，生大黄 4g，蒲公英 30g，厚朴 15g，枳实 15g，太子参 15g，海螵蛸 30g，煅牡蛎 30g（先煎），钩藤 20g（后下），莱菔子 15g。7 剂。

医嘱：停止服用西药，戒烟酒，忌食辛辣刺激炙烤食物，尽量控制情绪、保持心态平和，睡觉时将床头抬高 15 ～ 20cm 等。

二诊（2017 年 11 月 1 日）：述服药后诸症改善非常明显，胃脘、胸骨后灼热减轻大半，已无疼痛。食纳改善，无明显口干口苦。大便畅通。夜寐欠佳，但较前有所改善。心情转佳，愁容已散。舌质偏红，苔薄黄腻，脉细偏数，两关脉稍弦。守前方，14 剂。

三诊（2017 年 11 月 15 日）：胃脘、胸骨后灼热疼痛已消失，偶有口苦；食纳转正常，二便平，夜寐安。舌质稍红，苔薄黄，脉细，两关脉略弦。守前方，去生大黄、煅牡蛎、钩藤，加白术 15g，茯苓 15g。14 剂。

随访：半年未再发。

评析：本案是重度胃食管反流病，患者多年来服用中、西药均未能获得良效。诸症严重影响日常生活，深为病痛所折磨。中医治疗此病的优势在于整体诊察，辨证论治，尤须注意顺应脏腑的生理特性。食管以降为顺，以空为用，以柔为喜，以衡为健；肝气以畅达为顺，胃、肠亦以通降为顺。患者肝气不畅，郁滞化热，灼伤胃络，使胃失和降，胃气、胃热、胃酸上逆于食管、口咽，故而出现胃脘、胸骨后灼热疼痛，出现反酸口苦口干等症。治疗上应疏肝郁，泻肝火，清胃气，降胃浊，兼以通利肠腑。如此则肝气条达，食管、胃、肠恢复通降之性，故诸症自平。方中以大剂量的海螵蛸、煅牡蛎制酸和胃止痛，配以钩藤镇逆安神以宁肝气。纵观整个过程，用药方面，顺应了食管、胃、肝、肠的生理特性，整体论治，"以衡为健"；在"以降为顺"中，充分体现了"气宜降""酸宜降""食宜降"的治疗特点。

5.呕吐

病案：糜烂性全胃炎（热蕴湿阻，气阴亏损，胃失和降证）

戴某，男，5个月。2007年10月5日初诊。

主诉：食后呕吐3月。

现病史：出生后2个月开始出现食后呕吐，经多家市级医院门诊治疗近1个月无效，转至省儿童医院消化科住院治疗，儿童胃镜检查诊断为"糜烂性全胃炎，Hp阳性"。住院15天中，采用多种方法治疗仍呕吐不止，家长只好带回抚州市某医院儿科住院治疗，1个多月中又采用了各种方法治疗仍食后呕吐，建议请中医治疗。

刻下症：呕吐频作，食后则吐，呕吐物为白色乳块，并夹红色血液；低热（肛表38.1℃），身体瘦小，口干唇燥喜饮，皮肤干燥色灰黄，手足不温，易出汗；大便量少，解之不畅，肛门不红；寐时不安。舌质淡红胖大，苔白稍腻，指纹青紫达命关。

西医诊断：糜烂性全胃炎。

中医诊断：呕吐（热蕴湿阻，气阴亏损，胃失和降证）。

治则治法：平调寒热，降逆和胃。

处方：和中调胃汤加减。

姜半夏2g，黄连1g，干姜1g，太子参5g，吴茱萸0.5g，蒲公英5g，茯苓5g，砂仁1g，制大黄1g，北沙参4g，石斛3g，仙鹤草5g，白及3g，海螵蛸4g，生甘草2g。4剂。

锡类散1支，空腹时喂服锡类散1/10支，1日2次。

二诊（2007年10月9日）：服药2天后效果显现，呕吐减少，4天后呕吐渐止，进食量增加，大便随之增多，精神明显好转，肛表体温37.7℃。但时有咳嗽，喉间有痰鸣。守前方，去仙鹤草，加川贝母2g，鱼腥草5g，莱菔子1.5g。3剂。

三诊（2007年10月12日）：进药3剂后呕吐完全停止，身无热，饮食基本正常，咳少。守前方，3剂。

随访：2个月后家长来访，患儿已一切如常。3月顽疾，10剂而愈。

评析：本案中患儿辗转多地治疗均未获效，且因其脏腑娇嫩，病情危急，对医者是一个严峻的考验。患儿以呕吐为主要症状，经胃镜检查显示糜烂性全胃炎，可知其主要病位在胃，又可见低热、口干唇燥、皮肤干燥而知患儿长期呕吐伤津败胃，为气阴亏衰之候。又见大便解之不畅、苔腻可知为湿阻于中,腑气阻滞。综合四诊为热蕴湿阻、气阴亏损、胃失和降,属寒热虚实夹杂之证。治当平调寒热,健中育阴,降逆和胃,故以和中调胃汤加减治疗。本案有何老师的三点经验值得借鉴。一是"治中焦如衡"。此患儿脏腑娇嫩、正气虚衰,用药宜"中和之道",平调平治,绝不可大补大攻、大寒大热,正如南昌籍明代儿科名医万全《幼科发挥》所言"今之调脾胃者,不知中和之道,偏之为害","用药偏寒则伤脾,偏热则伤胃。制方之法,宜五味相济,四气俱备可也",实为经验之谈。二是大黄的应用。此方中予少量大黄,取上病下治之意,以通肠腑滞碍之气而降胃腑上逆之气,达腑顺而呕止之效。三是锡类散的应用。患儿全胃糜烂,吞服锡类散覆盖于胃黏膜,发挥祛腐生新、生肌护膜、止血化瘀等局部外治作用。因其辨证论治有理有法,内外同治,疗效甚佳,幼婴生命垂危之重症,10剂而愈,是中医能治急病、重病的有力实证。

6. 嘈杂

病案:慢性萎缩性胃炎(胃阴亏虚,虚火内扰证)

陈某,男,42岁。2017年7月26日初诊。

主诉:嘈杂、胃脘灼热隐痛7个月。

现病史:慢性胃炎病史12年余,轻度胃胀,未予重视。近7个月来,胃中嘈杂、胃脘灼热疼痛,渐进性加重,遂至当地中医院诊治,行胃镜检查和病理诊断为(胃角)中度慢性萎缩性胃炎。

刻下症:嘈杂,胃脘部灼热疼痛,饥时尤甚。口咽干燥,纳差,饥不欲食,进食后轻微胃胀。大便干结难解。神疲,心烦,盗汗,寐差,消瘦。舌质红绛,舌前中部苔少干燥,脉细弦稍数。

西医诊断:慢性萎缩性胃炎。

中医诊断:嘈杂(胃阴亏虚,虚火内扰证)。

治则治法:润中调胃,滋阴清热,兼以健脾益气。

处方:益胃汤合麦门冬汤加减。

生地15g,麦冬12g,玉竹12g,北沙参15g,姜半夏10g,太子参15g,白术12g,茯苓15g,白芍15g,蒲公英20g,桑寄生12g,炒枳壳12g,山楂15g,甘草8g。14剂。

医嘱:向患者解释本病的发生演变过程及相关问题,嘱患者放下思想负担,安心治疗。嘱戒酒、忌熬夜。

二诊(2017年8月11日):服药后,胃脘灼热、嘈杂明显好转,已无胃痛,口干改善，精神较前好转，心烦、盗汗改善。睡眠仍差。舌质稍红，舌苔有增，较前润。守前方：加酸枣仁 15g，百合 10g。14 剂。

三诊（2017 年 8 月 25 日）：诸症大减，食纳增多，睡眠好转，精神尚可，轻微盗汗。舌脉同前。守前方，去生地、半夏，加三七 3g，白花蛇舌草 20g，石见穿 15g，刺猬皮 9g。21 剂。

后续治疗：上方化裁继服 3 月后，症状基本消除。复查胃镜与病理检查示慢性非萎缩性胃炎。患者眉开眼笑，感激不已。

评析：中医认为慢性萎缩性胃炎的基本病理机制为气阴亏虚、湿热蕴胃、胃络瘀阻。胃为燥土，体阳而用阴，胃喜柔润而恶燥，以滋润濡养为喜，以燥热伤阴为恶。本例患者为胃阴亏虚、虚火内灼之证，胃体失于润养，虚热内生，热灼胃体则出现嘈杂、胃脘灼热隐痛、饥不欲食；虚热内扰则心烦、盗汗、咽干；舌质红绛，苔少干燥为胃阴亏虚之象。治以润中调胃，养阴清热，兼以健脾益气，方选益胃汤合麦门冬汤化裁。方中以诸多甘平甘凉酸甘之药益胃生津，养阴清热；又用辛温之半夏和胃除满，以防甘寒滋腻太过而阻碍脾运；用枳壳行气宽中，行滞消胀；并佐白花蛇舌草、石见穿、刺猬皮等消癥抗化。全方病证同治，顺循"胃喜润而恶燥"生理特性，以滋阴养胃为主线贯穿治疗始终，做到补而不滞、滋而不腻、湿燥相宜，充分体现了"运补""通补"的脾胃病治疗思想。

7. 胃癌

病案 1：胃癌（脾胃虚衰，气阴两亏证）

唐某，女，79 岁。2011 年 9 月 14 日初诊。

主诉：胃癌手术后 3 个月。

现病史：患者 3 个月前因胃脘疼痛做胃镜检查，诊断为胃大弯前壁癌，于 6 月 20 日进行胃切除术，病理显示胃大弯印戒细胞癌，部分低分化腺癌，溃疡型，癌细胞浸润深肌层，淋巴管内见癌栓，胃大弯 6 枚淋巴结有 2 枚转移，腹腔有 5 枚淋巴结转移。因严重贫血，术后化疗一次。因副作用大不能耐受，患者拒绝化疗，转中医治疗。

刻下症：消瘦，面色萎黄，神疲乏力。不思饮食，食后脘胀，恶心欲吐，进食少，嗳气频繁。胃部时灼热，喜热食。口干，夜间干甚，时有口苦。大便少稀薄。怕冷，寐差。舌质暗红，苔薄黄少津，舌中裂痕宽深，脉弦细尺沉弱。

西医诊断：胃癌（术后）。

中医诊断：胃癌（脾胃虚衰，气阴两亏证）。

治则治法：益气养阴，健脾和胃，兼以清热抗癌。

处方：扶正抑癌汤加减。

太子参 15g，黄芪 20g，北沙参 15g，石斛 15g，茯苓 20g，姜半夏 10g，白芍 12g，蒲公英 20g，石见穿 15g，白英 15g，半枝莲 15g，绞股蓝 20g，枳壳 12g，海螵蛸 15g，生甘草 4g。7 剂。

二诊（2011 年 9 月 28 日）：服药 7 剂后口干明显好转，烧心已少，纳食略增。腹部时有隐痛，大便正常。神疲无力。舌质暗红，舌体裂纹明显，苔薄黄，脉细弱。守前方，加白术 15g，去生甘草，黄芪改 30g，姜半夏改 6g，茯苓改 30g。14 剂。

三诊（2011 年 10 月 19 日）：全身状况明显好转，面色见好，纳食增进，食后无不适，脘腹已舒适。时头晕，尿少，大便正常，口稍干，寐差。舌质淡红，裂纹明显，舌中央和左侧无苔，脉细弱。处方：黄芪 20g，太子参 15g，白术 15g，茯苓 30g，山药 15g，黄精 15g，当归 12g，山茱萸 10g，石斛 15g，当归 10g，半枝莲 15g，白英 15g，绞股蓝 20g，枳壳 10g，谷麦芽各 12g。21 剂。

四诊（2011 年 11 月 24 日）：进食恢复正常，胃无不适，口干轻微，大便稍干，睡眠尚安，体重增加，精神明显好转。守前方，去绞股蓝，加肉苁蓉 12g，淫羊藿 12g。14 剂。

后续治疗：仍以上方加减变化治疗 1.5 年，每月服药 7～14 剂，进食如常，胃无不适，体重增加 6kg，恢复家务劳动。2013 年 3 月 23 日住院复查：彩超和腹部 CT 提示腹腔及肝胆胰脾无异常。胃镜提示轻度吻合口炎。血液肿瘤标志物正常。血常规提示轻度贫血。病情已稳定，仍参苓白术散为主方加减以健脾益胃，扶正抑癌，3 天服药 1 剂。2016 年因病情稳定，患者停服中药 3 年。后 6 年偶有胃痛或感冒、腹泻来本工作室治疗，身体状态良好。

2019 年 4 月 18 日再次住院全面复查未发现异常。2022 年 12 月 6 日因患新型冠状病毒感染咳嗽，再来诊治，年已 91 岁，平日饮食如常，精神振作，声音洪亮，睡眠安定，晚期胃癌完全康复。

评析：本案患者高龄中晚期癌症术后，无法接受化疗，坚持中医药治疗是明智的、有效的。患者胃癌腹腔转移，坚持中医药治疗近 5 年，已基本康复，达到了 92 岁高龄，充分说明中医药治疗癌症大有作为。何老师每年要治疗数百例消化系统癌症患者，包括食管癌、胃癌、肝癌、胆囊癌、肠癌等，其中不少晚期癌症患者放弃了西医而用纯中医治疗，大多数患者病情得到明显好转，延长了寿命，提高了生活质量，更有不少患者带瘤生存，甚至完全康复。

何老师治疗癌症的理念是"三保三抗一弘扬"，以正气为本，以胃气为本。本案高龄患者，脾胃虚衰，气阴两虚，阴阳俱亏。初诊时不能进食，毫无胃气，病情危重，"胃气一败，百药难施"，故何老师把拯救胃气放在第一位，施以滋阴、益气、健脾、和中之法扶助胃气，兼以清热化毒抗癌之轻剂，祛邪不伤正。药后胃气得和，饮食得进，则生化有源，病有转机，渐渐康复。西医注重于治癌病。中医注重于治生癌的人。保护胃气就能增长正气，激发正气就能提高机体自身的抗癌力量，抑制肿瘤的生长，达到阴阳自和、肿瘤自愈的目的。此案何老师用药有三个特点：①自始至终把保胃气放在首位，得胃气则能生；②以扶助正气为核心，因为气血相生、阴阳依存，故益气兼以补血，养阴兼以助阳，健脾不忘益肾，整体调治；③以癌为标，因患者高龄，体质虚弱不耐性烈有毒之剂，而是用蒲公英、石见穿、半枝莲、绞股蓝等平和之药，以防伤其正气。

病案2：晚期胃癌（脾胃气阴两虚，毒瘀痰湿内结证）

蔡某，女，43岁。2008年11月8日初诊。

主诉：胃脘胀闷伴下腹疼痛1周余。

现病史：因胃脘胀闷、下腹疼痛1周，到抚州市某医院经胃镜及病理诊断为晚期低分化胃窦腺癌（溃疡4cm×3cm），腹腔广泛转移，转移性卵巢癌，中量腹水，遂转至上海某医院拟定化疗方案后，回抚州进行化疗。因化疗反应剧烈，全血减少，而求助中医配合治疗。

刻下症：胃脘胀闷，食后饱胀，下腹疼痛，两侧可触及两个鸡蛋大小的肿块。大便量少，伴口干，寐差，纳少，面黄，消瘦，神疲。舌质淡红，苔薄黄，脉细濡，按之无力。

西医诊断：晚期胃癌。

中医诊断：胃癌（脾胃气阴两虚，毒瘀痰湿内结证）。

治则治法：补益气血，养阴益髓，佐以和胃化积。

处方：四君子汤合当归补血汤加减。

生黄芪30g，太子参30g，白术15g，茯苓30g，山药15g，当归12g，鸡血藤20g，石斛15g，麦冬15g，黄精15g，女贞子15g，灵芝12g，枳壳10g，虎杖15g，鸡内金15g。7剂。

二诊（2008年11月16日）：服药7剂后，化疗反应减轻，精神转好，纳食增进。化疗期间继续以上方加减变化，化疗间歇期在健脾益气养阴基础上选用白花蛇舌草、莪术、蚤休、山慈菇、黄药子、铁树叶、石见穿、白英等药。

后续治疗：服药 60 剂后，化疗时已无不良反应，血象无变化，腹水明显减少，腹痛消失，体重增加，面色转红润，精力充沛，精神面貌如常人，并参加了单位春节文艺晚会节目表演。2009 年 3 月，化疗 7 次后回上海某医院复查胃镜、彩超和 CT，胃窦恶性溃疡缩小至 1.5cm×1.5cm，左下腹部肿块基本消失，右下腹肿块明显缩小，腹水消失。家属十分欣喜，同事们称奇迹发生。但家属不听医嘱暂停化疗而以中药治疗为主的劝告，依从西医医生继续做第 8 次、第 9 次化疗，因药毒太过，正气损伤，病况急转直下，出现全血细胞下降，体质明显衰弱，纳少，呕吐，病情恶化，腹部两个肿块迅速增大，3 月后去世。

评析：本案既是一个成功的病例，也是一个失败的病例。前半程中西医有机配合，西医抗邪为主，中医扶正为主，病情迅速控制，肿瘤迅速缩小，身体迅速好转；但后半程适可不止，化疗过度，物极必反，兵败如山倒，正气重创不胜邪，故病情迅速恶化，肿瘤迅速增大，生气勃勃的患者迅速死亡，以致前功尽弃，后悔莫及，教训十分沉重和深刻。

何老师倡导癌症治疗"保胃气，保阴精，保血髓"的原则，以扶助人体正气为要务。正邪相争正为本，正进则邪退，正退则邪进。化学药物是双刃剑，既杀肿瘤细胞，又伤害肝肾，伤害骨髓，中医有很好保护骨髓和肝肾的作用，如因人而异，有节有度，再配合中药扶助正气则可相得益彰。《内经》认为治病用药要"以平为期，无太过也"，正是古人智慧的哲理。何老师主张中西医优势互补，有机结合。此患者治疗分两个不同时期：一是化疗期间，西医化疗攻邪抗癌，中医补益保阴精和血髓，攻补相助；二是化疗间歇期，中医药以清热解毒抗癌为主，兼以扶正护胃。患者年轻，故使用了蚤休、山慈菇、黄药子、铁树叶、白英性烈且有小毒之药，以毒攻毒，疗效更加明显。

四、胆病

1. 胆石症

病案：胆囊结石并急性胰腺炎（湿热蕴胆，胆气失疏证）

陈某，女，50 岁。2019 年 5 月 9 日初诊。

主诉：右上腹疼痛 1 周。

现病史：2015 年患结肠癌手术治疗，次年发现肝脏转移，经何老师中药调治近 3 年，病情稳定，体重增加 5kg 余，精力恢复，纳佳、便调、寐安。1 周前出现右上腹部剧烈疼痛、呕吐、目黄，2019 年 5 月 4 日于南昌某医院行腹部彩超示脂肪肝、胆总管结石并胆囊炎，结石大小约 10mm×6mm。次日再行腹部 CT 示胆管结石，急性胰腺炎（轻度）。立即住院行 ERCP 治疗，取石失败，通知 3 天后进行腹腔镜手术治疗。术前两天患者与家属恳求何老师予中药治疗，何老师答应在腹腔镜手术前试治 3 天。

刻下症：右上腹阵发性疼痛，面色稍黄，目黄，精神欠佳，食欲欠佳，恶心欲吐。大便欠畅，矢气少。睡眠差。舌质淡红，苔黄腻，脉细稍弦。

西医诊断：胆囊结石并急性胰腺炎。

中医诊断：腹痛（湿热蕴胆，胆气失疏证）。

治则治法：清热化湿，升阳降阴，利胆排石。

处方：大柴胡汤加减。

柴胡 10g、姜半夏 10g、黄芩 10g、白芍 20g、枳实 15g、大黄 5g（后下）、太子参 15g、虎杖 15g、郁金 15g、蒲公英 20g、金钱草 30g、鸡内金 10g、生甘草 6g。3 剂。

山莨菪碱片 10mg×10 片，1 日 3 次，1 次 1 片。疼痛剧烈时服 2 片。

二诊（2019 年 6 月 13 日）：服药 2 剂后腹痛消失，目黄见退。5 月 13 日回南昌某医院复查腹部超声波示胆管已无结石，胆总管轻度扩张，胰腺正常。血生化检查黄疸指数和胰淀粉酶等已恢复正常。胃无不适，大便黏滞不畅，每日 1～2 次。舌质淡红，苔薄黄稍腻，脉细略弦。中病即止，仍恢复以经验方扶正抑癌汤加减，以清热利湿，扶正抗癌。处方：黄芪 20g、白术 10g、太子参 10g、山药 10g、当归 10g、鸡内金 10g、黄精 10g、绞股蓝 20g、灵芝 10g、枳实 20g、半枝莲 20g、白花蛇舌草 20g、龙葵 10g、白英 10g、金钱草 20g、鸡内金 12g。14 剂。3 日服 1 剂。

三诊（2019 年 7 月 1 日）：已无明显不适症状，食纳较少，大便调。舌质淡红，苔薄黄，脉沉细。继续以扶正抑癌汤加减治疗。3 日 1 剂。

随访：胆病 3 年无复发，肿瘤稳定，无不适症状。

评析：患者服药 3 剂，花费 98 元，胆总管结石和急性胰腺炎即被完全治愈，避免了手术的痛苦和经济损失，系中医治急症重症的典型案例。首先该患者为一个结肠癌伴肝脏转移术后 3 年的患者，一直在何老师处坚持中药调理，病情稳定，生活质量良好。本次出现胆总管结石并发急性胰腺炎，情况危急，而住院治疗。患者于医院行无痛取石失败后需要有创手术取石，因惧怕手术而强烈要求中医治疗。何老师谨循"顺而已"治疗思想，顺循胆"阳升阴降"之生理特性，以"升阳降阴"以治胆病。方中柴胡、郁金疏肝利胆，升发疏散肝胆之气；大黄、虎杖、黄芩、蒲公英、金钱草、鸡内金等清热利湿、利胆排石、通腑降浊；白芍、甘草缓急止痛；半夏消痞散结兼以和胃；另加太子参健脾扶正。阳化气，阴成形，湿热蕴结于胆，日久而成有形之结石，故治疗宜升发胆阳之气，以促进胆汁排泄运行，同时以清利之药通腑降浊排石，升降合用。此案也是中西医有机结合的范例，中药方疏肝利胆，能增加胆汁排泄量，增强胆囊收缩力；西药山莨菪碱能使胆总管及括约肌松弛，从而促进胆石的排出。中西药相辅相成，故取效速捷，效如桴鼓。

2. 胆蛔症

病案：胆道蛔虫病（蛔骸积胆，久郁化热证）

邓某，女，37 岁。2008 年 7 月 23 日初诊。

主诉：上腹部胀痛、纳呆 2 个月。

现病史：患者自少年始常发生上腹部绞痛，成年后逐渐消失。近 2 月来，上腹部持续性胀闷疼痛。腹部 B 超检查诊断为"胆道蛔虫残骸"。经中、西医治疗 1 个月无效。

刻下症：上腹胀痛且压痛明显，伴嗳气、吐酸、口苦、尿黄、便干等，舌质暗红，苔黄厚，脉细数稍滑。

西医诊断：胆道蛔虫病。

中医诊断：胆蛔症（蛔骸积胆，久郁化热证）。

治则治法：疏肝利胆，泄热化积。

处方：经验方疏肝泄热化积汤加减。

柴胡 10g，大黄 10g（后下），枳实 15g，茵陈 30g，虎杖 30g，金钱草 30g，郁金 12g，莪术 10g，木香 10g，莱菔子 12g。14 剂。

二诊（2008 年 8 月 7 日）：服药 14 剂后，上腹胀痛消失，诸症随之消除，复查 B 超，胆道蛔虫残骸消失。

评析：本案患者因上腹胀痛前来就诊，查彩超示胆道蛔虫残骸，故而其病因是明确的，乃蛔虫入胆所致，而后影响胆之生理功能产生一系列病理变化发为本病。何老师认为"阳升阴降"乃胆之生理特性，阳者，胆气也，阴者，胆汁也。胆气宜升，如《脾胃论》言："胆者，少阳春生之气，春气升则万化安，故胆气春升，则余脏从之。"而胆汁则宜降以助运化，故言阳升阴降。此患者因胆道为蛔所阻，郁久化热，胆气不升，胆汁不降，故可见腹部胀痛、口苦等症。故其治当顺应胆之生理特性，以疏肝利胆、泄热化积法，予经验方疏肝泄热化积汤治疗。方中以柴胡升发胆气，以大黄通降胆汁，升降相倚，故速获奇效。

五、肠病

1. 腹泻

病案 1：腹泻，脱水性休克，胃癌术后（气虚阳脱，脾肾阳虚兼有寒湿证）

杨某，男，68 岁。2022 年 8 月 10 日初诊。

主诉：胃癌术后 9 年，水样腹泻 52 天。

现病史：患者 9 年前因胃癌行全胃切除术，平日饮食量少，常易腹泻。2 个月前无明显诱因出现腹泻，呈水样泻，进食或进水则泻，几乎不能进食，血压下降，完全依靠静脉点滴提供营养，经两家省级三甲医院住院治疗，仍无法止泻，建议去北京或上海治疗。于是家属寻求中医治疗。

刻下症：面黄消瘦，萎靡不振，神疲懒言。腹泻呈水样，不能自控，每天 10 ～ 20 次，伴有肛门灼热。因进食和饮水即肠鸣泄泻而厌食拒食。口干不喜饮，小便少，恶寒，四肢冷，头晕，视物旋转。舌质淡红，苔黄白相兼，稍腻，脉细弱，寸脉尤弱，按之无胃气。

查体：血压 86/54mmHg。

西医诊断：腹泻、脱水性休克、胃癌术后。

中医诊断：泄泻（气阴阳脱，脾肾阳虚兼有寒湿证）。

治则治法：益气助阳，健脾温中，除湿止泻。

处方：参附汤、附子理中汤合四神丸加减。

红参 5g，西洋参 5g，制附子 8g，干姜 6g，炒白术 15g，苍术 12g，茯苓 40g，五味子 10g，吴茱萸 4g，肉豆蔻 10g，补骨脂 10g，地锦草 15g，藿香 12g，葛根 20g，诃子 10g。4 剂（颗粒剂）。

自制脐贴膏（温中止泻），外贴神阙穴，每日 2 次。

二诊（2022 年 8 月 14 日）：患者诉服药第 2 天大便次数减少，每日 5 ～ 7 次，呈糊状。肠鸣减少，双耳耳鸣，稍可进食，舌质淡红，苔薄黄，脉细按之无力，寸部更弱。守前方：加神曲 15g，苍术改 15g，诃子改 12g，葛根改 30g，干姜改 8g。7 剂。

三诊（2022 年 8 月 21 日）：患者已出院回家调养。精神好转，乐于与医生交流。大便每日 5 次，呈糊状，肠鸣已少。已知饥，纳食有增，近 2 日每天吃 2 个鸡蛋。舌质淡，舌边稍红，苔白，脉较前有力。守前方，去西洋参、肉豆蔻，地锦草改 20g，红参改 8g，加淫羊藿 12g。7 剂。

四诊（2022 年 8 月 28 日）：患者精神明显见好，大便每日 3 ～ 4 次，呈小条状，肠鸣少，纳增，寐可，无头晕，怕冷减轻，耳鸣略少。舌质淡红，苔薄白，脉较前有力。处方：红参 8g，制附子 6g，炒白术 15g，干姜 5g，炒苍术 10g，茯苓 40g，五味子 10g，吴茱萸 4g，补骨脂 10g，葛根 30g，诃子 12g，淫羊藿 15g，焦山楂 12g，陈皮 8g，神曲 15g，藿香 12g。14 剂（颗粒剂）。

五诊（2022 年 9 月 7 日）：大便每日 3 次，软条状，未见不消化食物。偶有肠鸣，纳增，精神可，睡眠正常，时有头晕。舌质稍红，苔薄黄。因患者已到宜春明月山疗养，视频网诊未切脉。守前方，红参改 6g，吴茱萸改 3g，炒苍术改 12g，加党参 15g。14 剂（颗粒剂）。

六诊（2022 年 9 月 21 日）：仍为网诊。大便已成形，呈条状，每日 2～3 次。纳食如常，稍有头晕、怕冷、饮食不节时稍有肠鸣。精神尚好，能外出体育活动。守方去吴茱萸、诃子，苍术改 10g，茯苓改 20g。10 剂，隔日 1 剂。嘱注意饮食与休息，防止病情反复。

随访：2022 年 11 月和 2023 年 2 月两次回访，病情稳定无反复。

评析：此患者患胃癌曾手术治疗，胃腑缺损，素体脾胃虚弱。此次腹泻大作，2 次住院腹泻不止，脱水严重，血压下降，病情危重。辨证论治和整体调治是中医治疗的两大特征。患者脾胃虚弱，久病及肾，脾肾阳虚，釜底无薪，故水谷不化而泄泻，泻久气血无源，阴耗阳损，阴阳气血衰竭，故病情十分危重。急则治其标，缓则治其本。本患者泄泻是标，脾肾虚衰是本，脾肾虚衰失于运化致泄泻，泄泻伤阴伤阳加重脾肾亏损，互为因果，病情不断恶化。因标本俱急，当标本同治。方中以附子、干姜温里暖中回其阳，红参、西洋参补气育阴固其脱，四药合用则能扶阳救阴，补气固脱。再以白术、苍术、茯苓、葛根健脾助运止泻，以吴茱萸、肉豆蔻、补骨脂温肾助阳止泻，以五味子、诃子敛肠收涩止泻，以地锦草、藿香利湿化湿止泻。诸药合一，标本兼顾，脾胃同治，阴阳共调，故效果显著。此案有何老师 3 点治疗经验值得借鉴。①红参与西洋参同用。两参均为益气补虚之要药，红参偏于温补，西洋参偏于凉补，同用可阴阳相济，相得益彰。当患者既有阴虚又有阳虚，或阴虚阳虚不明显时，何老师依据阴阳互生的原理，往往是两参同用。②脐疗。脐为神阙穴，总汇诸经，能联系脏腑肢节，脐疗对胃肠疾病具有独特的作用，本案用经验方脐贴膏外用温中止泻，起了良好的辅助作用。③地锦草应用。地锦草有清热解毒、治痢止泻之功，是何老师最常用于治疗腹泻和痢疾的药物。此案用地锦草，取其止泻之功，又因其性寒可防诸多温热药之偏性。

病案 2：婴儿腹泻（暑湿腹泻）

万某，男，2 个月零 25 天。2011 年 7 月 19 日初诊。

主诉：大便水样泻 20 日。

现病史：患儿出生时身体如常。20 天前开始大便溏泄，一日数次，经县某医院治疗不效，便如水状，而转省某儿童医院住院治疗。半个月中经抗炎、补液等多种方法治疗腹泻不止，1 日 10 余次，进食或进水 5 分钟后即水样泄泻，花去医药费近万元。因怀疑为胃肠先天畸形建议转上海治疗，父母在临行前一天下午抱患儿试请中医诊治。

刻下症：患儿精神萎靡，泄泻清稀，小便短黄，低热头汗，口渴欲饮，皮肤枯瘪，哭而无泪，腹胀而软，肠鸣声响，肛门不赤，舌质偏红，苔黄白腻，指纹青紫达命关。

西医诊断：婴儿腹泻（胃肠先天畸形？）

中医诊断：暑湿腹泻，辨时为"夏季炎暑"。

治则治法：清暑化湿，和中止泻。

处方：新加香薷饮合藿香正气散加减。

金银花 4g，连翘 3g，厚朴花 2g，香薷 2g，白扁豆 3g，藿香 3g，佩兰 3g，黄连 1g，荷叶 3g，葛根 5g，车前子 3g。2 剂。

煎服方法：1 日 1 剂，水煎频频喂服。

二诊（2011 年 7 月 21 日）：2 天后患儿父亲来电报喜，服药 1 剂后，大便即成糊状，1 日 3 ～ 5 次；服药 2 剂后大便已成条状，1 日 2 次，身热见退，饮食正常，病已痊愈。

评析：本案患儿发病正值 7 月中旬，天暑下逼，地湿上蒸，湿热弥漫。患儿正气未充，脾胃娇嫩，最易感受湿热病邪。湿热病邪困阻脾胃致运化失司，水谷不化，故腹泻不止。中医强调人与自然环境的整体性，外界气候之异常变化均可导致人体疾病的发生。而西医常常忽视气候因素对疾病的影响，千篇一律施治，花费万元而不效。患儿发病于炎夏盛暑时节，遵循"天人相应"的指导思想，辨证为暑湿腹泻，遵《内经》"以时治之"之旨，治当拟清暑化湿，和中止泻，予新加香薷饮合藿香正气散加减治疗，一剂知，二剂愈，花费不满 10 元。中医"天人一体"的整体治疗观，临床应用得当，则覆杯而愈。

病案 3：腹泻型肠易激综合征（脾肾阳虚，肝脾不调证）

涂某，男，55 岁。2019 年 3 月 1 日初诊。

主诉：大便次数增多 10 年，加重 1 年。

现病史：患者 10 年来大便次数增多，近年加重。结肠镜检查所见结直肠未见明显异常，粪检常规示未见明显异常。

刻下症：每天清晨 5 时因便意起床，连续大便 3 ～ 4 次，形状先成软条，后偏稀。夜寐不安，情绪焦虑，精神紧张时欲便，解之又无，矢气较多，肛门无不适。腹部怕冷，四肢不温，左下腹时疼痛，喜温喜按。纳食不馨，小便正常。舌质淡胖，苔薄黄，根部较厚，脉沉细弦。

西医诊断：腹泻型肠易激综合征。

中医诊断：泄泻（脾肾阳虚，肝脾不调）。

治则治法：疏肝健脾，温肾助阳。

处方：四逆散、四君子汤、四逆汤、四神丸加减。

柴胡10g，炒白芍15g，炒枳壳12g，党参15g，炒白术15g，茯苓30g，制附子6g，干姜5g，炙甘草6g，吴茱萸4g，五味子10g，补骨脂10g，肉豆蔻10g，苍术12g，焦山楂12g。7剂（颗粒剂）。

二诊（2019年3月8日）：大便次数减少，紧张时大便增多，舌质淡胖，苔薄黄，脉弦稍紧。守前方，加防风8g。7剂。

三诊（2019年3月15日）：大便一日1～2次，成形，早上推迟至6点30分排便。精神紧张好转。舌质淡红，苔薄黄，脉略弦稍缓。守前方，苍术改10g，制附子改5g，干姜改6g。14剂。

后续治疗：以此方加减变化共治疗1.5个月，大便已正常，除时有寐差外，无明显不适症状。

按：本病例符合腹泻型肠易激综合征的临床诊断。患者性格抑郁焦虑，肝气郁结，横逆犯脾，肝脾不和，则大便不调，频数不畅。日久伤阳伤肾，导致脾肾阳虚，见五更作泻、腹部冷痛、喜温喜按。其病理特点有肝郁、气滞、脾阳虚、肾阳虚，故用四逆散疏肝气，四君子汤健脾气，四逆汤温脾阳，四神丸助肾阳，四方合力共奏其效。何师审因论治，治病求本，组方严密，有理有法。方中柴胡疏肝解郁，白芍敛阴养血，两者一散一收，阴阳互用，以条达肝气，敛阴和阳；白术、苍术一补一运，补脾助运，燥湿止泻；党参、茯苓助二术健脾渗湿止泻；制附子、补骨脂、肉豆蔻、吴茱萸、干姜温肾暖脾止泻；五味子补肾涩肠止泻；焦山楂消食化积止泻；枳壳理气和中；炙甘草调和诸药。全方标本兼顾，肝、脾、肾同调，共奏温肾健脾、疏肝理气、敛肠止泻之功效。

病案4：腹泻型肠易激综合征（脾虚肝热，寒热错杂证）

付某，男，44岁。2018年5月4日初诊。

主诉：大便溏泄反复发作15年。

现病史：腹泻15年，反复发作，大便常规及结肠镜未见异常，多方求治未效。

刻下症：大便次数增多，每日解 2～4 次，质稀，有时如水样，时夹黄白色黏液，泻前腹痛急迫，泻后缓解。肠鸣辘辘，矢气较频。胃部怕冷，受凉后腹痛腹泻加重。食欲欠佳，食量如常，食后稍胀，口渴喜温饮，口苦，常生口疮。神疲，急躁易怒。夜寐欠佳，平素不易出汗。舌质红，苔黄，脉细弦力弱。

西医诊断：腹泻型肠易激综合征。

中医诊断：泄泻（脾虚肝热，寒热错杂证）。

治则治法：温中健脾，清热化湿。

处方：乌梅丸加减。

乌梅 10g，制附子 6g，干姜 5g，黄连 4g，黄芩 10g，黄柏 10g，桂枝 6g，党参 15g，炒白术 15g，茯苓 30g，焦山楂 12g，木香 10g，神曲 15g。7 剂。

二诊（2018 年 5 月 11 日）：药后症状明显好转，大便 1 日 2～3 次，条状，少许黏液。腹痛已少，脘腹怕冷减轻，肠鸣减少。纳增，舌淡胖，苔薄黄，脉细数，按之力弱。守前方：加陈皮 8g，炒白芍 12g，去神曲、黄柏。7 剂。

三诊（2018 年 5 月 18 日）：大便 1 日 1～2 次，条状，无黏液，解便通畅，腹不痛，肠鸣少。纳食正常，心情见好，夜寐好转。守方，木香改 6g。14 剂。

随访：冬季因调理身体来就诊，大便完全恢复正常。

评析：患者反复泄泻 15 年，迁延日久，致脾胃内伤，中气虚弱，肝郁气滞，湿热内蕴，脾肾阳亏，证属寒热虚实错杂，上热下寒。上热则口苦、口疮、急躁易怒、舌红、苔黄，下寒则腹冷、腹泻、肠鸣。纳呆、脘胀、久泻为脾虚，急躁、易怒、脉弦为肝郁，水泻、黏液便为湿困，腹痛、肠鸣、排便不畅为气滞。病机错综复杂，治疗当寒热虚实并治，与乌梅丸证十分契合，故以此方加减治疗。其中乌梅味酸性平，敛阴生津，涩肠止泻；黄连、黄芩味苦性寒，共奏泄热、燥湿、止泻之效；附子、桂枝、干姜辛热之品，温暖脾肾之阳；党参、白术、茯苓健脾祛湿止泻；木香理气解郁；山楂、神曲消食止泻。全方温补脾肾，疏泄肝郁，清上温下，平调寒热，益气补虚，标本同治，方证契合，故药到病除。

2. 腹痛

病案 1：不完全性肠梗阻（胃肠气滞，脾胃虚弱，阴阳气血虚衰证）

池某，女，4 岁 1 个月。2022 年 8 月 27 日初诊。

主诉：腹痛、大便不通 2 个月。

现病史：患者 2 年内手术 4 次，2020 年 2 月在赣州某医院做胆囊囊肿手术，2 个月后因车祸做腹部创伤手术，去年 6 月做阑尾炎手术，今年 7 月在广州做肠梗阻手术。术后腹部时时胀满窜痛，大便不能自行排出，或用开塞露排便，或灌肠通便。因进食后腹痛腹胀加剧，患儿常常拒绝进食，或食后呕吐，故进食很少。夜间因腹部不适不能安眠。故体重日益减轻，4 岁 1 个月体重 13kg。

刻下症：骨瘦如柴，面色萎黄，精神萎靡，垂头蜷缩，呻吟烦躁，皮肤干枯，手足不温，口干不欲饮。腹部膨大胀气，叩之如鼓。舌体胖大，色暗淡，舌前少苔，根部苔黄较厚，脉细微弱。

西医诊断：不完全性肠梗阻。

中医诊断：腹胀（胃肠气滞，脾胃虚弱，阴阳气血虚衰证）。

治则治法：健脾益气，润肠通便。

处方：枳术丸合八珍汤加减。

白术 10g，枳实 6g，黄芪 10g，太子参 10g，当归 5g，赤芍 5g，茯苓 10g，山药 8g，蒲公英 8g，丹参 6g，山楂 8g，莱菔子 5g。7 剂（颗粒剂）。

医嘱：嘱咐家属精心护理。

二诊（2022 年 9 月 4 日）：患者家属电话告之，患儿服药 3 剂后胀痛减轻，逐步能自行排便。7 剂后大便能较顺利排出，不再用开塞露，胀痛明显减少，知饥，会主动进食，精神有所好转。效不更方，再续 7 剂。

三诊（2022 年 9 月 24 日）：视频网诊，共服药 28 剂，患儿精神大有好转，能笑容面对医生，叫医生爷爷好。自行排便，一日 3～5 次，细条状，腹已不痛，进食大增，体重增加 2.6kg，夜寐安宁。舌质淡红，苔薄黄。守前方：加麦芽 8g，鸡内金 5g。14 剂。

四诊（2022 年 10 月 15 日）：面色红润，精神振作，活泼好动，体重 18kg，1.5 月增加体重 5kg。食欲亢进，易饥，时刻要求进食，排便正常，1 日 4 次，形状正常。已无腹痛腹胀。寐安，口腔有一小溃疡。舌质淡红，苔薄黄，脉细偏数。腹部彩超检查正常。处方：太子参 10g，白术 10g，茯苓 10g，黄芪 10g，当归 5g，山药 8g，蒲公英 8g，麦芽 8g，谷芽 6g，百合 8g，枳实 6g，丹参 5g，山楂 6g，生甘草 3g。14 剂。

随访：2023 年 2 月 11 日患儿奶奶因病来就诊，告之孙女已完全康复。

评析：本案患儿年龄小，身体发育不完全，脏器娇嫩，又经受 4 次手术，脏器功能严重受损，大便不通，腹痛腹胀，不能进食，生命垂危。何老师用药平补缓攻，轻清流动，危重疑难之症 3 剂显效，2 周病瘥，1 个月康复。本案成功经验有三点。①坚持正气为本。患儿大便闭塞、腹部胀满，似是阳明腑实之证，当通里泻下，但其体质衰弱，脏腑亏虚，如一颗摇摇欲坠的小树，绝不可猛力强推，而要培土扶本，护卫胃气，培育自身抗病之正气，自我调整，自我康复。何老师自始至终以胃气为本，平补气血，平淡之中显奇功。②推行"中和之道"。治中焦者如衡，非平不安。小儿脏腑娇嫩，稚阴稚阳，该患儿五脏皆弱，故处方用药不得有过攻过补、过寒过热之偏，当补中寓攻，攻中寓补，攻补兼顾，寒热平调。如《幼科发挥》所说："用药者偏寒则伤脾，偏热则伤胃也。制方之法，宜五味相济，四气俱备可也。"③塞因塞用治则的应用。该患儿虽见便秘、腹胀、腹痛，但与阳明燥热腑实证截然不同，其为标实本虚，因于久病气血亏虚、脏气虚弱推动无力所致。故治疗应当塞因塞用，用黄芪、太子参、白术、当归等药补益气血，以补开塞。

病案2：胃炎、肠系膜淋巴结炎？（脾胃虚弱，胃肠气滞证）

黄某，男，6岁。2022年10月6日初诊。

主诉：脘腹疼痛半月。

现病史：其母亲高龄生产，患儿自幼体弱多病，偏食纳差，身高偏矮，季节交替时容易感冒，平日怕冷肢凉。平时常常有反酸、嗳气。半月前气温下降，因饮食不节，脘腹部胀闷疼痛，阵发性加剧。曾到县医院治疗，疼痛不减。1周前转省儿童医院住院治疗。胃镜示慢性浅表性胃炎。彩超示腹部稍胀气。腹部CT示右下腹阑尾稍肿胀，阑尾粪石形成待排。住院期间曾输液及口服雷贝拉唑、麦滋林等药物，治疗1周疼痛仍作，小儿哭叫不休，父母焦急万分。故寻求中医治疗。

刻下症：痛苦面容，面黄肌瘦，神疲烦躁。胃脘及下腹部疼痛，间歇性发作，每次0.5小时至1小时，痛处不定，时以胃脘部为甚，时以下腹部为甚，食后、进凉食、饥饿时易发，伴有嗳气、呃逆，不呕吐，时时吐泡沫状痰涎。纳食少，口干不思饮。大便干结如羊粪，2～3天1次，解之不畅，矢气多。小便黄。因为腹痛时作，夜寐不安。上下腹部轻微压痛，阑尾点压痛不明显。舌质稍红，苔黄，脉细稍数。

西医诊断：胃炎、肠系膜淋巴结炎？

中医诊断：腹痛（脾胃虚弱，胃肠气滞证）。

治则治法：健脾理气，通腑止痛。

处方：柴胡疏肝汤、香砂六君子汤、金铃子散加减。

柴胡4g，白芍10g，枳实5g，香附5g，木香3g，砂仁2g，姜半夏4g，白术10g，黄连1g，川楝子6g，延胡索6g，蒲公英10g，厚朴8g，高良姜2g，海螵蛸10g，神曲8g，生甘草4g。4剂（颗粒剂）。

　　另：大黄颗粒 15g。第一天 3g 加入中药中冲服，以后根据大便情况决定是否使用，便溏则不用。

　　二诊（2022 年 10 月 9 日）：服药 2 天后大便已通畅，1 日 1 次，腹痛明显缓解，今日食后时有疼痛，时间短，胀少，纳食增加。嗳气减少，呃逆已止。睡眠安静。舌质偏红，苔薄黄，咽红，脉细数。因患儿病情明显好转而出院。处方：太子参 6g，白术 12g，茯苓 10g，白芍 10g，厚朴 8g，枳实 10g，木香 4g，蒲公英 12g，金银花 10g，川楝子 5g，延胡索 6g，山楂 5g，麦芽 6g，莱菔子 5g，生甘草 4g。7 剂。

　　三诊（2022 年 10 月 16 日）：精神明显好转。胃部症状基本消除，下腹部时有疼痛，部位走窜不定，纳食增加，多食时胃脘稍不适。大便通畅。咽不红，舌质淡红，苔薄黄，脉细略沉。守前方，去金银花，加黄芪 10g，当归 6g。7 剂。

　　四诊（2022 年 10 月 23 日）：胃脘无不适，偶有腹痛，持续 2 分钟左右，大便 1 日 1 次，形状正常，纳食正常。无嗳气。寐安。舌质淡红，苔薄黄。守前方：加海螵蛸 8g。7 剂。

　　五诊（2022 年 10 月 30 日）：网诊，家长兴高采烈告之，患儿完全康复，已恢复上学。再未发生胃痛腹痛，精神已佳，饮食正常，大便正常，1 日 1 次。夜寐安定。复查腹部彩超未见明显异常。舌质淡红，苔薄白。患儿服药 25 剂，花费未满千元，已得完全康复。家长要求再进药 1 周以巩固疗效。治拟健脾益气，护胃固本。处方：太子参 10g，白术 8g，茯苓 8g，山药 10g，黄芪 10g，当归 6g，陈皮 3g，蒲公英 10g，麦芽 10g，谷芽 8g，山楂 6g，鸡内金 8g，莱菔子 5g，生甘草 4g。

　　评析：本案中患儿因先天脾胃不足，又猝逢饮食不节而发病，属本虚标实之证。脾胃先天不足，运化无力而面黄肌瘦，纳食不化，猝然饮食不节运化无能，糟粕结于大肠，腑气不通而见脘腹疼痛剧烈。其治以通腑止痛为急，以健脾运化为缓，故一诊以理气通腑止痛为要。病情改善后，则以健脾益胃为重心，扶助正气，促进康复。第一剂中大黄的使用是治疗的关键。大黄者，将军之药，功能荡涤肠腑糟粕，若用之得当则有一剂建功之妙，若使用不当反有泻过伤正之虞。考虑患儿先天脾胃娇弱、体质虚弱，使用大黄须小心谨慎，故大黄另包，先投 3g，嘱咐家长观察大便变化，若大便仍秘结则适度增加用量，若大便溏泄停止使用，中病则止，以防伤正。对于小儿、老人体弱病重者，何老师用大黄、附子之类性烈力猛之药，首剂都是从小剂量开始试探患者的耐受情况，再决定下一步用药，深谙张仲景"恐有燥屎，欲知之法，少与小承气汤，汤入腹中，转矢气者，此有燥屎也，乃可攻之"之旨。

病案 3：不完全性肠梗阻（脾胃气虚，胃肠气滞证）

万某，男，66 岁。2018 年 11 月 7 日初诊。

主诉：腹胀腹痛、大便艰难半月。

现病史：去年 5 月 18 日因早期胃癌做切除术，未行放化疗，病情稳定。半月前无明显诱因下出现腹部胀满疼痛，伴呕吐，大便艰难，矢气少。至南昌某医院就诊，检查诊为"不完全性肠梗阻"，常规治疗效果不佳，又惧怕手术治疗，遂请中医会诊协助治疗。

刻下症：下腹部胀满疼痛，触诊可及包块。时有呕吐，食后即吐。神疲乏力，纳少，身长消瘦。舌质暗红，苔黄稍腻，脉两寸沉弱，左关浮滑按之无力，右关稍弦。

西医诊断：不完全性肠梗阻。

中医诊断：便秘（脾胃气虚，胃肠气滞证）。

治则治法：益气助运，导滞通便。

处方：黄芪汤、小承气汤、枳术丸合方加减。

生黄芪 40g，当归 15g，白术 40g，陈皮 12g，厚朴 15g，枳实 15g，槟榔 10g，大黄 6g（后下），蒲公英 30g，生地 15g，生甘草 6g。3 剂。

二诊（2018 年 11 月 9 日）：服药 1 剂后，大便即通，已解多次，量多，色黑，大便糊状黏厕。肠鸣、腹胀腹痛大减，不欲吐。仍纳少，精神不佳。舌质暗红，苔黄稍腻。脉寸沉弱，关尺浮滑力弱。守前方，去大黄、槟榔，加西洋参 6g，大腹皮 12g。4 剂。

三诊（2018 年 11 月 14 日）：大便 1 日 1～2 次，质软，色稍暗，大便常规检查无异常。稍有腹胀，无腹痛。能进流食和半流食，精神好转。舌质偏红，苔黄稍腻，脉寸弱，关尺浮稍滑，按之力弱。处方：西洋参 6g，太子参 20g，生黄芪 30g，当归 12g，白术 30g，茯苓 30g，枳实 12g，厚朴 12g，大腹皮 12g，蒲公英 30g，炒麦芽 15g，炒谷芽 15g，焦山楂 15g。7 剂。

四诊（2018 年 11 月 21 日）：腹胀腹痛、呕吐已消失，腹部包块消失。大便每日 1～2 次，解之通畅。复查 CT 肠梗阻已消失。食纳增，神疲乏力改善，精神转佳。以上方加减继服 7 剂，以固疗效。

评析：大小肠以通为用，以降为顺，故治疗肠病应顺循这一生理特性，以"通降"为大法。肠气宜降、肠粪宜降、肠浊宜降，降才能通，通则能安。本案患者是一个不完全性肠梗阻而便秘的老年患者，曾行胃癌切除手术，可能是由肠粘连引起。症见下腹胀满疼痛，矢气少，呕吐，"痛、吐、胀、闭"阳明腑实证候齐全，又有神疲乏力、消瘦、纳呆等脾气虚弱之象。中医辨为气虚便秘。病机为脾胃气虚，推动无力，胃肠气滞，腑气不通，不通则痛，为本虚标实之证。治当塞因塞用，以补开塞，采用益气助运、导滞通便法。方中以大剂量生黄芪、白术健脾益气，且大剂量白术有通便之功效，对于虚弱便秘患者尤宜。全方扶正与祛邪同用，升举与通降并施，一诊服药后，大便即通，腹痛顿减。因大黄性寒力猛，故大便通畅后即去之，加西洋参补益气阴。待便通胀除吐止后，调整处方，后期治疗以健脾扶正，开胃进食为主，以改善患者虚弱体质。

3. 腹胀

病案：功能性消化不良（脾失健运，中气虚弱，腑气不利证）

刘某，男，48岁。2007年4月3日初诊。

主诉：下腹胀满闷痛1年。

现病史：1年前患"急性肠炎"，经住院西医药治疗而愈。随后下腹部时常胀满闷痛，且逐渐加重，曾找多位中西医治疗，服用消化酶、益生菌和理气消胀中药无效。

刻下症：下腹胀满闷痛，午后胀甚，夜间常常因胀而醒，按摩腹部稍能缓解。矢气肠鸣少，大便后胀闷不减，工作劳累后下腹胀更加明显。兼见神疲乏力，形寒怕冷，纳食减少，多食脘胀，大便不实，1日2次。舌质淡胖，苔薄黄，脉细缓弱。

西医诊断：功能性消化不良。

中医诊断：腹胀（脾失健运，中气虚弱，腑气不利证）。

治则治法：补脾益气，健中升阳，佐以理气除胀。

处方：补中益气汤加减。

黄芪20g，党参15g，当归10g，白术10g，柴胡6g，陈皮6g，茯苓15g，淫羊藿10g，乌药10g，沉香3g，枳壳10g。6剂。

二诊（2007年4月9日）：服药6剂后下腹胀有所减轻，但夜间胀甚，纳食增加，大便好转，舌脉如前。守前方，黄芪改30g，党参改20g，沉香改5g。6剂。

三诊（2007年4月15日）：腹胀大减，精神转佳，纳食如常，大便正常，1日1次。出差1周未服药，病情稳定。舌质淡红，苔薄白，脉细略弦。守前方，加山楂10g。6剂。

四诊（2007年4月21日）：腹已不胀不痛，纳佳便调。嘱服补中益气丸2周以巩固疗效。

评析：此案中患者患急性肠炎后，出现下腹部胀满闷痛之症。虽见胀满之症，细察之下，其病机实为脾胃受损，中气虚弱，运化无力，腑气不通。当为因虚致实，真虚假实。前医未明此理，反用破气消胀之药，犯了虚虚实实之戒，故治不得功。《素问·至真要大论》云："正者逆治，从者反治。"此案患者虚甚有盛候，当予反治之法，改用补中益气、健脾温中、助运理气方法以补治塞，故而1年顽疾半月即除，充分体现了中医"治病求本""谨守病机"治疗思想的临床指导意义。

4. 痢疾

病案 1：急性痢疾（湿热疫毒壅滞，气血凝滞，腑气不利证）

陈某，女，54岁。1979年8月6日初诊。

主诉：大便脓血、里急后重3天。

现病史：3天前因饮食不节，下痢骤起，乡卫生院用土霉素、氯霉素等药治疗不效，又服白头翁、铁苋、马齿苋等草药也未见效果。

刻下症：大便1日达30余次，频繁临厕，直至蹲在马桶不起，痛苦难忍，大便夹脓血，量少秽臭，下腹阵痛，里急后重。腹部坚满拒按。舌质红，苔黄腻，脉滑数。

西医诊断：急性痢疾。

中医诊断：痢疾（湿热疫毒壅滞，气血凝滞，腑气不利证）。

治则治法：泻下通腑，荡涤污浊。

处方：大承气汤合香连丸加减。

生大黄10g（后下），厚朴10g，枳实10g，白头翁30g，黄柏10g，木香6g，黄连须10g。2剂。

二诊（1979年8月9日）：服药2.5小时后，解水样大便2次，量多秽臭难闻，泻后腹痛、里急顿减，大便次数明显减少（1日3次）。服第2剂后，大便已趋正常，纳食增进，诸症皆除。

评析：此案患者因饮食不节而感染湿热疫毒，使用抗生素及止痢之草药均不见效。其病势急迫严重，大便日30余次，夹脓血，里急后重。何老师经过仔细辨证，综合其临床表现，迅速判断为急性细菌性痢疾，病机乃湿热疫毒壅滞大肠，致气血瘀滞，肉腐血败，热结旁流，故而大便频频、便下脓血、里急后重。何老师没有采用见泻止泻、见痢止痢之常法，而是谨守病机、因势利导，采用"通因通用"的反治法，以大承气汤合香连丸泄热导滞除积，使积滞除，湿热清，疫毒去，则下痢脓血止，里急后重除。因其辨证准确，用药精当，故达到2剂而愈的佳效。

病案 2：溃疡性结肠炎、慢性胃炎（脾虚湿热，寒热错杂证）

维某，男，26 岁。印度留学生。2017 年 4 月 5 日初诊。

主诉：腹泻、脓血便 1 年余，胃脘疼痛半年，加剧 10 余天。

现病史：患者平素饮食无规律，喜吃海鲜及生冷水果，患慢性胃肠炎 10 余年，反复发作。去年腹泻又作，脓血便，在新德里某医院肠镜检查为溃疡性结肠炎（回盲瓣溃疡），曾服用美沙拉嗪等多种药物效果不显。半年前来中国留学，时常腹泻解脓血便，胃脘疼痛频作。2017 年 3 月 31 日在南昌某医院胃镜检查为非萎缩性胃炎伴胃窦糜烂，并予西药治疗，效果不显，近日服西药（药名不详）后胃脘部阵发性作痛，为寻求中医药治疗前来就诊。

刻下症：腹泻频作，大便 1 日 7 ～ 8 次，夹黄色黏液和暗红色血块，下腹疼痛，肛门灼痛。胃脘部阵发性作痛，伴烧心、嗳气，时有吐酸。食欲减退，食量减少。入睡困难，眠浅易醒。消瘦，手足凉，精神差，难以坚持学习。舌质淡红，苔黄稍干，脉弦稍滑略数。

西医诊断：溃疡性结肠炎、慢性胃炎。

中医诊断：久痢、胃脘痛（脾虚湿热，寒热错杂证）。

治则治法：平调寒热，和胃止痛，理肠止泻。

处方：半夏泻心汤加减。

姜半夏 9g，黄连 4g，黄芩 10g，干姜 5g，太子参 15g，白芍 10g，炒白术 10g，木香 10g，延胡索 15g，茯苓 20g，马齿苋 20g，海螵蛸 10g，神曲 10g，葛根 30g。7 剂（颗粒剂）。

二诊（2017 年 4 月 12 日）：药后诸症不减，疼痛如故，腹泻同前。守前方：加三七 3g，五灵脂 10g，蒲黄 10g，白芍改炒白芍 20g，海螵蛸改 20g。7 剂。

三诊（2017 年 4 月 19 日）：药后疼痛已止，大便 1 日 1 ～ 2 次，成形，无黏液脓血，纳食稍增，舌质淡红，苔薄黄，脉细弦长。守前方：加黄芪 15g，太子参改 30g，延胡索改 10g。7 剂。

四诊（2017 年 4 月 26 日）：因食欲增加，吃了大量海鲜和水果后，胃痛又起，腹泻又作，1 日 4 次，形如糊状，无黏液脓血，舌质淡红，苔薄白，脉细稍弦。守前方，去延胡索，加紫苏叶 10g，藿香 10g。7 剂。

五诊（2017 年 5 月 3 日）：胃痛及腹痛已止，大便 1 日 2 ～ 3 次，质稀溏，无黏液和脓血，肠鸣不休，纳差，神疲。舌质淡红，苔薄白，脉弦细力弱。治拟健脾助运，温肾止泻。以七味白术散合香连丸、四神丸化裁，处方：党参 20g，炒白术 10g，炒苍术 15g，茯苓 30g，葛根 15g，炒薏苡仁 30g，黄芪 15g，炒白芍 10g，黄连 4g，木香 10g，陈皮 8g，补骨脂 10g，五味子 10g，吴茱萸 4g，石榴皮 12g，马齿苋 20g。7 剂。

六诊（2017 年 5 月 10 日）：大便 1 日 1 ～ 2 次，形状正常，精神明显好转，纳食增进，夜寐稍差。舌质偏红，苔薄，脉弦缓按之有力。仍以前方加减治疗 1 月，以巩固疗效。

随访：6 个月病无反复。

评析：此案患者为印度人，患溃疡性结肠炎久治不愈，强烈渴望中医能为其解除病痛，经过一段时间的治疗，取得了良好的疗效。患者为饮食所伤，久病不愈，脾胃虚弱，生湿生热，湿热蕴结胃肠，灼损肠膜，气滞络瘀，络伤血溢。脾气虚弱为本，湿热、气滞、血瘀为标，久病及肾伤阳，虚实相兼，寒热错杂。在治疗过程中应分清主次，以缓解症状、解除病痛为急，其后以培护其本，巩固疗效为缓。一诊时患者以胃脘疼痛为主诉前来就诊，治疗当以胃为主，施寒热虚实并治、和胃调中止痛之法，服药 7 剂之后诸症不减；二诊时加入三七、蒲黄、五灵脂活血止血止痛药，其效甚佳，7 剂痛、泄均止。在此之后，治疗重点逐渐转为健脾补肾固本，兼治胃肠，其中虽因饮食不节而有所反复，却无碍整体向愈之势。最终经过 1 月余的综合调治，困扰 10 年痼疾得以缓解，充分体现中医药辨证论治的优势。

病案 3：溃疡性结肠炎（脾气虚损，湿热蕴肠，气血瘀阻证）

赵某，女，32 岁。2013 年 5 月 4 日初诊。

主诉：大便脓血伴腹痛反复发作 8 年。

现病史：在外院经肠镜及病理检查诊断为"溃疡性结肠炎"，在江西多家省级医院经中、西医治疗无效，故前来国医堂就诊。

刻下症：大便 1 日 7 ～ 8 次，质稀溏夹脓血黏液，里急后重，腹痛，肠鸣。神疲乏力，形体消瘦，纳可，寐安。舌质偏红，苔黄稍腻，脉细弱。

西医诊断：溃疡性结肠炎。

中医诊断：泄泻（脾气虚损，湿热蕴肠，气血瘀阻证）。

治则治法：健脾益中，清热燥湿，调气行血，化滞止痢。

处方：经验方健脾清化汤加减。

生黄芪 30g，党参 15g，茯苓 30g，炒白术 20g，当归 12g，黄连 5g，地锦草 30g，败酱草 30g，白头翁 30g，青黛 6g，木香 10g，赤芍 12g，桃仁 10g，枳壳 15g，生甘草 6g。7 剂。

二诊（2013 年 5 月 11 日）：大便明显好转，1 日 2 ～ 3 次，脓血已减少，腹痛止，寐安，舌质淡红，苔黄稍腻，脉沉细。守前方，加薏苡仁 30g，赤芍改 15g。14 剂。

后续治疗：服药 14 剂后大便已正常，1 日 1 次，成形，无脓血黏液、无腹痛，舌淡红，苔薄白，脉细，继用前方加减调治 2 个月而愈。

随访：随访 3 年未见复发。

评析：本患者病延 8 年，脾胃损伤日久，以脾气虚弱为当前主要矛盾，次为湿热蕴肠，故而治疗上以健脾益气为主，佐以清化湿热，理气和血。健脾清化汤为何老师以葛根芩连汤合四君子汤加减化裁而成的自拟方，主治慢性结肠炎、溃疡性结肠炎、慢性痢疾属脾虚湿热者。此方标本兼治，以健脾益气除湿、清热燥湿行血为主要功效。方中地锦草为何老师经验用药，针对湿热为患的慢性肠炎效果较佳。同时，肠炎若严重者可见大便夹黄白黏液及冻状物，可予苍、白二术同用；若湿热甚者，可将二术炒用以增其燥湿之功效。因其见脓血便，知其邪入血分，与行气、活血、止血药配伍使用，达"行血则便脓自愈，调气则后重自除"之效。全方主次分明，扶正以祛邪，调气兼和血，方证契合，故 8 年顽疾，2 月得瘥。

病案 4：溃疡性结肠炎（脾气虚弱，湿热蕴肠证）

陈某，男，35 岁。2017 年 8 月 14 日初诊。

主诉：腹痛、腹泻、解脓血便 1 年余。

现病史：患者平素喜食烧烤，1 年前因吃夜宵烧烤并饮酒后，出现腹痛腹泻，至医院治疗后改善。但自此之后，饮食稍不注意即易出现腹痛、腹泻，甚至出现脓血便，到医院行肠镜示溃疡性结肠炎。服用西药美沙拉嗪治疗半年余，症状缓解，但情况不稳定，时常复发。

刻下症：腹泻，每日 2～5 次，大便溏薄，脓血便，夹有黄白相间的黏液；伴腹痛、里急后重。诸症在进食油腻生冷或辛辣刺激的食物后容易加重。食纳差，形体消瘦，神疲乏力，寐差，畏寒怕冷。舌质偏红，苔黄腻，脉弦数。

西医诊断：溃疡性结肠炎。

中医诊断：辨病为肠澼、便血。

中医辨证：脾气虚弱，湿热蕴肠证；辨体为肠湿热质。

治则治法：健脾助运，清热化湿。

处方：经验方健脾清化汤加减。

党参 15g，茯苓 30g，白术 15g，苍术 10g，陈皮 6g，葛根 15g，黄连 5g，黄芩 10g，地锦草 30g，苦参 10g，木香 8g，赤芍 12g，仙鹤草 30g，首乌藤 30g。7 剂。

医嘱：应戒烟酒，尽量忌食生冷油腻、辛辣燥烈之食物。

二诊（2017 年 8 月 21 日）：脓血便减少，腹痛减少，黏液增多，睡眠及饮食好转。舌质稍红，苔薄黄，脉弦数。守前方，7剂。

三诊（2017年8月28日）：腹痛腹胀消失，黏液逐渐减少，无里急后重。守前方，加黄芪20g，铁苋30g。14剂。

四诊（2017年9月11日）：服药后大便已基本恢复正常，精神好转，面色转润，睡眠改善。嘱咐其平时服用参苓白术散1月以巩固疗效。

随访：1年患者病情稳定，诸症未再发。

评析：大肠以通降为顺，治疗肠腑疾病，当顺循其生理特性，以"通降"为法，因肠质而异，故在治疗时应充分考虑各种因素整体辨证治疗。本案患者平时喜食辛温燥烈之烧烤食物，又喜饮酒，属肠湿热之质。湿热蕴滞于胃肠，大肠气血瘀阻，脾气虚损，故而出现腹痛腹泻，解脓血便等症。故治以健脾助运，清热化湿。予自拟方健脾清化汤加减治疗。全方虚实兼理，标本兼顾，气血兼治，升降兼调，润燥相伍，共奏清热燥湿、健脾益中、调气行血、化滞止痢之功。

5. 便秘

病案1：不完全性肠梗阻（血瘀湿滞，气血亏虚证）

斯某，女，49岁。2016年9月23日初诊。

主诉：便秘8年，腹痛便闭7天。

现病史：长年排便艰难，数日1次，状如羊粪，伴下腹胀痛。自青年时起夜寐不安，时常彻夜不眠。1周前下腹剧烈疼痛，大便不解，到南昌某医院住院，诊断为不完全性肠梗阻，灌肠才能排出少量大便，腹痛不减，曾请中医会诊服用承气汤类中药，仍便结腹痛，外科医生建议手术治疗。丈夫携患者前来国医堂求治。

刻下症：痛苦面容，面黄憔悴，神疲无力，头晕目花。下腹阵痛，按之坚满，肠鸣作响，不矢气。不欲进食，口干思饮，饮水和进食则吐。尿少不利。舌质淡暗，舌下紫暗，黄白苔稍腻，脉细弱无力，关脉重按微滑。

西医诊断：不完全性肠梗阻。

中医诊断：便秘（血瘀湿滞，气血亏虚证）。

治则治法：养血活血，健脾除湿，行气通便。

处方：当归芍药散加减。

当归10g，白芍30g，白术40g，茯苓20g，泽泻12g，桃仁10g，黄芪30g，生地15g，蒲公英30g，莱菔子12g。3剂。

二诊（2016年9月27日）：3天后复诊，诉服药1天后腹痛大减，2天后大便能自行排出，1日多次，糊状黏滞，矢气频作，能少量进食，精神好转。效不更方，原方再进7剂。患者要求出院完全由中医治疗。

三诊（2016年10月5日）：大便已畅，1日1～2次，腹不痛不胀，饮食基本正常。舌质淡红偏暗，苔薄黄，脉细稍弦。结合患者气血亏虚体质和便秘、失眠病史，调养体质，处方如下：当归10g，黄芪20g，白术15g，茯苓20g，制首乌12g，丹参12g，白芍15g，酸枣仁15g，首乌藤30g，枳实12g，山楂12g，莱菔子10g。上方加减治疗1个月后，身体明显好转，体重增加，大便1日1次，纳食增进，睡眠好转。

评析：本案患者长期便秘、失眠，身体虚弱，气血不足。因气虚血亏、气滞血瘀不能濡养肠道而致津亏肠燥、腑气阻滞，引起便闭腹痛。对待此类患者不可见闭即泻，用承气之类，此正是犯"虚虚实实"之戒。当谨察病机，盛者责之，虚者责之，以补开塞。用经方当归芍药散养血活血，健脾除湿，行气通便，正合病机。方中大剂量的白术、白芍合用，健脾通便，缓急解痛，相得益彰，故达"药到病除"之效。随着现代生活节奏与饮食习惯的改变，便秘患者逐渐增加，单纯的肠燥腑实的大承气汤证便秘已越来越少见，虚实夹杂之便秘则越来越多，虚者以气虚、血虚为多，实者以气滞、湿阻为多，且不可见秘即投承气类方，须细察病因，谨守病机而论治。

病案2：功能性便秘（气滞血瘀，痰气交阻，湿热凝聚证）

侯某，女，45岁。2015年5月6日初诊。

主诉：便秘4月余。

现病史：患者自诉4月前因生气后，出现大便3～4日一行，服泻下中药后大便得下，但量少艰涩，脘腹胀满，经中西医结合治疗效果不佳。

刻下症：大便溏薄，每日一行，量少质黏，排出艰难，解之不尽，矢气频频，肛紧不舒。伴脘腹胀满，稍食则饱，嗳气或矢气则舒，神疲乏力，时觉胸闷，咽中痰堵感，情绪抑郁，心烦不安，寐差多梦。3年前已停经。舌淡暗苔黄腻，舌下青筋显露色紫，脉细弦。

西医诊断：功能性便秘。

中医诊断：便秘（气滞血瘀，痰气交阻，湿热凝聚证）。

治则治法：行气解郁。

处方：越鞠丸加减。

香附10g，川芎10g，苍术10g，栀子10g，神曲12g，枳实12g，生白术40g，当归10g，桃仁10g，莱菔子12g，杏仁10g，黄芪20g。10剂。

二诊（2015年5月16日）：患者诉服药后情绪好转，大便1日1行，排便明显通畅，基本成形，腹胀减轻，矢气减少，纳食量稍增，咽部异物梗阻感减轻，仍觉疲倦乏力，舌淡红，苔薄黄，舌下青筋显露，脉沉细稍弦。守前方，加太子参20g，厚朴12g，莱菔子改15g，当归改12g。14剂。

随访：半月后电话回访告知大便已转正常，余无不适。嘱其注意精神、饮食调摄，以防复发。

评析：便秘是指粪便在肠内滞留过久，秘结不通，排便周期延长，或周期不长，但粪质干结，排出艰难，或粪质不硬，虽有便意，但便而不畅的病证。患者为中年女性，因情志所伤，致木失条达，肝脾气滞，以致气、血、湿、痰、热等相因成郁，肠失传导，发为便秘。气郁则腹胀满，排便不畅；血郁则舌质暗，舌下络脉色紫；湿郁则大便溏薄质黏、苔腻；痰郁则咽中痰堵感；热郁则心烦、失眠、苔黄。始发病因乃情伤成郁，而后气、血、湿、痰、热相互胶结，阻滞肠道腑气而致便秘。故以越鞠丸行气解郁为主，辅以大剂量白术益气通便，莱菔子、桃仁、杏仁润肠行气通便。论治得法，其恙自愈。

病案3：习惯性便秘（肝郁气滞，腑失传导证）

黄某，女，35岁。2015年10月30日初诊。

主诉：大便秘结10余年。

现病史：自少年起大便不调，排便无规律，数日一行。10年前因瘦身长时间服减肥药，药中含番泻叶和芦荟等泻药，服药2年后已无便意，不服药不大便，继而服药也不大便，完全依赖开塞露帮助排便，曾求治于省城多家三甲医院的中西医专家均未能取效。

刻下症：大便艰难，用开塞露后粪稀黏滞量少，下腹胀满，矢气频频。胸闷心烦，喜嗳气叹息，每天因排便难而忧愁焦虑，工作效率降低。体型偏胖，面部时生痘疹，口不干，经期乳房和下腹疼痛明显，纳可，寐尚安。舌质边红，舌下络脉迂曲，苔薄黄，脉细略弦。

西医诊断：习惯性便秘。

中医诊断：便秘（肝郁气滞，腑失传导证）。

治则治法：疏肝理气导滞。

处方：逍遥散加减。

柴胡10g，白芍15g，白术20g，茯苓20g，当归12g，枳实15g，香附10g，川芎10g，青皮8g，太子参15g，大腹皮15g，厚朴15g，莱菔子10g，麦芽15g。7剂。

医嘱：嘱患者改善饮食习惯、生活习惯和排便习惯。

二诊（2015年11月6日）：1周后复诊，患者胸闷腹胀明显减轻，嗳气矢气减少，在开塞露协助下，大便较前通畅，心情明显好转。守前方，14 剂。

三诊（2015 年 11 月 21 日）：除大便仍困难外，其他症状基本消失。处方：生白术 50g，枳实 15g，黄芪 15g，当归 12g，白芍 30g，生地 20g，玄参 15g，火麻仁 15g，制首乌 15g，桃仁 10g，厚朴 12g，香附 10g，莱菔子 15g。14 剂。

后续治疗：药后大便明显通畅，便量增多，1 日 2 次，排便时间较长，偶然用开塞露协助通便。再以此方加减变化，白术减量至 30g 左右，治疗 2 个月后，排便基本正常，1 日 1～2 次，便软呈条状。患者害怕病情复发，故嘱患者 2 天服 1 剂，到 3 天服 1 剂，再到 1 周服 1 剂，半年后停药。十几年便秘顽疾得以痊愈。

评析：大肠排便，需要阳气的推动、阴液的润滑和气机的疏畅。本案治疗上有一鲜明特色，即便秘之病未用泻药，依赖于气机的调节与脏腑功能的恢复从而达到治愈疾病的效果。此案患者长期服用泻药，致脏腑功能失调，脾伤失于健运，肠伤失于传导，又因久治无效，因病致郁，因郁致病，多种因素作用下，变生顽疾。故此案治疗要点有四：①注重全身气机之条达，以逍遥散加减以疏肝解郁、健脾助运、条达气机，恢复全身气机之舒畅；②注重综合调治，指导患者纠正饮食习惯、生活习惯、排便习惯，尤其注意缓解患者紧张抑郁情绪；③大剂量生白术的使用贯穿始终，生白术大剂量有泻下之功，对脾气虚弱而兼有便秘者尤宜；④患者为习惯性便秘顽疾，长年服用泻药和外用开塞露，结肠已无自行排便功能，获效后如即刻停药可能很快复发，前功尽弃，故逐步递减用药，持续了半年之久，有效地防止便秘复发。

主要参考书籍

1. 何晓晖，葛来安. 何晓晖论治脾胃病. 北京：中国中医药出版社，2018.

2. 何晓晖，陈明人，简晖. 盱江医学研究. 北京：中国中医药出版社，2018.

3. 张声生，沈洪，王垂杰，等. 中华脾胃病学. 北京：人民卫生出版社，2016.

4. 李乾构，张声生. 李乾构带徒小课128讲. 北京：中国中医药出版社，2014.

5. 何晓晖. 脾胃病新探新识新方. 北京：人民卫生出版社，2012.

6. 王琦. 王琦医书十八种. 北京：中国中医药出版社，2012.

7. 李梴. 医学入门. 何永，韩文霞校注. 北京：中国医药科技出版社，2011.

8. 王培林，杨康鹃. 医学细胞生物学. 2版. 北京：人民卫生出版社，2010.

9. 厉有名. 食管病学. 北京：人民卫生出版社，2010.

10. 邓伟民，刘友章. 中医脾本质的现代研究. 北京：人民军医出版社，2010.

11. 何晓晖. 中医基础理论. 2版. 北京：人民卫生出版社，2010.

12. 王琦. 中医体质学说. 北京：人民卫生出版社，2009.

13. 朱世增. 王文东论脾胃病. 上海：上海中医药大学出版社，2009.

14. 朱世增. 董建华论脾胃病. 上海：上海中医药大学出版社，2009.

15. 王灵台. 王灵台肝病论治经验集. 上海：上海科学技术出版社，2009.

16. 张小萍，张经生. 中国现代百名中医临床家丛书·张海峰. 北京：中国中医药出版社，2008.

17. 危北海，刘薇. 中国现代百名中医临床家丛书·危北海. 北京：中国中医药出版社，2008.

18. 李乾构. 中国现代百名中医临床家丛书·李乾构. 北京：中国中医药出版社，2008.

19. 隋殿军，王迪.国家级名医秘验方.长春：吉林科学技术出版社，2008.

20. 方药中.辨证论治研究七讲.北京：人民卫生出版社，2007.

21. 张军.脾胃论辑要.沈阳：辽宁科学技术出版社，2007.

22. 何晓晖.辨证论治概要.北京：人民卫生出版社，2006.

23. 张声生.脾胃病.北京：人民卫生出版社，2006.

24. 陈灏珠.实用内科学.12 版.北京：人民卫生出版社，2005.

25. 张镜人.张镜人谈胃肠病.上海：上海科学技术出版社，2005.

26. 何晓晖，陈建章.中医 150 证候辨证论治辑要.北京：学苑出版社，2004.

27. 李军祥，王新月.脾胃病手册.北京：人民卫生出版社，2004.

28. 危北海，张万岱，陈治水.中西医结合消化病学.北京：人民卫生出版社，2003.

29. 萧树东.江绍基胃肠病学.上海：上海科学技术出版社，2001.

30. 李乾构，周学文，单兆伟.实用中医消化病学.北京：人民卫生出版社，2001.

31. 纪立金.中医脾脏论.北京：中医古籍出版社，2001.

32. 祝谌予，王道瑞.中国百年中医临床丛书·祝谌予.北京：中国中医药出版社，2006.

33. 张镜人.中国百年中医临床丛书·张镜人.北京：中国中医药出版社，2001.

34. 邓铁涛.邓铁涛医集.北京：人民卫生出版社，2000.

35. 王洪图.中医药学高级丛书·内经.北京：人民卫生出版社，2000.

36. 熊曼琪.中医药学高级丛书·伤寒论.北京：人民卫生出版社，2000.

37. 陈纪藩.中医药学高级丛书·金匮要略.北京：人民卫生出版社，2000.

38. 王新华.中医药学高级丛书·中医基础理论.北京：人民卫生出版社，2000.

39. 朱步先，何绍奇.朱良春用药经验集.长沙：湖南科学技术出版社，2000.

40. 胡熙明.中华本草（1-10 卷）.上海：上海科学技术出版社，1999.

41. 颜德馨.中华名中医颜德馨治病囊秘.上海：文汇出版社，1999.

42. 单书健.古今名医临证金鉴·肿瘤专辑.北京：中国中医药出版社，

1999.

43. 徐复霖，田维君，吴仕九．脾胃理论与临床．长沙：湖南科学技术出版社，1999.

44. 陈可冀．实用中西医结合内科学．北京：北京医科大学联合出版社，1998.

45. 王琦．中医藏象说．北京：人民卫生出版社，1997.

46. 徐景藩．徐景藩脾胃病治验辑要．南京：江苏科学技术出版社，1997.

47. 张海峰，徐复霖．脾胃学说临证心得．南昌：江西科学技术出版社，1997.

48. 陆拯．脾胃明理论．北京：中国古籍出版社，1991.

49. 史宇广，单书健．当代名医临证精华·胃脘痛专辑．北京：中医古籍出版社，1988.

50. 方药中，邓铁涛，陈可冀，等．实用中医内科学．上海：上海科学技术出版社，1984.

大医传承文库·名老中医经验传承系列

何晓晖经验传承
——脾胃学术思想临证实践

主　编　徐春娟　葛来安

全国百佳图书出版单位
中国中医药出版社
·北 京·

图书在版编目（CIP）数据

何晓晖经验传承：脾胃学术思想临证实践 / 徐春娟，葛来安主编 .
—北京：中国中医药出版社，2024.1
（大医传承文库 . 名老中医经验传承系列）
ISBN 978-7-5132-7967-3

Ⅰ . ①何… Ⅱ . ①徐… ②葛… Ⅲ . ①脾胃病—中医临床—经验
—中国—现代 Ⅳ . ① R256.3

中国版本图书馆 CIP 数据核字（2022）第 231843 号

中国中医药出版社出版

北京经济技术开发区科创十三街 31 号院二区 8 号楼
邮政编码　100176
传真　010－64405721
保定市中画美凯印刷有限公司印刷
各地新华书店经销

开本 710×1000　1/16　印张 17.5　字数 298 千字
2024 年 1 月第 1 版　2024 年 1 月第 1 次印刷
书号　ISBN 978-7-5132-7967-3

定价　79.00 元
网址　www.cptcm.com

服 务 热 线　010－64405510
购 书 热 线　010－89535836
维 权 打 假　010－64405753

微信服务号　zgzyycbs
微商城网址　https://kdt.im/LIdUGr
官 方 微 博　http://e.weibo.com/cptcm
天猫旗舰店网址　https://zgzyycbs.tmall.com

如有印装质量问题请与本社出版部联系（010－64405510）